U0279636

The Tactics of Change
Doing Therapy Briefly

改变的策略
如何简短地做心理治疗

Richard Fisch　　〔美〕　著
John H. Weakland　〔美〕
Lynn Segal　　　　〔美〕

陈珏　张天然　许翼翔　钱捷　主译

上海科学技术出版社

图书在版编目（ＣＩＰ）数据

改变的策略 ：如何简短地做心理治疗 / （美）理查德·菲什（Richard Fisch），（美）约翰·H．威克兰德（John H. Weakland），（美）林恩·西格尔（Lynn Segal）著 ; 陈珏等主译. -- 上海 ：上海科学技术出版社，2023.1（2024.6重印）
书名原文：The Tactics of Change: Doing Therapy Briefly
ISBN 978-7-5478-5882-0

Ⅰ．①改… Ⅱ．①理… ②约… ③林… ④陈… Ⅲ.①精神疗法—研究 Ⅳ．①R749.055

中国版本图书馆CIP数据核字(2022)第169983号

Original title: The Tactics of Change: Doing Therapy Briefly by Richard Fisch, John H. Weakland, Lynn Segal

上海市版权局局著作权合同登记号 图字：09-2021-0389号

改变的策略：如何简短地做心理治疗

Richard Fisch［美］
John H.Weakland［美］ 著
Lynn Segal［美］

陈珏 张天然 许翼翔 钱捷 主译

上海世纪出版(集团)有限公司
上海 科 学 技 术 出 版 社 出版、发行
（上海市闵行区号景路159弄A座9F-10F）
邮政编码201101 www. sstp. cn
山东韵杰文化科技有限公司印刷
开本 889×1194 1/32 印张 13.125
字数 250千字
2023年1月第1版 2024年6月第3次印刷
ISBN 978-7-5478-5882-0 / R·2611
定价：88.00元

推荐语

帕洛阿尔托的心智研究所（MRI）是家庭治疗的重镇，也是心理治疗领域最富于创新性的团队，贡献了很多惊世骇俗的理论概念和看上去"古怪精灵"的干预技术。从20世纪50年代提出"双重束缚"理论、从Milton Erickson的临床智慧中提取操作技术，到60年代出版《人类沟通的语用学》、70年代出版《改变：问题形成和解决的原则》及《互动观点》，再到眼前这本出版于80年代的《改变的策略：如何简短地做心理治疗》，短程治疗的理论基础越来越雄厚，技术手段越来越多，但整个治疗模式不是变得庞大复杂，而是愈发显示出干练、简捷、高效的特色。我本人从这个传奇团队的文献中受益匪浅，所以曾积极推荐翻译几本经典著作。希望读者一边看这本书，一边学着把心理治疗做得更加干净利落！

赵旭东

中国心理卫生协会副理事长

这部经典著作谈如何做短程心理治疗，尤其是治疗师怎样用策略式的思考来规划和组织治疗。书中有大量临床互动片段和对话，以及治疗师当下思考的线索等，常常让读者耳目一新、拍案叫绝。作者亦是美国家庭治疗早期的"大本营"——加州心智研究所（MRI）的医生及负责人。该书的翻译出版，补充了我们对策略式家庭治疗的知识，同时使我们对短程治疗的精髓有更进一步的学习。

陈向一

中国心理卫生协会家庭治疗学组原组长

该书的名字很直接，内容很实用，不愧是"短程的治疗"。治疗都是为了推动改变，但改变是有策略的，想改变就能实现改变的个案通常都不会到治疗室来，而来寻求帮助的多是宣称用了所有的力量和方法推动改变而无果甚至适得其反者。"慢下来""改善的危险""掉头""改变想改变的想法"……在本书中你会看到作者以案例讲述理论的形式阐释这些智慧且适用的策略与技巧。

唐登华

中国社会心理学会婚姻与家庭心理学专业委员会主任委员

心理治疗的关键是如何让来访者发生改变，这也是家庭治疗圣地心智研究所（MRI）的大师们在不断书写的美妙乐章。《改变的策略：如何简短地做心理治疗》介绍了如何开展短程心理治疗，将如何帮助来访者进行改变的过程一步步拆解，再整合入实际案例，融会贯通，讲解深入浅出，读来酣畅淋漓，相信一定会让专业工作者在明确的理论和清晰的实践框架指导下有所收获。

方晓义

中国心理学会婚姻家庭专业委员会主任委员

北京师范大学婚姻家庭研究与咨询中心主任

从事心理学、人文与社会学工作的专业人员，尤其是临床心理学工作者，一定都研读过《改变：问题形成和解决的原则》，它基于人类互动的各种社会情景，探讨了人们面对难题时的"变"与"不变"的态度，以及问题是如何形成、为何会持续存在、如何又被突破和解决等过程；而今我们读到的这本《改变的策略：如何简短地做心理治疗》，则将前面一书中的一般性原则转变为具体的治疗指南，并提供了明确的指导，是一本有关如何更有效、更高效地进行治疗的手册和工具书。

孟　馥

中国心理卫生协会家庭治疗学组组长

本书的作者提出了一个惊人的看问题和解决问题角度——试图解决问题的方法，最大限度地促进了问题的维持或恶化，而情况恶化后人会倾向于再次加强该方法的使用。这个恶性循环可以通过策略性地做程度上的微调、方向上的逆转，从而启动一个良性循环。这真的是值得深入学习的一个治疗范式，因为它理论基础复杂，也因为它适合解决复杂度高、"久治不愈"的问题，还因为我在个体咨询和家庭咨询的实践中亲测有效。嗯，不仅仅有效，还有着迷人的魅力。治疗师可以在严格限定的有限时间内，积极推动改变的发生！

刘 丹

中国社会心理学会婚姻与家庭心理学专业委员会副主任委员

德国德中心理治疗研究院副主席

这本书是《改变：问题形成和解决的原则》的姊妹篇，将看上去奥妙精巧的改变策略化为可操作的临床实战方法，特别是针对一些常见难点、误区，拆解每招每式之后的思考、缘由、目标，并以丰富的案例对话逐一佐证。"寻求解决问题的最小改变，而非重构整个家庭"——本书堪称诠释策略派家庭治疗的最佳读物之一。

姚玉红

中国心理卫生协会家庭治疗学组秘书长

上海高校心理咨询协会副理事长

我们，来访者、治疗师／咨询师，都想要明显一点的、明白一点的、舒服一点的、持久一点的改变。策略有形而上的一面，即观念、假设、理论、模型，这是strategy；策略也有形而下的一面，即技术、目标、规划、操作，这就是tactics。前者，许多从业者已经学习了很多；后者，许多从业者亟须学习更多。本书，用描述性的语言来示范这个策略的过程，用案例的解释来反思这个策略的实施，很好。作者，公然比喻自己的工作更像是"象棋游戏"而非传统意义上的"治疗关系"，这是一种令人肃然起敬的冒险，极好！

张 翔

苏州职业大学心理学副教授，家庭治疗师和督导师

《改变的策略：如何简短地做心理治疗》的背后是一群天才、冒险者和哲人。这本书凝结了他们在心智研究所（MRI）短程治疗中心实践多年的心血。他们颠覆性地提出"问题往往被解决问题的方式所维持"，尔后把焦点放在对解决方案的悖论性调整上，形成了书中所谓的"策略"。这些策略并非只是技术层面的小修小补，而经常是与直觉相反、让人瞠目结舌的大胆尝试。通过这本书，你收获到的将不只是技术，还有一种与传统思维完全不同的对心理问题的全新理解。

李松蔚

临床心理学博士，注册心理师

每个心理咨询师都需要面对和处理来访者对改变的阻抗。这本书通过咨询中构思精巧的改变策略，告诉你阻抗有时候不仅不是一个问题，还是促成改变的资源。如果你也处在想要改变又抗拒改变的矛盾之中，这本书能给你启发。

陈海贤

心理学博士，知名心理咨询师

推荐语 *5*

快速解决问题，是每个人应对困境时的本能想法，但能否在现实层面达成目标，很考验一个人的眼光、格局和策略，更加考验一个人的自信和行动力。如果我们作为治疗师能够有这个勇气和能力去跨出这一步，并能承受可能无法达成目标的沮丧且依然保持自我肯定和努力，那已经为来访者树立了一个很好的认同榜样。格局、情怀都有了，那有可遵循的操作方法吗？我相信读了这本书后会大有收获的。

张海音

中国心理卫生协会精神分析专业委员会前任主任委员

本书不仅给读者带来一项实用的短程心理治疗技术，更重要的是展现出独特的心理问题概念化模型，是治疗师拓展核心技能的实用工具书。

仇剑崟

中国心理卫生协会精神分析专业委员会主任委员

短程心理治疗的兴起，呈现了两个激动人心的事实。一是心理治疗本身发生了顺应潮流的改变，这使得这门技术具有了相当的灵活性。无法想像僵化的技术能够制造我们期待的鲜活的人格。二是专业人员对人性的理解、世代积累的关于变化的智慧，变得更加聚焦和丰厚了。可以直指人心解决问题时，就绝不绕弯子。从此以后，心理治疗这个职业，也有了高效率带来的健康的自恋性美感。

曾奇峰

德中心理治疗研究院副主席，武汉个人执业者

Nought may endure but mutability。这是英国诗人雪莱*Mutability*的最后一句，大意是"除了改变，一切都不能长久"。心理咨询和心理治疗是旨在改变的学问。本书作者对心理治疗中"改变什么"及"如何改变"，进行了理论分析，提供了策略建议，辅助以案例示范，值得不同流派、不同层级、不同领域的心理学工作者仔细研读。

胡赤怡

深圳市康宁医院精神科主任医师，心理督导师

《改变的策略：如何简短地做心理治疗》是关于如何简明有效地处理一系列临床问题的一本全面而详细的手册，涉及的临床问题包括焦虑、抑郁、婚姻和家庭冲突、心身疾病、性问题及酒精和药物滥用等。作者"带来改变"的策略反映了对于提高久已为人诟病的治疗效率问题的关注。

徐一峰

上海市精神卫生研究所所长

上海交通大学医学院精神卫生学系主任

内容提要

　　短程心理治疗，即"MRI 短程治疗"，起源于美国加州帕洛阿尔托的心智研究所，是以系统理论为基础、以寻找解决问题的方法为核心的心理治疗方法，它强调"改变"的必要，以方法简洁、疗效明确著称。本书介绍短程心理治疗的技术方法，包括基本理论及治疗的框架、技术、策略，通过三个案例，展示了该疗法的全景。本书是《困难案例的短程心理治疗》的姊妹篇，前者是短程心理治疗原理、技术的系统介绍，后者是短程心理治疗在困难案例中的具体应用，两者均是家庭治疗大师的经典之作，是学习短程心理治疗的必读之书。

　　本书适合精神科医师、心理治疗师、心理咨询师及其他相关人员阅读。

译者名单

主译

陈　珏　张天然　许翼翔　钱　捷

译者（按姓氏拼音排序）

陈　珏　韩慧琴　彭素芳　钱　捷

王佳妮　许翼翔　张天然　朱睿臻

翻译团队

上海市精神卫生中心临床心理科（心身科）

  上海市精神卫生中心临床心理科（心身科），成立于1988年，采用系统式整合治疗模式医治与心理因素密切相关的精神心理障碍，开展心理治疗与生物学治疗（药物治疗、物理治疗等）相结合的个体化综合性干预，并以心理治疗为特色，在全国享有盛誉。历年来科室引进、发展了诸多全国著名的心理治疗培训项目，同时在临床上实践和研究各种心理治疗并在全国推广应用，包括精神动力性心理治疗、认知行为治疗、辩证行为治疗、家庭治疗、团体治疗、专注于运动的心理治疗等。短程心理治疗是由现任科主任陈珏博士2018年从美国加州帕洛阿尔托心智研究所（MRI）短程治疗中心引进的一种新的心理疗法，期待该疗法可以为广大精神障碍、心理问题者提供更高效的临床服务。

作者简介

Richard Fisch　医学博士，在加利福尼亚州帕洛阿尔托市的私人精神病学诊所任职，是心智研究所短程治疗中心的主任和项目负责人，也是该研究所的研究员。他在圣马特奥县青少年缓刑部门担任兼职的精神科顾问，也是斯坦福大学医学院精神病学临床助理教授。

Fisch于1949年在科尔比学院获得学士学位，于1954年在纽约医学院获得医学博士学位。1955年在纽约市布鲁克林区的Beth El医院（现为Brookdale医院）结束实习后，他于1955—1958年在位于马里兰州陶森市的Sheppard and Enoch Pratt医院担任精神科住院医师。1962年，他获得了美国精神病学和神经病学委员会的专业行医资格认证。

1957—1958年，他在Sheppard and Enoch Pratt医院担任服务部门主管助理，之后于1958—1959年，在San Mateo County医院担任精神科住院服务部门的副主任。1959年，他开始从事私人执业。他与心智研究所之缘起于1962年，当时他还是家庭培训委员会的成员。多年来，他一直对家庭治疗感兴趣，并从1965年开始研究缩短疗程的方法。1981年，他获得了美国家庭治疗协会颁发的家庭治疗新方向杰出成就奖。在他的众多出版物中，与本书所涉及领域相关的有:《精神病学领域中对变化的阻抗》（*Resistance to Change in the Psychiatric Community*）（Archives of General Psychiatry, October 1965）；与P. Watzlawick、J. Weakland和A. Bodin合著的《论不称职的家庭治疗师》（*On Unbecoming Family Therapists*）[in A. Ferber and others (Eds.). The Book of Family Therapy. New York: Science House, 1972]；与J. Weakland，P. Watzlawick和A. Bodin共同发表的《短程心理治疗：聚焦问题解决》（*Brief Psychotherapy: Focused Problem Resolation*）（Family Process, June 1974）；与P. Watzlawick和J. Weakland合著的《改变：问题形成和解决的原则》（*Change: Principles of Problem Formation and Problem Resolution*）（New York: Norton, 1974）；与J. Weakland合著的《通过短程心理治疗解决多动症》（*Hyperactivity Resolved by Brief Psychotherapy*）[in D. M. Ross and S. A. Ross (Eds.). Hyperactivity: Theory, Research and Action. New York: Wiley, 1976]；《有时右手最好不要知道左手在做什么》（*Sometimes It's Better for the Right Hand Not Know What the Left Hand is Doing*）[in P. Papp (Ed.). Family Therapy: Full Length Case Studies. New York: Gardner Press, 1977]；《米尔顿·埃里克森对短程心理治疗的影响》（*The Impact of Milton Erickson on Brief Psychotherapy*）[in J. K. Zeig (Ed.).

Ericksonian Approaches to Hypnosis and Psychotherapy. New York: Brunner/Mazel, in press]。

John H. Weakland 同时持有婚姻、家庭和儿童咨询师的执照，目前在加利福尼亚州帕洛阿尔托市私人执业。他还是心智研究所的研究员、短程治疗中心的副主任，以及斯坦福大学医学院精神病学和行为科学系临床助理教授。

Weakland最初在康奈尔大学接受化学和化学工程教育，并在1939年和1940年分别获得相应学位。作为工程师做了6年的研究和工厂设计工作后，他返回研究生院，在哥伦比亚大学社会研究新学院学习人类学和社会学（1947—1952年）。他的研究主要集中在文化和人格，以及中国家庭和文化方面，并曾在Gregory Bateson、Margaret Mead及Ruth Benedict等著名学者领导下进行研究工作。

1953年，他搬到了帕洛阿尔托市，并与Jay Haley、Don D. Jackson以及William F. Fry Jr.一起参与Gregory Bateson关于人际沟通的研究项目。这项研究孕育出著名的精神分裂症"双重束缚"理论，确立了家庭治疗在西海岸的开端，并帮助Jackson随后创立了心智研究所。

Weakland是美国人类学协会和应用人类学学会的委员，同时也是《家庭过程》（*Family Process*）杂志的顾问编辑。1981年，他获得了美国家庭治疗协会颁发的家庭治疗新方向杰出成就奖。他作为第一作者或共同作者发表了50篇专业论文，出版了4本书，其中包括：与 P. Watzlawick和R. Fisch合著《改变：问题形成和解决的原则》(*Change: Principles of Problem Formation and Problem Resolution*) (New York: Norton, 1974)；与P. Watzlawick合著的《互动的观点：1956—1974年帕洛阿尔托市心智研究所的研究》(*The Interactional View: Studies at the Mental Research Institute*, Palo Alto, 1956—1974) (New York: Norton, 1977)；与J.J. Herr合著的《与老年人及其家庭的咨询》(*Counseling Elders and Their Families*) (New York: Springer, 1979)；以及与Carol Wilder-Mott合著的《严谨与想像：格里高利·贝特森的遗作》(*Rigor and Imagination: Essays from the Legacy of Gregory Bateson*) (New York: Praeger, 1981)。

Lynn Segal 持证的临床社会工作者，是心智研究所的研究员，也是该研究所短程治疗项目的成员。1966年，他获得了霍夫斯特拉大学的心理学学士学位，1968年获得了阿德菲大学的社会工作硕士学位。他是1977年Don D. Jackson纪念奖的获得者，El Camino 医院疼痛项目的组织者和联合负责人之一，并曾担任心智研究所培训委员会主席。目前，他致力于对他人进行短程治疗和家庭系统工作方面的培训，在心理治疗方面开展研究，并在帕洛阿尔托市开办了一家私人诊所。他在美国和欧洲各地都举办了培训工作坊。

Segal最新的出版物包括：《聚焦问题解决》（*Focused Problem Resolution*）[in E. Tolson and W. J. Reid (Eds.). Models of Family Treatment. New York: Columbia University Press, 1981]；与 P. Watzlawick 合著的《"D"的家庭：评估来访关系的失败》（*The "D" Family: A Failure to Assess Customership*）[in S. B. Coleman (Ed.). Failures in Family Therapy. New York: Guilford Publications, in press]。

Segal目前的专业兴趣主要集中在重新审视一般系统理论在临床实践中的应用：利用从电影、戏剧和电视中提取的示例录像带，促进短程疗法和互动观点的教学，以及探索将短程治疗与更多"传统"治疗模式整合的可能性。

译者前言

　　源自美国加州帕洛阿尔托的心智研究所（Mental Research Institute，MRI）的短程治疗（Brief Therapy），有着悠远深厚而星光熠熠的过去。

　　MRI是由Don Jackson于1959年建立的世界上第一个家庭心智研究所，可谓家庭治疗大师的摇篮：其中，Bateson是MRI早期极具影响力的人物，担任过MRI的顾问；Don Jackson是MRI研究中心的第一任主任，奠定了MRI的研究基础，1961年他和纽约的Ackerman共同创办了第一本家庭治疗杂志《家庭过程》；John Weakland是第一位将控制论思想、输入输出、内稳态等概念带入家庭治疗者；Jay Hayley在MRI十多年，离开MRI后前往费城，与Minuchin一起工作了近10年，1976年在华盛顿创立了策略式家庭治疗。Bateson对于人类交流沟通过程的研究理论，除了成为短程治疗的源头外，也深刻影响了Haley的策略式治疗（strategic therapy），以及Madane的米兰系统式模式（Milan systemic model）。此外，Virginia Satir、Paul Watzlawick、Richard Fisch、Jules Riskin等家庭治疗史上的著名学者都曾在MRI工作过。

　　MRI短程治疗，即短程心理治疗，国内首先将之引入家庭治疗，又称"短程家庭治疗"。它和家庭治疗一样，都是采用问题的系统观去理解和解决问题。它是一种以寻找解决问题的方法为核心的短程心理治疗，适用于解决家庭中遇到的一系列问题，它强调"改变"的必要，建议治疗师的任务不仅是了解家庭系统以及其中的问题所在，还应采取行动来"改变"功能不良的系统以解决问题。与经典家庭治疗不同的是，在实践工作时，治疗师不必会见整个家庭，只需要和家庭中动力最强的那个人工作，这个人的改变必将带来家庭互动系统的修正，从而推动整个家庭系统的改变，因此，短程家庭治疗可以是"一个人的家庭治疗"。由于MRI短程治疗周期短（通常6次到20次）、见效快、设置灵活，成为后现代独特且盛行的心理治疗学派。

需要强调的是，MRI短程治疗是一个解决问题的通用模型，有着非常广泛的应用。它不仅可用于家庭治疗、夫妻治疗、更可广泛应用于个体心理咨询和治疗中；而且，它不只是一种心理咨询和心理治疗的方法，也可以应用于工作场所的问题解决，能让人在面对任何问题时都能有效地开展工作。因此，它在世界各国被广泛地应用于医院、学校、社会福利机构、企业和组织、政府部门及监狱司法系统等领域，并越来越多地在处理健康领域的一些问题上发挥作用。改变是在痛苦或动荡时期个人和组织生存的最重要途径，因此，在凡是需要改变的地方，都可以尝试MRI短程治疗的策略去思考和实践。

这也是它长久地吸引着我、并促使我迫不及待要将它引入中国的原因之一。在2017年我与MRI短程治疗中心主任Karin Schlanger博士"偶遇"后，2018年5月便邀请Karin Schlanger博士来中国，首次引进"中美短程家庭治疗连续培训项目"。该项目吸引了来自全国各地的学员前来学习和交流，学员们在接受培训后分小组开展活动，定期学习并分享自己在实践中的困惑与感悟，定期参加Karin Schlanger博士的网络督导，共同成长。目前这项两年三期的连续培训项目已开展至第二届，已有近500位学员踏上了短程家庭治疗这一条探险之路，同时我们也即将迎来第三届网络培训的开始。短程家庭治疗的种子已在中国播下，相信这一高效灵活的心理疗法会继续在中国这块肥沃的土壤中茁壮成长。

国际上已有大量的临床实践证明了MRI短程治疗的有效性，近些年这一疗法在国内外越发被重视。但是，相对于系统式家庭治疗、结构式家庭治疗、萨提亚家庭治疗等在国内已发展成熟的家庭治疗流派来说，短程家庭治疗流派在国内的发展还只是在起步阶段。因此我们一直希望能找到更多的相关文献和学习材料，在培训之外，让这一简短、灵活、实用的心理治疗方法被更多的心理治疗师、心理咨询师、社会工作者、医务人员等专业人员所熟知，最终让更多的来访者及家庭获益。

2020年，我们团队翻译出版的《困难案例的短程心理治疗》销量喜人，得到了很多专业人员的认可和喜爱。由于这本书偏重临床案例，理论较少，读者们不无遗憾。因此，

Karin Schlanger 博士向我们推荐了由MRI短程治疗中心前任主任Richard Fisch与MRI重要人物John H. Weakland和Lynn Segal合著的图书，即《改变的策略：如何简短地做心理治疗》（简称《改变的策略》）。本书更侧重于治疗理论，弥补了前一本书的不足，可以满足不断增长的对短程心理治疗的学习需求。

本书是一本关于如何有效且高效地做治疗的理论结合案例的综合性手册。其聚焦于使用短程心理治疗的技术方法，但又不仅限于介绍技术，而是在描述的过程中探讨人类问题的本质和改变的理论。第1章对短程治疗进行了简短的理论与实践介绍；第2章至8章以治疗进行的时间顺序为结构框架，对策略技术进行描述，结合案例，从治疗师的可控性、设置治疗阶段开始，到初始访谈和了解患者的位置，再到制定个案计划、进行干预及结束治疗，完整地呈现了治疗的全过程；第9至11章通过三个个案，帮助读者将前面的所学理论和策略技术整合在一起，在对话描述中穿插评论，解释治疗师为何这么做的基本原理，使治疗过程更加清晰；第12章"不止于心理治疗"，介绍了处理那些超出传统心理治疗范围的问题的方法，进一步阐明基本思考框架。

对于想要了解和学习短程心理治疗的新手来说，本书有足够翔实的理论和示例以供入门；对于已经有一定基础的专业人员来说，本书又有脉络清晰的步骤分解以助进一步融合理论知识与实践的经验；而对于更广大的普通读者群体来说，本书新颖的理论观点也一定会使其对日常生活的困扰有新的理解，这也是短程心理治疗的魅力所在。

短程心理治疗是新近引入国内的一个全新的心理治疗流派，自2018年培训开始，我们在翻译相关资料的过程中精益求精，尽可能准确地传达出这一理论的原汁原味。在这里说明几个本书翻译中的重要专业术语。

1. client：本书翻译成"来访者"。在短程治疗中，确定来访者是治疗开始的首要一步，并不是所有前来治疗的人都叫"来访者"，"来访者"是指特定的工作对象。在本书中，"来访者"指积极寻求治疗师帮助的那个人，是一名"抱怨者"，是改变动力最强的那个人。如果前来寻求帮助的人只是停留在抱怨上，自身并没有改变的动力和行动，那他只能称为"抱怨者"，而不是真正的"来访者"。

本书中，会读到"患者"（patient）一词。虽然从治疗师的角度，我们常常将"来访者"（client）和"患者"（patient）等同使用，但在短程治疗中，有必要对两者进行区分。"患者"指被抱怨者界定为异常或有问题的人，可以是抱怨者自己，也可以是抱怨的其他人。例如，如果A前来求助，抱怨B的问题，那A就是"来访者"，B就是"患者"；如果A因为自身痛苦前来求助，希望改变自己的问题，那A既是"来访者"，也是"患者"。

2. complaint：医学上会将其翻译成"主诉"，本书翻译成"抱怨"，意指来访者带来的问题。对该"问题"（抱怨），本书作者认为常有以下几个特征：① 来访者担心自己或与其有重要关系的另一个人的某些行为；② 因为该行为明显偏离了社会正常标准；③ 因为该行为会对本人或者他人有直接或者潜在的干扰、危害；④ 来访者为改变这种行为进行过努力，但没有成功；⑤ 来访者正在寻求专业帮助。

3. attempted solutions：这是短程治疗的专有词汇，它意指来访者为了解决问题而已经尝试过、但结果无效的或者不够有效的方法，这些解决方法同时也在维持着问题行为的继续。在短程家庭治疗的早期培训中，我们按照字面和含义翻译成"未遂解决方案"。在2020年《困难案例的短程心理治疗》一书的翻译中，经和上海科学技术出版社编辑团队讨论并仔细斟酌，为了体现短程治疗尊重每个来访者独特的宇宙价值观，采用更加中性的翻译，即"尝试未果的方法"。本书翻译中，我们一致认为"尝试无效的方法"不仅能表达原意，而且更加通俗易懂，故统一翻译为"尝试无效的方法"。

4. position：本书翻译成"位置"。"位置"这个翻译看上去非常直白，似乎只是翻译了字面意思；我们也曾考虑过译为"立场""态度"这些更意义化的词语。然而，短程家庭治疗的培训和实践告诉我们，"position"并不仅仅指立场和态度，还包含了：来访者如何看待自己，以及希望如何被这个世界看待；他们珍视的是什么；对他们来说什么是真正重要的……因此，"位置"一词，即来访者作为一个"人"的所处之处，能更全面地表达短程治疗理论的本来之意。

最后，感谢Karin Schlanger 博士对我们团队的信任和支持，由于时差，在网络培训项目中，她每次要在凌晨5点给学员们上课或督导，感谢她不遗余力地为我国培养短程心理治疗人才！感谢上海科学技术出版社多方协调、克服重重困难帮助我们团队出版本书！感谢中国心理卫生协会副理事长、系统式家庭治疗引进及推广者赵旭东教授，中国社会心理学会婚姻与家庭心理学专业委员会主任委员唐登华、副主任委员刘丹，中国心理学会婚姻家庭专业委员会主任委员方晓义，以及中国心理卫生协会心理治疗与心理咨询专业委员会家庭治疗学组组长孟馥、前任组长陈向一等中国婚姻家庭治疗前辈对短程家庭治疗在中国的发展给予的持续关注和支持！感谢来自全国各地的短程家庭治疗连续培训项目的学员们勇于尝试并无私分享自己的学习实践体会！

由衷地感谢本书的另外三位主译，上海市精神卫生中心的张天然和许翼翔、复旦大学心理健康教育中心主任钱捷，他们不仅参与了本书的翻译和校对，还长期参与中美短程家庭治疗培训项目的口译，使得短程家庭治疗在中国得到了广泛传播。感谢本书翻译团队的其他成员，他们均是上海市精神卫生中心临床心理科（心身科）的精神科医生、心理治疗师和研究人员，他们从2018年至今跟随Karin Schlanger博士的短程家庭治疗培训项目深耕细作，且均翻译过多本心理治疗专著，使得本书的理论和案例得以准确地呈现。

虽然我们尽己所能地想要做到翻译的信、达、雅，但本书一定还有许多不足与不精准之处，欢迎专家和读者批评指正。

陈　珏

医学博士，主任医师

上海市精神卫生中心临床心理科主任

中国社会心理学会婚姻与家庭心理学专业委员会副主任委员

中国心理卫生协会心理治疗与心理咨询专业委员会

家庭治疗学组副组长

2022 年 7 月 31 日

中文版前言

　　将近40年前，我和同事们共同编写了这本关于如何做MRI短程治疗（MRI Brief Therapy, MRI-BT）的书。如今，上海科学技术出版社邀我为其中文版撰写前言，又使我回顾起多年来实践与教授 MRI 短程治疗的经历。我想借此前言向读者传授几个关键点，使各位在日常执业中得以更加成功地运用这一模型。

　　1. MRI-BT是一种解决问题的通用模型。这一点尤其需要强调。诚然，它原是我们对传统个体及家庭治疗种种不满与失望的产物，是在心理治疗的设置下发展而来的，但它的应用绝不仅限于心理治疗或咨询情境。我曾用MRI-BT为各行各业人士进行辅导与策划，包括企业高管、医师、首席卫生官员、物流公司仓库管理员、风险投资者和房产中介等。

　　2. 有效运用MRI-BT需要我们放下许多关于人类行为、心理治疗与咨询的既有认识与信念。这些模型与观念通常把来访者的抱怨（即MRI-BT中的"问题"）视作某种更为严重、持久且难治的问题的症状；部分模型还认为，直接消除症状是危险的。因此，重要的是理解MRI-BT模型不仅仅是我们工具箱中的另一项干预手段或技术，也是治疗师和咨询师看待和处理来访者问题的一种新方式。当然，这里的"问题"指的是促使来访者求助的抱怨。

仔细思考MRI-BT工作方式的一些基础。MRI-BT是非规范化（non-normative）的。问题并非由《精神障碍诊断及统计手册》（DSM）或某部心理学著作之类的书本定义。只有来访者能定义他们的问题是什么，这个问题有时可以是其他人（比如家庭成员或同事）的行为。MRI短程治疗师将人们在咨询和治疗中呈报的问题视为生活中的问题，而不是精神疾病、无知或宗教信仰的体现。我们认为有问题的人是被困住了，而非病态、受损、缺乏教育或存在不足。

人们向治疗师或咨询师求助，是因为他们为自己或他人（如孩子、配偶、家庭成员或同事）的行为感到苦恼。这里说的"行为"是广义的，包括思维、感受和行动。一个问题，或者说任何问题，可以被视为存在某种人们不想要的行为，或者是缺乏某种人们想要的行为。这里的行为可以是自己的，也可以是别人的。简而言之，来访者想要让自己或别人开始或停止某些行为。多数来访者的抱怨归根结底是某种行为，比如睡眠、饮食、学习、工作、消费或言语等，过多或过少。这只是一部分例子。

3. 传统和规范化的行为模型把行为（一般称为"主诉"）贴上症状的标签，而不将它作为问题本身。这种观点将治疗师和咨询师引向一条完全不同的道路，对问题的严重性及修复它所需的时间和代价作出截然不同的判断。重要的是，心理治疗和咨询模型决定了治疗师的言行。它们决定了治疗师或咨询师与什么人会谈、建议采取何种行为。

4. 与其他模型相反，MRI-BT治疗师会认为大多数患者或来访者是被困住了，而非不健康、病态、缺乏知识或邪恶。治疗师的工作是帮他们解套。我曾在训练治疗师时打过这样一个比方：如果把来访者的问题比作陷入雪地中的汽车，那么一些治疗师想做的是把车救出，且此后永不受困；另一些治疗师想把车救出，且整个冬天不再受困；还有一些治疗师想把车救出，并将其安全送回；而MRI-BT治疗师只想把车往外拖6英寸（1英寸＝0.025 4米——译者注），以便让它能自己开走。

5. 鉴于以上四点，治疗师首先要问的不是一个人为何有问题，而是他如何有问题。也就是说，是什么让问题得以持续；以及同样重要的是，解决问题所需的最小改变是什么。

6. 询问"如何"源于以系统而非线性的方式思考人类行为。短程治疗师思考的是现在，而不是过去；关注当前正在发生的，用循环解释因果。因此，问题被视为来访者与自己或与他人间一系列动态而稳定的互动。最简单的例子是不慎落入流沙中的人，他们越挣扎陷得越深，陷得越深越挣扎。

最后，理解这一点或许也很有用：系统思维就是一种考虑互动及其动态稳定性的思维方式。我刚开始做家庭治疗时，常苦恼于将哪些家庭成员、亲属或其他人员作为家庭系统的一部分纳入访谈。我总想确保自己和"家庭系统"的每一位成员都见过面。直到我意识到以系统的方式工作不在于与什么人晤谈时，方才恍然大悟。系统思维的含义很直白：它是我们思考并概念化人类行为、其维持因素及改变途径的一种思维方式。

所以，尽管这是一本关于"如何"的书，我仍想鼓励读者在阅读时思考以上几点。如果可能的话，请与其他人讨论。作为一个有用的思想实验，请想象自己是200年前某个村庄里的智者。人们为生活中的问题向您求助：夫妻矛盾、亲子问题、工作问题、令人困扰的想法和感受，抑或是人际冲突。您没有受过正式训练，您从未听说过潜意识、弗洛伊德、认知行为治疗或人格理论。此外，您也不相信人们的问题是由巫术、不够虔诚或被邪灵附体所致。您将如何帮助他们？您是否能想像，有一种模型，能让您在面对任何问题时都能有效地开展工作，而不必成为每个具体或特别问题的专家？MRI-BT正是这样一种模型。

若您细读此书，吃透理论，并掌握应用干预的方法，假以时日，您将变得越来越像从前那位能提供帮助的乡村智者。您将能帮助人们从各式各样的问题中"解套"，使他们的人生重回正轨。

Lynn Segal
美国加州门洛帕克
2022年3月20日

英文版前言

　　本书主要介绍了如何用简短的方式进行心理治疗，同时，在更广泛的意义上，本书也在介绍如何通过有意识地促进改变来解决问题。用简短的方式开展心理治疗（doing therapy briefly）不一定是说把治疗做成"短程心理治疗"（brief psychotherapy）。后一种说法有很多含义，常常意味着缩短治疗是一项必要的权宜之计——比如，因为治疗时间或治疗师人手有限，或者因为患者不具备长程治疗所需的内部资源（如"内省力"）或缺乏长程治疗所需的经济支持。"简短治疗"通常也与"危机干预"同义使用，在这种情况下，简短的治疗被认为是恰当的，但仅适用于紧急和突然出现的问题，这时它也常常被视为权宜之计。相应地，大量关于短程心理治疗的文献都是关于尝试对传统长程治疗加以限制的内容，主要通过有限地修正传统治疗技术并缩小治疗目标来进行。因此，许多短程治疗的拥护者虽然坚持认为心理治疗的疗程可以相对较短，但它仅适用于特定的患者或问题，如果短程治疗方法一旦失败，失败的原因就是因为问题本身需要更长期的、频率更高的治疗。

　　我们认为，将心理治疗分为短程和长程的二分法是一种错觉，更重要的是，这阻碍了既有效又高效的治疗方法的发展。我们认为这种二分法是治疗师在没有认真思考问题本质及其解决方案，却又想要缩短疗程时会伴随出现的念头。只要使用短程治疗方式的治疗师还是从个人病理学和人际病理学的角度来解释人们遇到的问题，那么短程治疗将可能会继续被认为是位列长程治疗这类"主流"治疗方法之后的次要手段。

《改变的策略：如何简短地做心理治疗》是一本明确且全面地介绍如何有效且高效地开展心理治疗的书。虽然本书主要聚焦于技术层面，但所描述的技术是基于对人类问题本质的概念化的，这种概念化的方式与传统模型十分不同。从本质上讲，这是一个非病理学模型，该模型在《改变：问题形成和解决的原则》（*Change: Principles of Problem Formation and Problem Resolution*, Watzlawick, Weakland, and Fisch, 1974）中有更详细的描述。我们将《改变的策略：如何简短地做治疗》视为《改变：问题形成和解决的原则》的姐妹篇。这两部著作都是帕洛阿尔托（Palo Alto）心智研究所（Mental Research Institute, MRI）短程治疗中心（Brief Therapy Center）超过15年的临床研究成果。同时，这项研究源自MRI在家庭互动治疗方面的早期探索工作，并受到来自Milton Erickson的创新工作的巨大鼓舞。

短程治疗项目最早始于一项对治疗效果的调查研究，这种治疗用创新的技术带来改变并专注于当前的主诉。出乎意料的是，它逐渐演变成一种看待问题的新观念。如果要用一个词来表述这个新观念，那就是"改变"；而"策略"则是对源自这一潜在理念的技术的描述和说明。自先前的工作公开发表之后，我们一直都致力于完善及编纂我们的治疗方法，使它更加清晰，更容易传播给其他感兴趣的专业人士。

虽然我们将本书视为《改变：问题形成和解决的原则》一书的姐妹篇，但我们也意识到，任何作品都必须要有自己的立身之本。我们一再强调技术与理论之间的关系，因此，在本书开篇就开宗明义，概述了我们的理论观点。第1章简明陈述了我们的前提和假设。为了使我们方法的理论基础更容易被理解，本书提供了大量的案例来详细说明具体的实践方法。在对整体方法的每个技术要点进行描述之后，列入了一个或多个取自临床案例的对话示例。这些对话都是从会谈录音中逐字摘录的，当无法进行逐字摘录时，我们冒昧地采用了改写或者提炼的方式来呈现治疗过程中相关的处理过程。此外，第9章、第10章和第11章包含了3个案例中的大量摘录和一些解释性的评论。

我们还通过多种途径，力求表达清晰。本书几乎没有涉及精神病学或心理学的专业术语，因为大多数术语对我们的概念框架而言都是不合适的。本书有意识地避免使用"他／她"这种令人尴尬的表述形式，在这里要说明，治疗师和来访者可以是男性或女性，书中有时会用某个代词，而有时会用另一个代词。出于相似的原因，虽然会谈可能会涉及一个或多个人，但我们也避免使用"来访者（们）"这种令人尴尬的表述形式，而是用"来访者"来指代一般情况，用"来访者们"来指代多人情境。此外，我们试图避免在语言上做出我们认为不现实的或令人反感的文字区分，因此，我们会交替使用"患者""来访者""抱怨者"甚至"客户"。出于习惯，我们通常用"治疗师"，也会使用"咨询师"。

在第1章的理论知识和第9章、第10章和第11章的案例分析之间，我们以治疗进行的时间顺序为结构框架对技术进行描述。由于我们的治疗方法是策略性的，因此第2章专门讨论治疗师控制治疗这一普遍性议题，即"治疗师的可操控性"。随后，在"为治疗定调"一章中，我们论述了一些特定的策略性思考，这些思考针对在治疗正式开始之前就可能出现的一些情况，通常发生在来访者打电话来预约会谈时。把这两章放在本书的开头是因为，如果治疗师失去对治疗的掌控，那么治疗就很可能会出错；而且，有效控制这个问题可能产生于在初次电话联系时或初次会谈的前几分钟内。

在这些"基础工作"（groundwork）的章节后，我们在第4章中描述了在初始访谈后的第一次会谈中最常发生的治疗过程。该章大部分内容介绍治疗师为用短程的方式解决问题而需要向来访者收集的具体信息，以及如何获取这些信息。第5章讨论了我们方法的特别之处，其中详细介绍了来访者的敏感性（或来访者的参考框架），即"患者的位置"（patient position）。这个概念与治疗师对来访者的影响力问题密切相关，是提高来访者对治疗师干预的依从性和避免患者阻抗的工作基础。

然而，如果治疗师想要进行目的明确、有效的干预，就必须回顾策略性信息（strategic information），制定治疗目标，并制定实现该目标的策略（strategy）。第6章"个案计划"论述了这一过程。治疗师一旦制定了治疗目标并设计了基本战略，就将按照该战略战术（strategy-tactics）的指导方针开展工作。为此，第7章"干预措施"介绍了治疗师可用于解决来访者问题及在治疗中保持策略性优势的普遍性的和具体的建议、任务，以及治疗师解决来访者问题可以采取的姿态。最后，第8章描述了我们关于治疗终止的工作内容。

第9章、第10章和第11章通过从三个案例中摘录的大量对话来阐述在我们在临床案例中所使用方法的全貌，以便读者可以看到这些"组件"是如何组合在一起的。在这些对话的片段中穿插着我们的评论，解释了治疗师采取特定行动的基本原理，这些评论就像"自言自语"一样，目的是使正在进行的治疗过程更加清晰。

我们看待问题的方式产生的一个内在结果，是使临床问题和人类活动其他领域问题之间的常见区别变得模糊不清。因此，尽管这本书是关于心理治疗的，但我们还是在最后一章（第12章）中介绍了我们处理那些超出传统心理治疗范围的问题的方法。我们认为，这一章的内容将进一步阐明我们的基本思考框架，并鼓舞一些有时会接触到非临床问题的读者们。

正如读者会注意到的那样，我们工作的方向更像是在进行一场国际象棋比赛，而不像传统上那样强调"治疗关系"。我们知道，传统的心理治疗文献中更关注患者的"需求"，而较少关注治疗师的具体策略。自然而然地，在关于心理治疗的讨论中，几乎完全避开了治疗师对治疗过程的控制问题。我们意识到，当一个人明确提出一种策略导向的方法，就如同他暴露"交易的花招"（the tricks of the trade）时，会有招致冷漠对待的风险。但显然我们觉得冒这个风险是非常值得的。在我们的伦理框架里，如果采取战略性或操纵性的办法可以减少患者的痛苦并节省其时间和金钱，那么这就不是一种不道德的立场。此外，我们认为，如果不让来访者搞清楚或与来访者明确讨论治疗师将如何处理其问题，会维持一种费解、复杂、魔法式的不幸氛围，在这种氛围下，解决患者的问题必然会被视为一门艺术。相反，我们认为治疗是或至少应该是一门手艺，尽管治疗师个体可以在其中运用他所拥有的任何艺术性技巧。如果治疗师单凭艺术性技巧工作，那么我们只会对这样的"天才"治疗师叹为观止；但如果把治疗看作是一门手艺，治疗师们就可以学着去重复这些能有效解决问题的技术，不断精益求精。

在本书的许多章节中，我们参照了一些其他的治疗方法。我们没有充分介绍这些方法，是因为引入其他治疗方法作为参照仅仅是为了尽可能清晰地阐明我们的观点。最后，我们并不将我们的工作视为最终的结论：由于人类生活总是在不断变化，因此永远也不会有一个最终定论。就像我们在培训课程中所说的那样，这本书并不是要把我们的方法作为终极理论来推广，而是要把这种方法讲得足够清楚，从而使每位治疗师都可以在此基础上进一步地改进和完善工作。

我们的所有工作都包含着众人的贡献，而不仅仅是作者的付出，我们对此深表感谢。除了在《改变：问题形成和解决的原则》一书及该书第一篇文章（Weakland et al., 1974）中提到的早期贡献者之外，我们还必须特别提及短程治疗中心的现任成员，他们的工作为阐明我们过去和现在所从事的工作提供了宝贵的帮助。他们是：Paul Watzlawick、Eldon Evans、Neil Brast、James Coyne 和 Vincent Moley。我们还要感谢一些最近与我们合作，并为我们提供了有用观点的人：Allen VanderWell、Varda Salomon 和 Renee Sabourin。

我们也想感谢工作坊的参与者和《改变：问题形成和解决的原则》一书的读者，他们提出了很多关于治疗技术的问题，并希望我们在将《改变：问题形成和解决的原则》一书中的一般性原则转变为具体的治疗指南时提供更明确的指导，这些问题和需求激发了本书的撰写。

最后要说明的是，Sharon Lucas在将录音材料和不太清楚的部分手稿有效地转变为清晰的打字稿方面做出了突出的贡献。

Richard Fisch
John H. Weakland
Lynn Segal
于加利福尼亚州帕洛阿尔托市
1982年4月

目 录

第 1 章

实 践 与 理 论

这是一本关于有意识地促进有效改变，尤其是在心理治疗中促进改变的实用图书。也就是说，本书的重点是"做什么"和"如何做"，从而有效且高效地帮助人们解决持续存在的问题。

然而，事情并非如此简单、局限。这些过程的细节并不独立存在，而是与一些治疗的基本原理有关，如果要理解和评估整个过程，就必须要知道这些原理。这对我们的治疗方法尤为重要，因为我们在这里提出的"什么"和"如何"通常是不同寻常的。思考一下下面这个简短的例子——我访谈了一名30岁的职业女性，这部分内容摘自我们第二次会谈的结尾部分。

患　　者：我主要的问题就是大部分时间都感到很抑郁。我的情绪
　　　　　跌宕起伏，在情绪最差的时候，我仍然能够坚持做我的
　　　　　工作，但仅此而已；而在情绪最好的时候，我也没感觉
　　　　　有多好。

治疗师：你的意思是抑郁是你的主要问题。还有别的吗？

患　　者：有。我和男人之间无法建立持久的关系。每一段关系都

是短暂且令人不满意的。

治疗师：你能更具体地描述一下吗？

患　者：当我感觉比较好的时候，我会采取一些行动去结识异性。我可能会去酒吧并在那里遇到某个男人。

治疗师：然后呢？

患　者：在我们相识之后，我们可能会一起回家。但这段关系从来都不会持续太久。几天或一周——最多几周之后，我就再也没有他的消息了。如果我给他打电话，他会把我的电话挂掉。然后我就会不禁开始想我到底怎么了，并再次变得抑郁起来。这样的事一次又一次地发生。

治疗师：你现在感到抑郁吗？

患　者：是的。我想感觉好一点。

治疗师：我能理解。但我必须要告诉你的是，立刻就感觉好起来、变得不那么沮丧，对你来说也许并不是一件好事。我知道这似乎与你来这里的目的相矛盾，因为你来这里就是为了摆脱抑郁状态。让我来解释一下为什么。你看，除了抑郁情绪，你还有另外一个问题：虽然目前还不清楚为什么，但是在某种程度上，现在的你还不知道该如何处理与异性之间的关系，以使他们能让你满意。在这个特定领域里，你一定缺乏一些你所需要的社交技能。因此，如果在找出你需要做些什么来更好地处理这个问题之前，你的抑郁症状就迅速好转，那么，你又会遇到与另一个男人交往的严重危机，这只会导致随后糟糕的结局，之后你会更加感到抑郁。

患　者：好吧，尽管我很想感觉好起来，但我还是可以大致明白
　　　　你说的这些。

治疗师：当然你会想要感觉好起来，但现在这对你来说是一个巨
　　　　大的危险。事实上我担心的是，尽管我已经向你解释了
　　　　很多，但是一旦你感觉好一点了，你就可能会禁不住出
　　　　去与他人交往，并陷入一段糟糕的关系中。因此，让我
　　　　提出一种预防这种事情发生的方法：当你有外出的冲动
　　　　和需要时，行，你可以出去；但是，在我们找出可以更
　　　　好解决问题的办法之前，你绝对需要做点什么来让自己
　　　　变得没那么有吸引力，以防止或至少减缓快速与他人建立
　　　　关系的情况发生；你不需要做太多。如果你真的要出去，
　　　　你可以在脸上某个地方留下一块黑斑，作为一种瑕疵。

　　仅凭上述信息，大多数人，包括专业的心理咨询师，可
能会认为这个治疗师最后这段话很奇怪——也许比很多患者
的行为更奇怪。告诉一个抑郁的女人不要着急好起来，并故
意破坏她的外表，这些建议听起来简直莫名其妙。这也不符
合在精神病理学和治疗中普遍持有的观念，例如，患者需要
支持和鼓励。因此，该治疗师的行为很可能被认为不合逻
辑、不切实际，即使他没有受到谴责，也会被解雇。

　　然而，如果人们进一步跟踪这个案例，并观察患者对
治疗师陈述的反应，就会看到在2周后下一次会谈报告中的

情况：

治疗师：也许你可以把你现在的情况跟我讲讲。

患　者：好吧（用欢快的声音），我不知道自己的抑郁症是否已经快要结束了还是怎么，但就在两周前你给我提出建议之后，我对感情非常谨慎，因为我真的不知道自己在做什么。可以说，如果有必要的话，我甚至会做一些事来强化"我不应该太快地开展一段关系"这个事实。我不认为自己需要这种特殊的瑕疵，或者类似的方法，来使我远离恋爱关系，因为我觉得我没有必要为了让别人远离我而这么做。我觉得自己在没有刻意去安排什么的情况下做得很好。也许那不是真正的目的，但那就是我理解的方式。无论如何，仅仅是"我真的不知道自己在做什么，也许我应该谨慎一点"这个想法就让我感觉非常好。然后我就思考了一下："我不必（笑）认识某个男人；我不必拥有一段美好的恋爱关系；我自己就可以照顾好自己。"就像医生建议的那样，我应该避免这些事情。因此，在过去几周里我一直感觉很好。这让我有些惊讶，我不知道它会产生这样的效果。但就像我说的那样，也许是我已处于抑郁症的最后阶段了呢。但我清楚，当我想到这时，"当心……"这个念头会在某种程度上让我更轻松，而不是让我感到被剥夺了。

治疗师：它让你更轻松地想，对，也许你应该慢一点……

患　者：是的。

治疗师：……陷入新的关系……

患　者：是的。

治疗师：……或者是旧情复燃？

患　者：是的。尽管当时甚至现在我都不太确定"慢一点"是什么意思，但我想，就我对这件事的反应来看，这似乎并不重要。

治疗师：嗯。

患　者：那么……

治疗师：有几个问题。首先，你说你不确定事情是否已经结束，但自从那次治疗之后你感到更轻松了，我想这是你所说的。

患　者：是的。

治疗师：那么，你是想说你觉得自己已经不再抑郁了吗？

患　者：嗯……

治疗师：还是说你感觉好些了？

患　者：嗯，我的确感觉没有像以前那么抑郁了。那时觉得工作、吃饭、四处走动都很难，但我现在没有这种感觉了。我只是沿着我一直以来的路继续走下去，并不是躁狂，也许有人看着我还是觉得我很抑郁，但我觉得我是在我的正常状态。

从这段逐字稿可以看出，治疗师在前一次会谈中所说的话尽管有些奇怪，但产生了积极的效果。因此，他的方法有值得借鉴的地方，即使有些难以理解。虽然由于纳入了更多的信息，因而这样的结论比之前更易于为人接受，但它更可能导致治疗师盲目复制，或者更实际地说，试图复制，而临床领域没有任何两个案例或情况完全相同。只有了解问题和治疗的一般理论，也就是与具体实践相关的理论，才能超越这种盲目反应，要么明智地拒绝，要么明智地接受并将这种方法应用于治疗。

理论与实践两者之间关系的重要性再怎么强调也不为过。人类所有有目的的行为很大程度上都取决于人们所持的观点或前提，这些观点或前提主导着他们对情境、事件和关系的解释。对于被称为心理治疗的行为领域来说，这意味着治疗师对问题和治疗的性质所持有的观念或前提将极大影响他关注何种信息，他会在治疗中会见谁，他会对患者和其他相关人员说什么、做什么，或者不说什么、不做什么，以及他将如何评估这些行为的结果。

例如，以前在某些地方，怪异的行为常常被解释为恶魔附身的结果。因此，人们会进行一些驱魔仪式。而在当今的社会中，相似的行为更倾向于被认为是一种精神疾病，例如精神分裂症，因而认为应该采用医学的或心理学的治疗方法。这些治疗方法应包括住院、脑外科手术、药物、个体心理治疗、家庭治疗，但是具体需要包含哪些治疗方法也将根据"疾病"是源于生理的、生化的、心理的还是交互作用而有所不同。显然，这种关于问题的观念上的差异也导致了预后的巨大差别，不仅仅是应选择治疗，还包括预期的疗效及其维持的时间。最后，对治疗结果的评估也将取决于一个人对问题的看法。例如，精神分裂症被认为是个体内在和根本的缺陷，那么，即使奇怪的行为停止了，患者充其量也只能永远被贴上"精神分裂症缓解期"的标签。然而从另一个角度来看，他可能就不再被认为是精神分裂症患者。当然，精神分裂症只是一个极端的例子。但对于其他所有问题——即使是表面上最轻微、最简单的问题，治疗师所秉持的态度也是至关重要的。

显然，我们认为理论对于治疗实践来说是非常重要和必要的。然而，在以下两种方式中，理论也有可能导致困难和错误（Weakland, 1978; Whitaker, 1976; Haley, 1978）。首先，理论可能被过度阐述或被过于严肃地对待（也就是过于具体化），以致它妨碍了治疗师的直接观察和对行为的简单解释。为避免这种情况，我们的理论介绍将尽可能地简明扼要，并有意在范围和概念上加以限制（更多有关我们理论观点及其对实践的意义的信息，参见Weakland et al., 1974; Watzlawick, Weakland and Fisch, 1974; Herr and Weakland, 1979）。我们并不认为理论一定要是详尽的、复杂的或结论性的，也不是在某种程度上无法直接观察的更高真理或终极事实，而是作为一系列相对一般性的思想或观点，这些思想或观点有助于我们以一种系统的、可理解的方式把观察和行动中的细节整合起来。此外，尽管人们可能会思索我们这种方法可能有的更广泛的含义，就像其他任何方法那样，但我们在这里并不试图提出一种关于人性、人类存在或"心灵"的综合性理论，而仅仅是陈述我们关于问题本质的一般概念（这些问题往往是人们向治疗师提出的），以及与之相应的解决此类问题的有效干预措施的概念，即一种尽可能接近实践的理论。

简而言之，我们的理论只是我们理解和处理治疗师在日常实践中遇到的各种问题时的方法的概念地图。就像任何地图一样，从根本上来说它只是一种可以帮助人们从一个地方到达另一个地方的工具，在心理治疗的情景下就是帮助从治疗师遇到来访者的问题到成功解决问题。地图作为一种工具，永远都不会是现实本身，它仅仅是临时性的，并且主要由使用它带来的结果来评价其优劣。然而，好的地图对弄清地形非常有用，并能为在迷雾、沼泽和灌木丛等困境中的人指明路线，这些困境在人类问题的领域是如此普遍。

我们也力求使我们的基本观点，也就是我们的前提假设，尽可能地明确，因为理论不明确就会带来风险。正如一个人不可能不与他人交流——在社会环境中即使沉默也是一种信息，人们的思考也不可能不被理论化。我们每个人都有一些一般性思考，这些思考构成我们特定思维和行为的背景并指导之。但这些一般性观点可能是内隐的，并被认为是理所当然的，它们因此更具有影响力，因为它们不易被审查、质疑和修改。如果治疗师遵循其内隐地图时迷失了治疗的方向（如果他真的意识到已经迷失了方向），他只能相当随机地一个接一个地尝试策略，或者将患者视为"无法治疗的"。因此，我们将尽力使我们的前提假设及其与实践的关系清晰明了。这一点尤为重要，因为就像实践一样，我们的许多前提对许多读者而言都将是陌生、不寻常的。

尽管我们认为，所有前提加在一起构成了对问题的性质及其解决方案的统一、一致的看法，但这种看法并非完全成熟和完整，也不是为我们所特有的（除非在某些重要方面），尤其是它的衔接结构和它对问题尝试无效的方法（attempted solutions to problems）的强调。相反，它是对基于长期经验、反思和变化的早期观点进行广泛修正而产生的结果。对这一发展背景进行简要总结，概述我们已经放弃或修改过的先前观点，也许可使现在的观点更为清晰、更容易理解。

我们的方法始于通过受训和实践而浸润于心理动力概念及其相关实践。心理动力学理论关注个体患者，特别是他们心理内部的结构和过程。因此，它着重强调的并不是问题所涉及的任何行为，而是假定的潜在问题。此外，心理动力学的观点根据从起源到后果的线性因果链，认为现在主要是过去的结果。这使得人们更加强调深藏的、遥远的过去之事，而非此时此地。这种强调藏匿的根源而非目前可观察到的事物的方式，必然导致对过去的广泛探究和大量推理。此外，这种观点强烈地倾向于（尽管通常是含蓄地）将问题归结为个人弥补缺陷的结果。这种缺陷（除了先天缺陷）是由个人缺乏积极的早期经验，或个人生命早期或稍后的成长历程的消极经验造成的。就实践而言，治疗师首先必须了解这些复杂而隐秘的问题，随后必须通过解释的方式帮助患者获得充分的理解。在某些形式的个体治疗中，旨在克服或补偿假定缺陷时，支持和指导也很重要，但基本的治疗因素仍应是"内省力"。其基本前提是知识性的——"知识使人自由"。

但是，我们所有人后来都参与了家庭治疗运动。家庭治疗不仅仅是一种不同的具体实践（要看到整个家庭而不是单独的个体）。相反，它对问题的看法和专业处理方法都不同于刚才逐点概述的心理动力学位置。显然，家庭治疗针对的不仅仅被认定的患者，还有他主要的社会环境——家庭。对家庭内部沟通和互动的关注引发了更多对实际行为的重视，即关注当前明显正在进行的行为，而不是过去的、内部的或推论的行为。也不再将问题行为视为是孤立的，而是将它与其直接背景联系起来（例如其他家庭成员的行为），这种变化不仅仅意味着一个特定观点的改变，还具有重大意义。这一变化例证了认识论从寻找线性因果链到控制论或系统观点的普遍转变，也就是从更广泛、持续和有组织的行为系统的角度来理解和解释任意一个选定的行为，包括贯穿其中的反馈和相互强化。此外，这种转向关注系统是如何组织的或运行不良的，意味着人们对问题源于个人缺陷这个看法的相信程度减低。在实践中，这种观点建议治疗师的任务不仅是了解家庭系统与其中的问题所在，还应采取行动来改变功能不良的系统以解决问题。

然而，随着对现在可能被称为"传统家庭治疗"的不断了解，我们意识到，对治疗师可以用来促进改变的方法这个问题，它并没有给予太多明确的关注。尽管不同的治疗师有着不同的风格，一些具体的技术也被单独描述，但很少有人讨论如何有意识地改变人类系统中的行为这一普遍问题，在关于"什么行为应该成为努力改变的目标"这个问题上也是如此。有一个基本观念是，如果要改变问题行为，家庭系统的其他地方就需要改变，但是关于治疗师应该关注哪些方面来进行问询和施加影响以促成改变，其指导方针是零散、矛盾的。这种观点导致了一种看法，即要解决问题，就需要对家庭的组织和功能进行相当全面的改变。这种看法又伴随着一种做法，那就是通常只看整个家庭的行为，因此导致对家庭治疗的细化和延长。

短程治疗中心从15年前起开展工作，当时的一些简单想法与上述趋势背道而驰。我们的目标是探索在严格限定的时间内（最多10次每次1小时的会谈）可以取得的效果，通过关注当前主要的抱怨，最大限度地利用我们知道或可以从别人（例如Milton Erickson、Don Jackson和Jay Haley）那里借鉴的任何积极的技术来促进改变，并寻求解决当前问题所需的最小变化，而非重构整个家庭。从一开始我们就是团队合作工作。一名成员被指派为某个案例的治疗师，其他成员通过单向镜观察所有会谈。观察者可以通过对讲机，甚至短暂进入治疗室提出意见或建议。所有会谈都进行了录音，以便进行更详细的研究。通过这种工作方式获得的经验，加上为概括和明确我们在实践中所做工作而进行的广泛讨论和努力，最终形成了当前的前提。我们认为这些观点代表了对家庭治疗中一些最基本观念的进一步追寻和发展，尽管另外一些人可能认为它们是与之背道而驰的。

我们的任务是把这些观点及它们之间的关系弄清楚，但我们需要并请求读者给予合作，主要是暂时停止评判。我们只能慢慢地、一点一点地描述我们的理论与实践。自然而然地，人们也同样会去检查我们所零散讲述的东西，特别是通过将之与现有的其他一些关于问题和治疗的观点相比较或者将之转换为后者。但这只会让我们的方法更加难以被理解及评价。我们在阐述自己观点方面所作的努力，很大程度上是为了脱离这些现有的观念。也许这样做可以帮助读者将我们将要描述的东西（至少在一开始时）看作一张想像中的未知领域的地图，而不是对任何已知土地的描述。那么，下面就是我们的地图。

我们最基本的观点（实际上可以被称作是元观点，而其余的都是子观点），已经在前面关于理论和地图的论述中提出了。但是，由于这种观点既不同于人们一般持有的内隐观点，也不同于从神学到科学等各个领域的学者所明确提出的观点（尽管这些观点如今在科学界受到越来越多的质疑），所以这里要反复强调：我们只谈论观点，而不考虑现实或真相，因为我们相信观点才是我们拥有或将永远拥有的。这甚至不是一个关于观点在多大程度上是真实的，或者在多大程度上接近真相的问题。在实现一个人所选择的目标方面，某些观点可能比另一些更加有用或有效，但这是一种务实的标准，而不是"现实"的标准。语言的类比可能有助于使这一基本观点更加清楚。语言有很多种，它们都与观察和经验之间有着某种有序的关系，但同时语言在很大程度上又是一种任意的常规系统。一种语言也许更适合某一种目的，例如英语更适合于现代科学论述；而另一种语言也许更适合于另一种目的，例如因纽特语可以更好地区分各种雪，但这并不会使英语或因纽特语比另外一种更真实或更正确。

我们可以用众所周知的"火星来客"的位置来类比我们对"什么构成了问题"及"什么是有用的帮助"的观点。也就是说，如果一个聪明但天真的观察者能够观察到足够多的心理治疗会谈，尤其是最初的访谈，他会认为什么是共同性的而什么又是特征性的呢？虽然这似乎是一种表浅的方法，但它具有简单、具体和使预设和推论最少的优势。我们认为，这位观察者会一遍又一遍地注意到：

- 来访者表达了对自己或重要他人的某些行为、想法或感觉的担忧。

- 行为被描述为① 不寻常的或不恰当到异常的程度；② 即刻或潜在地对行为者（患者）或他人造成困扰或伤害。
- 声称患者或其他人已经努力阻止或改变这种行为，但并没有成功。
- 患者或其他相关人员正在寻求治疗师的帮助以改变他们无法自行改变的情况。

我们对治疗本质的看法和我们实践的一般方法都直接遵循这个对问题的定义。

首先，由于我们认为问题是由当前不想要的行为所构成的，我们很少重视去推测患者过去或内心深处的潜在因素。我们更重视清楚地识别问题行为：问题是什么，在什么方面它被视为一个问题，以及被谁视为问题。我们还重视问题行为的表现和持久性。行为并非独立存在，它由某人的一系列行动所组成。我们认识到一个人可能会做或说一些事，并否认他正在这样做，而这种"自愿"和"非自愿"行为之间的区别可能需要治疗师予以辨别，因为它们对来访者来说很重要。但是我们并不认为这种区分是有用的。相反，我们以同样的眼光看待所有行为，甚至是精神分裂症患者最奇怪的行为或言论。

此外，要构成一个问题，就必须重复执行某个行为。单个事件可能会带来不幸甚至灾难性的后果，但是该事件本身并不能构成问题，因为根据我们的定义，问题是一个持续性的难题。相反，担心不幸事件可能再次发生就会构成一个问题，尤其是这种不幸事件不太可能会再次发生时，问题就更为严重了。

因此，特定行为的发生（特别是重复发生）是需要说明的主要问题。我们的观点是，所有行为，无论是正常的还是有问题的，无论它与过去或与个人性格因素有什么关系，都将通过在特定行为个体的社会互动系统中不断强化而得以塑造和维持（或改变）。其中家庭系统尤其重要，尽管其他互动系统（例如学校和工作单位）也可能重要。也就是说，一个人的行为会煽动和组织另一个人的行为，反之亦然。如果两者长期接触，就会产生重复的互动模式。出于这个原因，我们非常重视其他行为的背景，那些被认为构成了问题的行为发生于此背景中。患者或其他相关人员的哪些行为，引发并通过重复而维持了问题行为呢？当然，与此同时，问题行为很有可能也会引起这些相关行为，也就是说互动基本上是循环的，而非单向的，例如丈夫的回避行为是"因为我妻子在唠叨"，而妻子唠叨的是"因为我丈夫在回避"，从而使这种特征行为模式得以保持。我们认为行为的互动情境非常重要，除了不看重作为问题行为假定来源的历史原因或人格因素外，我们也很少看重假定的机体缺陷，除非这些因素已得到确定并且与问题明确相关。即使这样，我们还是更重视如何从行为层面上处理问题。

其次，还有一个核心问题，即问题的持久性。不管是普通的行为，还是不想要的行为，都面临着不满和尝试改变。上述观点表明，引发问题的行为一定存在于患者的社会互动系统中，并被反复执行以使问题存在并维持下去。但这些维持问题的行为到底是什么？它们是如何发生的？为什么它们以一种明显矛盾的形式维持下去？

更具体地说，在这一点上，我们必须将我们的临床经验加入我们对行为和互动的总体观点中。这一经验一再表明，似乎有些讽刺，在人们尝试无效的"方法"中，正是他们试图改变问题的方式，最大程度地促进了问题的维持或恶化。可以这样总结我们对问题的根源及持久性的看法：问题始于一些日常生活中的困难（在生活中从来都不会缺少）。这种困难可能源于不寻常或偶然的事件，但更多时候，一开始可能是与生命过程中经常经历的某个与过渡相关的常见困难，例如结婚、孩子出生、上学等（见 Weakland et al., 1974; Haley, 1973）。大多数人能够合理且恰当地处理这些困难（完美地处理既不常见也没有必要），因此在我们的诊疗室中不会见到这些人。但是，要使一个困难变成一个问题，只需要满足两个条件：① 困难处理不当；② 当困难没有得到顺利解决时，应用更多相同的"方法"。随后，最初的困难将通过恶性循环的过程升级为一个问题，其最终的规模和性质可能与最初的困难几乎没有明显的相似之处（见 Maruyama, 1963; Wender, 1968）。

例如，下面的案例摘录阐述了一名年轻女性在与其女性朋友之间的谈话是如何引发她对性表现（以前是相当令人满意的）的强烈关注，以及这种强烈关注如何通过逐渐成为她与丈夫之间互动关注的焦点，而得以维持和加重。

患　　者：在我结婚之前，我不认为自己……或者我并没有意识到自己从来没有体验过性高潮，我也从来没有想过这件事。我有过性生活，感觉也还不错，但就在我结婚之前，一些朋友告诉我，说我从来没有体验过性高潮。随后我们开始谈论这个话题，我也意识到我真的从来没有体验过性高潮。并且……

治疗师：我想说的是，他们告诉你……

患　　者：这是在我们讨论中得出的结论。我意识到自己从来没有体验过性高潮。然后这就成了一个问题，做爱不再是一种享受。因为我一直在等待另一件事的发生，它一度变得如此地科学，以至于没有任何乐趣。情况逐渐发展，现在我们已经到了有好几个月完全没有性生活的地步了。

治疗师：如果我们按顺序来，当你发现自己没有性高潮的时候，你尝试做了什么吗？

患　　者：之后我们试着认真探索了我的身体并弄清楚身体的每个部位都在哪，这是第一步，知道要进行什么操作，并找到了阴蒂。但是这个办法行不通。一开始，我们两人都感觉挺好的，尤其是当我全神贯注于即将拥有性高潮以及我们一步一步正在做的事情时。但之后，这就变成了一种痛苦。我的意思是，这个过程没有自发性，也根本没有愉悦的感受。这只是我们一起经历的一个过程。接下来，我们做的是与朋友交谈。我们有另外一对关系很好的朋友夫妇。我们谈到了可能做得不对的地方，等等。他们真的很有帮助，他们说了一些不同的姿势，可以让事情变得更容易一些。我丈夫比我高大很多，这些姿势可能会使我更容易打开，并且这的确有所帮助。我觉得情况有所好转，不像另一个尝试那么糟。

治疗师：在你和朋友交谈的时候，是什么让你觉得你没有性高潮？

患　　者：就像是鞭炮没有被点燃，动静也没那么大……当他们谈论这件事时，就像是，当达到高潮后，你就能感觉到。他们会讨论这一连串的顶峰，你会先达到顶峰，然后慢慢平复下来，并且身体会有一些反应，而我只知道那从未发生过。我记得曾经有一次，我已经非常接近这种感受了。而当我停下来回想了一下刚才的经历后，这种感受就被打断了。我猜，从他们的描述来看，我不是这样的。我所经历的与他们所描述的并不相符。

治疗师：好的，所以他们的经历和你的不一样。

患　　者：是的。

这样一个简单的问题观点可以被理解，但很难被接受。

不难想像人们可能会不恰当地处理生活中的困难，但是为什么会有这么多人不仅会犯这样的错误，还要继续坚持下去，即使他们的经验已经表明其方法并不奏效？要解决这个困难，我们需要一些解释性架构，这也是"心理疾病"这个概念的主要功能：个体之所以"非理性地"行动，表现出奇怪且无效的行为，是因为他们有一些心理上的缺陷或不足。此外，关于无意识动机、症状的继发性获益及性格在早年就固定了的想法更具体地起到了相同的解释作用。在家庭治疗领域，强调内稳态、从问题行为中获得人际关系优势等，都具有相同的目的。

我们的看法大不相同。我们并不认为持续不恰当地处理困难，是由于家庭组织的基本缺陷，或是由于个体行动者的心理缺陷。相反，我们认为人们持续采取这样的行动往往是出于一片好意，却在无意间维持了问题。的确，即使人们意识到自己所做的没有效果，也可能会陷入这种重复的行为中，就如同下面这个例子展现的那样，这个例子中父母试图控制不守纪律的孩子的行为。

治疗师：我想确认一件事：你是说你对Jennifer回家的时间设置了一些规定。

母　亲：嗯，当然了。

治疗师：你能讲一讲你通常会怎样做吗？

母　亲：嗯，对于所有孩子来说，我们都有这样的规定，除非有特殊情况发生。我的意思是，即使有什么特别的事情发生，工作日Jenny也必须在当晚回家。事实上，除非是学校的活动，或者是朋友生日之类的，否则在工作日里我都不会让孩子们出门。除非有特殊的事。即使在这种情况，即使外出，也必须在10点前回家。周末，他们的宵禁时间是12点；同样地，除非我知道的确有一些事情耽搁了，导致他们无法在12点前到家。现在，基本上说，Jenny已经被禁足很长一段时间了，虽然她做了很多好事，但还是一直被禁足。

治疗师：当你说禁足时，你会在她禁足时采取怎样的纪律措施？

母　亲：她绝对不能，哦，我是这么说的：她不应该离开家。另外，她使用电话的权利也被剥夺了。我想基本上就是这样。

治疗师：那么，当她违反这些规定时，会发生什么？比如说如果她打了电话或者在禁足的时候还是出门了，你会如何处理呢？

母　亲：我只会延长她禁足的时间。我现在真不知道还能拿她怎么办。

治疗师：好吧，你能举个当Jennifer违反其中一项规定时的例子吗？你们俩会一起找她谈话吗？或者说会如何处理？

父　亲：通常不会。如果她违反了规定而我碰巧在场——我唯一知道的或者参与过处理的情况就是她违反关于电话的规定，我通常会大发脾气，并告诉她不要那样做。她坚持要在我们卧室里使用电话，虽然我已经让她不要再用了。事实上，我已经明确告诉她"不可以使用"。家里还有另外两部电话，她没必要用我们的电话。事实上，她昨晚又这样做了。我只是对她说："Jenny，我跟你说过很多次了，不要用那部电话。我是说真的，你不要再用那部电话了。"就是这样。

治疗师：那么，你说完之后她说了些什么？

父　亲：好的。

治疗师：她就说了"好的"吗？

父　亲：是的。或者我会问她："Jenny，你为什么要在这里用电话？我已经告诉过你上百次了，不要用这部电话。""哦，我不知道，我忘记了。"通常对话就这样结束了。我们从他们那里得到的都是"我不知道"这样的标准答案，我们只好接受了这个答案。

母　亲：你知道的，你能做什么呢？你只能说不，然后将他们禁足很长一段时间。然后她就明白了。好吧，她甚至都不在乎我们是否将她再次禁足了，因为她自己就会离开，做她想做的事。所以，现在这对她来说毫无意义。

父　亲：这些方法都无效。我们现在相互之间就像是在玩游戏，这太荒谬了。

正如我们所看到的那样，这种持续性通常是一个逻辑错误问题——的确就是字面上的意思。人们并不是没有逻辑，他们有逻辑地找寻方法，但其逻辑前提是不正确或不适用的，即使这些前提在实践中并不奏效，他们也依然如此。他们小心翼翼地按着糟糕的地图前进，对于那些在困境中感到焦虑的人来说这是可以理解的。这类地图也可能让我们很难看出它们不再是有效的向导，且很容易使我们将持续困境中的直接经历合理化："只有我们当前的努力才让事情变得不至于更糟。"此外，人们手头上有大量糟糕的地图（即仅适用于某些情况而不适用于其他似乎类似的情况的地图）。更糟糕的是，许多这样的地图本身看起来相当合乎逻辑，或者有传统看法的大力支撑。也许最常见和普遍的这类传统地图直接与这个观点相关："如果第一次你没有成功，那么尝试，再尝试。"而按照我们的观点，如果一开始你没有成功，也许你应该尝试第二次；但如果你仍然没有成功，那么应该尝试一些不同的东西。

一个通用的例子可以阐释这些几个相互关联的点。如果某人感到低落和沮丧，向他提供支持和鼓励，也就是某种形式的"振作起来，事情并不像它看起来的那么糟糕，明天会更加美好"，既是人道的，也是合乎逻辑的。这种支持和鼓励可能是有效的，如果是这样，那很好。但是，由于许多可能的原因，事实可能并非如此。例如，沮丧的人可能会不认可这句话，会对自己说："他们这样说只是为了让我感觉好一些。"或者，更糟的是他可能想："他们根本不了解我的真实感受。"因而变得更加沮丧。也就是说，相较于抽象的正确或合乎逻辑，方法的有效与否（可观察到的反应）更应优先考虑。

　　我们对治疗和解决问题的看法与这种对问题的性质和持续性的看法是相对应的。如果问题的形成和维持被视为恶性循环的一部分，那么在其中，出于好意的"方法"行为反而维持了问题。因此，改变这些行为就会中断这个循环，并开始解决问题，也就是问题行为的终止，因为它不再被互动系统中的其他行为所激发（在某些情况下，治疗师可能会认为以改变对问题行为的负面评价为目标是更恰当的，这当然也是另一部分的行为。在这种情况下，治疗师可能会判定来访者是在小题大做）。此外，总是存在这样一种可能，那就是在恶性循环的互动中最初很小的改变（恰当且有策略性的指导），可能会引发一个良性循环，其中更少的"方法"导致了更少的问题，反过来又导致更少的"方法"，如此循环往复。因此，我们认为治疗师的首要目标不一定是解决所有困难，而是发起这种逆转。这也意味着，即使是严重、复杂且长期的问题，也有可能通过短暂而有限的治疗得到有效的解决。

　　考虑到问题及其解决方法的概念，治疗师必须是改变的积极推动者。他不仅必须对问题行为和维持问题的行为有清晰的认识，还必须考虑"方法"中最具战略意义的改变可能是什么，并在面对来访者致力于继续问题行为时，采取一系列的措施来推动这些变化。正如我们所看到的，这是治疗师的工作，本书的其余部分将讨论如何去完成这一工作。

第 2 章

治疗师的可操控性

如果存在理想的短程治疗患者，那么这个人基本上会说：“我会以一种你能清楚理解的方式提供你所需要的全部信息，认真考虑你对我的问题有什么新想法，在治疗以外的时间尝试你所建议的任何新行为，并努力让可能帮助我解决问题的家人或朋友接受治疗。”很可惜，符合这种描述的人最终很少会成为心理治疗中的患者。相反，真正的患者通常无法遵从上述的一个或多个部分。在这个意义上，他们有意或无意地抵制了治疗师进行治疗的尝试。我们认为，患者阻碍治疗工作的原因通常是绝望或担心问题会变得更加糟糕。因此，知道如何最好地进行治疗是一回事，可以自由地按照自己所认为的最佳方式进行治疗，也就是说能够在整个治疗过程中执行自己的最佳判断，又是另一回事。我们称这种自由为“治疗师的可操控性”，因为自由又隐含着一种保持不变的相对被动的状态。可操控性意味着尽管障碍或限制在不断变化，但个人仍可以采取有目的的行动。随着治疗的进展，治疗师需要保留选择的余地，并在治疗过程中根据需要进行调整。

　　讨论控制治疗过程的方法似乎显得冷漠且精于算计，但我们相信，稍加思考就知道，来访者显然不知道应该如何最好地解决他的问题。如果他知道的话，他为什么还要来寻求专业帮助呢？因此，几乎所有治疗都涉及为治疗师控制治疗过程提供策略。然而，治疗的"管理（managerial）"方面通常被当作治疗过程中的一个简单部分而被忽略。例如，在精神分析中，躺在沙发上的患者无权观察他的分析师，而坐在他身后的分析师可以根据自己的选择，决定观察或不观察患者。然而，这样的相对位置仅被视为分析过程的必要部分。同样地，"防御"的概念可以使分析师消除患者对他解释的异议。事实上，通过将其标记为"阻抗"，分析师可以用这样的分歧来使他将假定正确的解释合理化。因此，分析理论给予了分析师关于患者行为的元沟通选择，而被分析者至少在合法的前提下并没有相同的选择。

在指出这一点时，我们并不是想贬低其他疗法，因为我们相信，管理治疗的流程设置在所有治疗流派中都是必要的。本质上，这并非是出于控制的武断目的。相反，它在伦理上与我们的观点一致，即指导治疗过程是治疗师的固有责任，如果治疗师放弃这一责任，将对患者造成伤害。但是，如果将这些流程设置隐含在方法的"哲学"中，而不是用有意的、有目的性的行为将它们明确地表现出来，就会让有效且负责任地使用这些流程的比例大大减少。因此，我们希望在本章中阐明我们的策略，以保持治疗师的可操控性，从而可以控制治疗。因为这是治疗中的一个基本因素，尤其是在进行短程治疗时，因此我们把这一章放在本书的开头。

那么，如何才能使治疗师的可操控性最大化呢？首先，由于治疗师的可操控性取决于患者相对的非可操控性，坦白地讲，治疗师需要在维持自己的选择的同时限制患者的选择。这种可操控性的根本在于治疗师认识到患者需要他甚于他需要患者。无论治疗师做什么，不管是干预问题还是管理治疗过程，都依赖于一个简单的选择——治疗师可以终止治疗。除非治疗师为在必要关头行使这一最终选择权做好充分的准备，否则治疗师将无法有效地应对患者的阻抗。而当做好了这样的心理准备之后，治疗师会发现，其实他很少需要真正去执行这一选择。同时，在治疗中，有时需要明确这种基本认识。例如，当来访者试图施加限制性条件以阻止任何有益结果时。

来访者：我来这里是为了告诉你我妻子的情况。她不愿意跟任何心理治疗师接触，在她那被迷惑了的心中，她坚信自己没有任何问题。所以我并不希望你叫她来这里，对我来说，这只会造成一个很痛苦的局面。不，唯一能让她参与治疗的方法就是我邀请你共进晚餐，而你装作是我的同事。然后，与我们共进晚餐时，你可以评估她的精神状况，看看她的病情有多严重。真希望你能够取得她的信任，这样，过一段时间后你就能给她做治疗，让她恢复正常。

治疗师不太可能同意如此公然共谋的安排。如果他同意这样做，他会几乎失去所有的选择权——在什么时候、什么地点见谁，在什么框架或背景下工作，会面的频率和时间安排，等等。同时，这位丈夫可以控制整个治疗过程，因为所有这些都是由他来决定的。这样的安排几乎注定了治疗的失败。更糟的是，这种"治疗"的失败可能使这位丈夫将妻子的情况定义为无可救药，因为他可以声称自己已经竭尽全力。

另一方面，如果治疗师不想让治疗在这种不可理喻的阻碍下开始，实际上，唯一办法就是威胁要终止治疗。

治疗师：我很欣赏你为妻子寻求帮助时的谨慎态度，但是无论对错，我都不能去做我坚信会对你和她产生不利影响的事。尝试这样一种花招而自食其果的风险太大，而且可能付出的代价也太大。我会很乐意看看我能为你妻子做点什么，但如果你坚持要我遵守你的计划，那我可能不是合适的治疗师。为了你和你妻子的幸福，你最好去找一位更愿意承担风险的治疗师。

如果丈夫同意放弃他的治疗条件，那么他将接受治疗师对治疗的控制，治疗师也能够有更强的可操控性来继续进行治疗。然而，如果丈夫拒绝了，治疗师通过终止治疗可以避免进入一个注定失败的、可能带来灾难性结果的冒险中。此外，如果丈夫坚持找另一位治疗师，并发现他的方法的确如预期般地失败了，那么他便更有可能在未来求助时减少自己对治疗的控制。

增强可操控性的方法

时机和节奏

从某种程度来说，可操控性取决于治疗师是否能够把自己从与患者的关系或已经开始实施的策略中抽离出来，而不是不惜一切代价地坚持下去。通常，当治疗师发现自己遇到患者的极大阻抗时，他可以考虑执行这一方案。相反，如果他坚持使用无效的策略，那他就是在冒着增加患者对他建议的阻抗或降低他在患者心目中的信誉的风险。在实践中，治疗师不应该等到来访者出现明显而强烈的阻抗时再执行这个方案。相反，一旦他识别到一些细微但明确的迹象，表明该策略不起作用时，他就应该立即改变策略。为了避免"陷得太深"，他可以先寻找某些信息来"试试水"（在采取任何重要的方法之前）。此外，他应该依次检查患者对每个治疗步骤的接受程度。也就是说，治疗师要根据患者的反应来掌握评论的时机和节奏（这与催眠中的一步接一步的过程相似：催眠师会提出一个小建议，然后检查被试的反应，然后再详细说明该建议或给出其他建议）。

当来访者初次来访时，治疗师通常对他的价值观、观点或优先事项知之甚少，而所有这些都影响着治疗师的处理办法。如果过早地亮明态度，结果却发现这种态度与患者的情感、价值观或某些根深蒂固的观点相抵触，就可能会严重地减弱治疗师的可操控性。在这种情况下，治疗师的信誉和来访者的依从性都将大大降低。而在发生此类错误之后再对治疗进行补救，就需要额外的工作并浪费大量的时间，特别是当这种失误发生在治疗的早期时。

治疗师：关于你的问题，以及你希望通过治疗达到什么效果，我需要询问一些事情。我相信，如果我们仅关注当下，并只关注问题的行为要素，治疗的时间将会大大缩短。首先我想问一下，当前发生了什么事促使你们来到这里？

患　者：我很想为你提供你所需要的信息，但多年来我一直有这个问题，它已经严重扰乱了我对自己的感觉，所以我以为你会帮助我去理解为什么我会有这样的感觉。我已经病了很长一段时间了，我看不出如何能在短时间内解决我的问题。我真的很抱歉，我不知道你对我的这类问题不感兴趣。如果你能将我转介到擅长解决此类问题的治疗师那里，我将不胜感激。

治疗师：（对着父母和他们正处于青春期的儿子）我知道你们之所以都来到这里，是因为你们每个人心里都挺难受，你们希望能够搞清楚这个事情并且相互理解。

儿　子：嗯，我想来说一说。

治疗师：好的，说吧。

儿　子：我唯一的痛苦就是他们（用拇指指向父母）。他们总是坚持让我做愚蠢的事情：剪头发、整天待在家里、做愚蠢的家庭作业。天呐！他们以为我是一个婴儿，现在还想让我来看心理医生！（陷入闷闷不乐的沉默，瞪着他的父母）

治疗师：（对着父母）Scott似乎在告诉你们他是如何受伤的，他没有从你们这里得到承认，承认他是一个有着自己权利的个体。而他的愤怒传达了一个讯息，那就是他的个性急需得到认可。我想知道这种认可是否会威胁到你们两位？

父　亲：承认他的个性？医生，你不知道我们的家都变成什么样了！没有一个房间里没有他到处乱扔的垃圾。他想来就来，想走就走，也不肯帮家里做一丁点事情。我和妻子都在工作，都拼死拼活地挣钱来养家糊口。我们已经给了他想要的一切，然而他要么就是把这些东西摔坏了，要么就是丢掉了，并抱怨我们永远不会为他做任何事！我们已经有将近一年都没有请客人来做客了，家里要么是一团糟，要么就是他让他的长发朋友把音乐放得很大声，大到你无法想像！我们的家已不再是我们的了。如果他不能够如愿以偿的话，他就会闹得天翻地覆。我们在家里已经没有权威了，这就是为什么我们来到这里！

在第一个案例中，治疗师旨在进行短程的、行为导向的治疗，但他在时机上犯了一个错误：在得知患者对她的问题有完全不同的看法之前，治疗师就出乎意料地宣布了他的行为导向。因此，对患者来说，治疗师似乎对她问题的严重性及对她深沉而痛苦的情感表示不耐烦且漠不关心。于是她得出结论：他没有能力或不愿意帮助她。在第二个例子中，治疗师立即表达了他的观点，即父母和儿子来到咨询室是以民主和平等为基础的；事实上，通过让儿子先讲话并使他的抱怨合理化，治疗师实际上是把儿子放在了一个更优越的地位（这两种做法我们都不同意）。随后，治疗师得知父母（当然是父亲）对治疗有着完全不同的看法，他们来这里是为了获得一些对儿子和家庭的控制权，而不是为了"理解"儿子或进一步对儿子让步。

在这两个案例中，治疗师要么会失去这个个案，要么因为在确认患者的位置前就明确了一个坚定的位置，而严重妨碍后续的有效工作。在治疗师对患者的观点进行确认之前，需要先"忍住不讲"，并在整个治疗过程中小步渐进，并评估患者对每个步骤的接受程度，这就是我们所说的"时机和节奏"。

具有讽刺意味的是，在处理生活中其他大多数事情的时候，我们都会在继续下去之前自动地把事情检查和确认一遍。然而，奇怪的是，在治疗中，似乎有一种隐含的想法，那就是要暂停日常交往中的正常做法，治疗师可以不用持有日常生活中对社会交往的警觉而开展治疗工作。

在初始会谈中收集信息的过程会为治疗师确认来访者的敏感性提供一个现成的机会，以防止治疗师的位置过于冒进，因为他"只能问问题"，以更好地了解并理解来访者。在这种情况下，用以下措辞提问有助于获知来访者的位置：①"你一直在给我讲这个问题，现在，我希望你可以猜想一下为什么这个问题会出现？"②"我知道有些治疗师对你的问题会说（如此这般的说法）。你是否也会有类似的想法，还是你觉得这种想法是完全错误的？"③"我不是说这就适合解决你的问题，我只是想知道你是否尝试过这些方法（举例）？"这些问题能够帮助治疗师获得来访者对其问题和对治疗目的的看法，并确定来访者愿意接受或拒绝建议的程度或方式。与此同时，这些问题也不会让治疗师许下承诺，而使治疗师能够保持自己的可操控性。当治疗师感受到来访者的阻抗时，他可以轻松地退出这些探索。

耐住性子慢慢来

治疗师的可操控性也依赖于他没有执行的压力。在面对来访者的压力时，他需要保护自己的选择权，让自己花时间去思考和计划。患者可能并不会故意对治疗师施加压力。然而，当他们处于痛苦和绝望之中时，他们往往会带来一种氛围，促使治疗师"马上做点什么"。如果治疗工作能够有效而富有建设性地开展，那么治疗师就不应该过早且匆忙地做出治疗决定。从长远来看，将时间花在避免这些陷阱上将会在整体上减少治疗所需要的时间，因此这与短程治疗的目标是一致的。

知道如何慢慢来并不需要特殊的技巧或专业知识。我们大家都熟悉并经常使用这样的回答来向他人表明我们并不受"立即执行"的命令控制："好吧，让我考虑一会。""恐怕我现在对此没有任何答案。""今天我真的没心情去想它，也许明天我会更清楚。"慢慢来的困难之处在于认识到自己何时是处于压力之下的，因为来访者的需求往往是隐性的而不是显性的。

来访者：我知道这听起来一定很荒谬，但我就是无法忘记这件该死的事情。我一直围着它转，都没办法思考其他任何事情了（来访者看起来很烦躁）。我知道无论如何我都必须做出决定，但是我一直都在兜圈子（将他的手掌放在椅子的扶手上，并向前倾）。真是让人进退两难！如果我接受这份工作，我会让家人失望，但是如果我不（停顿），如果我不接受，我将错过我一直在寻找的机会。如果我有足够的时间，我肯定能做出正确的决定，但我刚刚知道他们希望在周三前得到我的答复，而现在只有两天时间了。（期待地望向治疗师）

在此，来访者巧妙地向治疗师施压，以帮助他立即做出决定，并且可能将会谈时间延长至常规时间之外。如果治疗师尝试在如此大的压力下解决这个任务，他可能会变得像来访者一样慌乱，而这对他们双方都没有帮助。为了避免这种情况，治疗师应该慢慢来。

治疗师：是的，我能理解你的困境。（同情地）嗯……（停顿）不，我想不到有什么办法。（停顿）这样吧，既然我现在还没有什么好主意，让我花几分钟时间思考一下。（长时间的停顿）对不起，Bob，我什么也没想到。既然你说你必须在周三前做出决定，那么我最多只能答应明天继续与你见面。但即使是那样，我可能也帮不上忙，你也许只有靠抛硬币来决定了。

即使在压力更加明确的情况下，这时的情景也会使治疗师很难做到慢慢来。

来访者：（在电话里）你知道，今天治疗结束之后，我真的感到很兴奋，但我并不认为所有事情都解决了。我意识到我忘记讲一件非常重要的事，而这件事起着关键作用。我已经等不及再过一个星期与你谈论这件事了，我知道你希望能够了解我现在所面临的处境。你看，当我和Larry谈论假期时，他其实刚刚看他的母亲回来。因为他什么都没告诉我，所以我并不知道他对母亲的拜访已经结束了……

治疗师：Marry，让我打断一下。非常感谢你来电并希望能够告诉我这件事。但很抱歉，我不是那种仅通过电话沟通就能很好地掌握情况的人，而且我也从不在电话中进行心理治疗。既然你说这件事很重要，那就不应该只是打个电话来谈论。我可以在你下次的预约时间之前跟你再见一面。这样的话，我对工作可以更有把握一些。

这两个案例中，治疗师都选择了慢慢来，以便处在一个更有利的位置，从而规划出更有用的方法来帮助患者解决问题。

有时，当患者一直提供模糊信息时，治疗师会感到压力重重，并可能被引导着尝试基于不充分的或误导性的信息开展干预。类似地，治疗师可能会在某些方面不断追问，却只得到了模糊的回应；之后他可能会越来越努力地让患者说得更明白一点，但患者的合作可能越来越少。在这样的情况下，"慢慢来"通常需要治疗师认识到他已经用力过猛，以致一无所获，而做更多相同的事只会适得其反。在这个时候，治疗师可以采取一种明显迟钝的态度来应对执行的压力："我不明白""我没跟上你说的""有时在复杂的情况下最好不要仓促行动"，等等。这种不受限制的位置使来访者有责任把话说得更清楚，并完成自己需要做的工作。采取这一位置还要求治疗师抵制传统观点，即治疗师必须始终传达"共情""觉察"和"理解"。然而，通常治疗师都会通过语言和非语言的形式向患者传达，对患者缺乏理解是由于治疗师的某些假定的缺陷造成的。例如，治疗师可能会为自己的迟钝道歉，但随后要求患者重复她说过的话。

最后，传统心理治疗认为治疗师无论如何都必须坚守固定的治疗时长，这是一个历史悠久的传统，但这个传统有一个明显的缺点。有时治疗可能在20或30分钟内就达到最佳的停止点。如果治疗师对完成这次会谈的剩余时间感到有压力，那么固守时长就可能会淡化已经取得的成果的影响力。

简而言之，就像我们鼓励患者在解决他们的问题时慢慢来一样，治疗师也有责任在处理治疗任务时对时间进行明智的管理。

使用限定性语言（qualifying language）

患者经常会问一些问题，逼迫治疗师提前表态，或者逼迫治疗师站在一个违心的位置上："现在，你不觉得我丈夫对我不公平吗？"如果治疗师说"是的，他的确对你不公平"，那么他就是在验证患者的观点并与她结成对抗她丈夫的联盟；但是，如果他说"不是"，那么他可能会引来患者的争论或否定。但是，他可以通过限定性的表达来回答，以保持自身一定的可操控性："我从未见过你的丈夫。但从你告诉我的情况来看，我想我会倾向于同意你的说法。"通过做出这样的陈述，治疗师保持了他的可操控性（为自己留有选择余地），但同时他又似乎选择了某一位置。

在治疗中的许多情况中，治疗师可能希望进行某些明确的干预或者给患者某些任务去完成，但不确定干预所基于的策略是否会起作用。因此，他不希望自己治疗的信誉取决于干预的成败。如果干预没有成功，他需要花时间评估为什么行不通，并制定新的策略或战术，以对旧策略进行补充和更新。因此，治疗师可以用限定性的语言来表达建议："我有一个建议，但我不确定它有多大的效果。这取决于你运用想像力的能力，也许还取决于你是否准备向进步迈出步伐。"与第一个示例相比，此处的限定性用语更加微妙。第一句话中的后半部分修饰了前半部分；而第二句话是对建议的适当性或合理性进行限定，并且两个句子中使用的词（例如不确定、多大、能力、想像力和准备）都是限定性的。限定性词语明确表明了即将给出的建议是适当的，但它的成功将取决于患者的努力，而不是建议本身的恰当性。

这种表述可以与一个非限定的表述形成鲜明对比："我有一个建议可以帮助你在社交场合放松下来，并且我知道你已准备好开始改善了。" 如果患者回来之后说她按照治疗师的指示，用治疗师描述的方式尝试在社交场合放松，但却感觉一点也没有更放松，那么治疗师的信誉和可操控性都会降低；而且，之后他尝试让患者接受另一种解决问题的方法时就会变得更加困难。如果治疗师使用限定性的框架，那么，当干预效果不佳时，他就可以说是患者没能充分发挥自己的想像力，或者患者可能还没有准备好改变自己的问题。相反，如果患者反馈说建议很成功，那么治疗师可以回应道：
"嗯，我之前还担心你可能无法通过建议获得有效的帮助，
但显然是我低估了你对建议的想象力和使用能力。"通过赞
扬和鼓励患者，治疗师暗自强调了他建议的适当性和有效
性，也可以使患者进一步地接受他的建议。

我们并不是说治疗师永远都不应该采取明确和限定的位
置。相反，这样做对治疗师来说是很重要的。我们想强调的
是，治疗师应该保护自己，在有足够的时间和信息判断自己
想在什么时候应采取什么样的位置之前，不要采取一个明确
的位置。限定性的语言是实现这一选择的重要工具。

让来访者的表述更具体

正如治疗师必须能够立足于一种非承诺性或可变动的
位置一样，他也必须帮助患者立足于一种承诺性或固定的位
置。也就是说，治疗师的可操控性取决于来访者的非可操控
性。如果来访者没有被要求在与治疗师的言谈和回应中保持
清晰和具体，也没有被要求不要提供模糊信息，那么他就可
以随心所欲地改变自己的位置。同时来访者的可操控性会妨
碍治疗师的工作，并相应地损害后者的治疗能力。在治疗的
任何阶段，模糊的信息都可能带来问题。例如，它通常会出
现在患者描述其治疗目标时。一位家长可能会说："当然，我
们主要关心的是John在学校遇到的麻烦。因此，我们的目标
是让他有更好的学习态度，并且真的全力以赴。""更好的态

度"和"全力以赴"都是模糊的。如果确立这样的目标，就会存在父母低估儿子取得真实进步的风险："是的，他的成绩已经从F升到了C，但我认为这并不是真正的进步。他仍然在抱怨他的老师和家庭作业，而且我敢肯定，这种态度阻止了他取得本该取得的成绩。"如果治疗师一开始就将来访者牵制住，那么这个问题就不太可能会出现。

治疗师：当你说"更好的态度"和"全力以赴"时，我不知道具体来说这是什么意思。你能说得更清楚一些吗？

父　　母：就是更投入，对学习表现出更大的兴趣。

治疗师：那你怎么能够知道他的态度改变了？那是我很难看清的部分。

父　　母：我觉得这会在他的成绩中体现出来。

治疗师：嗯，好的。他现在的成绩都是F，那么什么样的成绩会表明他的态度发生了变化？

父　　母：当然是他的成绩都能够及格。

治疗师：我相信在他学校里D就是及格成绩。你的意思是要达到这个成绩吗？还是说要达到全A，或是其他什么？

父　　母：噢，不。他不必拿到A。如果他所有课程的平均成绩都能达到C及其以上，我们就很高兴了。

治疗师：好的。现在我就清楚多了。

　　当治疗师获得他计划治疗所需的大部分信息时，这方面的可操控性（从来访者那儿获得明确的陈述）的主要影响体现在初始访谈中。然而，这绝不限于治疗的初期阶段，因为治疗师一直都希望从来访者那里获得明确且具体的信息，包括话题是否是对问题的描述，他们是如何尝试解决问题的，在两次会谈之间发生了什么，以及他们如何完成之前所建议的任务。在这最后一点上，治疗师是否坚持来访者的汇报必须清晰明确，可能影响巨大。在布置完家庭作业后，患者也许在下一次会谈时会说，自己已做了应该做的事，但这对解决问题几乎没有作用。如果要求来访者具体说明他们是如何完成作业的，治疗师通常可以发现来访者的行为与治疗师给出的指导有很大的不同。如果没有发现这一点，治疗师很有可能被误导，而患者会低估治疗师的建议，认为那是没有用的，从而降低了治疗师的可操控性。相反，如果可以证明患者并未遵循指导，那么治疗师的可操控性将得以维持，甚至可以提高，因为患者当前在准确地遵循治疗建议方面承受着更大的压力。

占下风位置的技巧

治疗的成功很大程度上取决于治疗师从来访者那里获取策略性信息的能力，以及促使来访者执行建议或任务的能力。有些患者可能会对权威或专业意见有所回应，如果是这样，权威位置也许是有用的。但是，从我们的经验来看，如果治疗师一开始就被认为处于上风或占据着强有力的位置，通常会显著降低患者的依从性。这样的位置会使许多患者感到害怕，他们可能已经为自己的问题感到窘迫了，因此就不太可能透露他们认为会进一步贬低自己的信息。同样，许多患者将这种位置解释为治疗师特殊智慧或知识的标志。因此，反正"洞察力强大的"治疗师无论如何都能够理解他们的假设，所以患者也许不会给出某些信息，或者不明确地给出。当被要求接受某些想法或建议时，患者也会产生类似的想法。

人们通常认为流露出专业知识的治疗师会激发患者的信心，从而帮助患者克服不愿合作的心态。然而，我们的假设是患者已经被他自己渴望摆脱痛苦的想法所激励，并准备与治疗师合作，除非受到治疗师的干涉——例如治疗师向患者传递这样的信息：患者没有找到适当的方法；患者任何的合作行为都被视为对命令的服从；患者的合作行为是在迎合治疗师的兴趣，而不一定出于他自身的福祉需要。显然，没有治疗师愿意向患者传递这样的观念，但是当治疗师在关系中占上风时，就会存在这样的风险。这种位置关系可以通过治疗师的评论来传达（"我处理过很多像你这样的案例"或"我再怎么向你强调这一点也不为过，你应该……"），也可以通过有意识地"共情"传达出来（"是的，我可以看到你在谈及这一点的时候有多痛苦"）。然而，通常情况下，占上风的位置可以被更微妙地传达，所以在实践时很难知道治疗师在何时采取了这样的强势姿态。通常在他们接受训练的过程中，治疗师会自动采取一种占上风的方式。他们的言谈举止不再像人们日常交谈时的那样。相反，在发表看法之前会进行深思熟虑且有意义的停顿，理解性地点点头，戏剧性地说"嗯，请跟我多讲一些"，以及面对患者的愤怒时表现出不带个人感情色彩的冷静，等等。

其实，治疗师与患者的关系本身暗示着一种假定的权力地位关系。因此，治疗师采取占下风的姿态时需要做一些努力。这样做并不是基于占下风特别有影响力这个假设，而只是因为这是避免治疗师采用占上风姿态最可靠的方法，并可以消除患者想要采用这种位置看待治疗师的倾向。当然，患者不会仅仅因为治疗师避免占上风就选择与治疗师合作。但是，如果治疗师采取占下风的姿态的话，至少不会干扰那些愿意合作的患者。对于仍然表现出阻抗的患者，治疗师必须尝试利用这种阻抗来促进合作（在第5章中会谈及）。

尽管我们强调要采取占下风的位置，但并不意味着总是要避免占上风。就像所有治疗师的位置和干预那样，它们应该适应于治疗过程中的特定患者和特定情况。当与来访者进行工作时，如果治疗师采取充满信心和鼓舞人心的姿态会加强他们的合作，那么这样的姿态就是合适的。我们强调咨询师占下风的重要性有两个原因：根据我们的经验，很难找到能对权威做出回应的来访者，并且如果一开始就不清楚最好采取哪个位置的话，那么，从弱势的下风位转变到强势的上风位比反过要更容易一些。因此，在关系中占下风使治疗师更具可操控性。

个体和联合会谈

尽管我们的方法是互动性的，但我们大多数治疗都是与个人或与两三个选定的人一起进行，而不是联合整个家庭进行。这样做是出于策略和战术的原因。观察我们工作的人评论说，他们曾以为我们是以家庭或系统为导向的，因此在看到我们很少发起或根本没有联合会谈之后感到很困惑。我们不得不解释一下，采用系统式方法主要涉及使用其概念框架，重要的是一个人如何看待问题，而不是治疗师与一个人还是与两个或多个家庭成员开展会谈。例如，有些"家庭治疗师"主要进行联合会谈，但以一元的关系来考虑问题，将家庭成员视为一组个体而非一个互动的单元。因此，尽管他们开展联合会谈，但治疗基本上是个体治疗。

我们主要关心的是有关抱怨的互动，请记住，我们最终希望阻断参与者维持问题的行为。与这种互动观点相一致，我们假设互动单元（一个家庭或其他一组人）中一个成员的行为改变就会影响这个单元中其他成员的行为。在大多数情况下，我们将维持问题的互动看作一个正反馈或放大偏差的环路（Maruyama，1963；Wender，1968）。也就是说，被认定的患者的行为会引发另一方尝试解决问题的行为，但该行为加剧了已确认患者的异常行为，反过来这又引发了另一方更多的努力，如此循环。既然被看作一个循环，那么如果能改变一个或两个参与者的输入，就可以中断此循环。

这里可以打个比方：如果有人认为一场正在进行的网球对打是一种不受欢迎的互动，并因此希望它尽快结束，那么只需要让一个球员不回球就行。如果干预者仅限于影响一个特定球员，而这个球员不那么想结束对打时，干预者的效力就会降低。但是，如果他要求两名球员同时放下球拍，也会降低他的效力。显然，如果他能够自由选择影响一个还是两个球员，并且两个中有一个更容易受到影响并放下球拍，那么他的可操控性和有效性就会得到提高。对我们来说重要问题是："家庭中谁对解决这个问题最感兴趣？" 这个人很有可能是对问题感到最为不安的，即主要抱怨者。例如，在以儿童为中心的问题中，抱怨者通常不是被认定的患者。大多数表示不满的父母都期待或敦促治疗师能够治疗他们的孩子。其他人也许会鼓励治疗师要看到整个家庭。而我们除少数例外情况外，会着重与父母中的一方或双方合作，虽然有时为了收集初始信息或需要进行联合干预，我们可能会安排孩子及其父母一同参加联合会谈，或者和孩子开展个体治疗。

当两个或两个以上的家庭成员都真切地感受到受到某个问题的困扰，并且解决问题的意愿几乎同样强烈，但彼此之间却存在明显的冲突时，个体会谈也可以提高治疗师的可操控性。如果在治疗过程中各方发生冲突，例如，一对已婚夫妇在会谈过程中彼此争吵，治疗师的可操控性将会受到阻碍，因为他必须在治疗过程中处理管理性问题。同样，在与青少年及其父母的联合会谈中，青少年经常与父母发生冲突，或者相反，闷闷不乐地坐着，拒绝说任何话。这些都是经常发生的情况。因此，一般来说，我们很少与彼此之间有重大冲突的家庭成员一起见面。如果治疗师单独与他们会面，治疗师的可操控性将会大大提高。

并且，由于治疗师希望与家庭中的各个成员合作，因此在联合会谈中，他必须小心谨慎地不在双方意见有分歧时站队，尤其是在分歧非常激烈的时候。而这种努力将极大地限制他在争取来访者合作时能够说的话及提供给来访者的理由范围。另外，他可能想建议当事人之一采取某种行动；显然，如果这一行动是在联合会谈中进行讨论并精心计划的，而不是看上去像是自发的，那么该行动对其他当事人产生的影响就不同了。如果治疗师可以自由地选择与冲突的双方单独工作，那么就可以避免这些限制，并增强治疗师的选择性。毕竟，我们更有可能与同情我们的人合作，如果分开见面，治疗师能够更自由地同情每一个人。而如果他仅致力于联合会谈，他就失去了这一选择机会。

简而言之，当分别见多个来访者时，治疗师可以自由地与每个人进行公开联盟，并且可以更轻松地争取到每个人的合作。我们的学员对此提出了一个合理的问题："如果一对夫妇在两次会谈之间交换意见会怎样？这不会暴露出治疗师的前后矛盾吗？"尽管有发生这种情况的风险，但我们认为这样的风险是很小的。首先，此类治疗通常是在彼此之间有重大冲突的人当中进行的。因此，如果出现当事人双方都声称

"治疗师说我是对的"，这很可能被双方解读成对方对治疗师态度的误解。其次，这种"交换意见"的可能性也很小。治疗师并不只是简单地同情，而且还会执行一些隐瞒"联盟"的任务。但是，这种相互对峙的情况也有可能发生，如果其中一方试图向治疗师确认他对另一方到底说了什么，治疗师总是可以用以下陈述来回答："我无法控制人们离开我的治疗室后会如何解读我说过的话。"这之后，询问方很可能就不那么看重另一半的说辞了。另一种选择是，治疗师可以同时见"交战双方"，坦白承认自己说了一些模棱两可的话，并解释说他觉得不得不哄骗他们俩，因为他们如此顽固地坚持仇恨彼此，以至于他想不出其他合理的办法使他们采取任何一种必要的行动来结束斗争。因此，治疗师这种诚实的承认仍然可以用来对他们施加压力，让他们配合治疗师的建议。

对困难患者的策略

如果不是治疗本身的问题，有两大类患者通常会严重阻碍治疗师的可操控性：① 被迫接受治疗的患者；② 试图对治疗施加不可能的限制的患者。对于这两类患者，我们在术语上称他们为"困难患者"。所谓"困难患者"，并不是指他们像许多患者那样存在会延缓治疗的常见阻碍，如含含糊糊、好争论或被动；这里所说的" 困难患者"会威胁要阻止治疗的进行。

"橱窗购物者"

　　大多数患者之所以来见治疗师，是因为他们的确为自身或他人的某些情况而感到痛苦，并为了解决这种痛苦而寻求治疗师的帮助。但是，其他一些"患者"主要是因另一个人的要求而来的，是在胁迫下或被强迫来到了治疗室。这样的患者可能会抱怨，但当他被要求详细说明或解释为什么来寻求治疗时，治疗师可以很明显地发现患者并不是特别在意他所抱怨的事，相反，其他人更受困扰，通常这个更受困扰的人就是推动患者接受治疗的人。因此，就个人而言，这类患者对改变抱怨的事并不感兴趣。如果不了解这一事实，可能会将大量时间浪费在从未真正开始的治疗上。

　　我们用"橱窗购物者"一词来形容这类人。这是一个日常而又简洁的比喻，优秀的推销员知道他不会与每位进入商店的顾客都做成买卖；但他也知道，他几乎永远不可能与因为下雨而进入商店避雨的人做成买卖。为了保全面子，这些人会试图表现得像有兴趣的顾客那样，但眼睛却关注着外面的雨，他们只是在等雨停。他们此刻在商店里并不是因为有兴趣购买东西，而是因为天气的"胁迫"。他们并不是真正的顾客，却通过表现得像真正的客户那样来掩盖这一点。与之相似，本节所指的患者也是被迫来的，并没有在治疗中对抱怨的问题做出任何改变。

　　这类患者的例子有：被父母拖来的青少年、在妻子的敦促下到来的"任性的"丈夫及法院下令送来的罪犯。另一个常见的例子是患者提出一些抱怨，但其隐藏目的是让治疗师认证他是一名残疾人，并有权获得某种形式的残疾补偿："在过去的六个月中，我一直感觉胸痛，这使我无法工作。因此公司的医生认为我需要来见见你。"

在这种情况下，治疗师会犯下的主要错误就是立马开始进行治疗，就好像患者已经准备好了，只是工作起来有些困难而已。如果治疗师未能筛查出来访者动机中的任何强制性因素，或者在出现时忽略了它，或者过分专注于找出更多关于问题或其他方面的信息，而没有注意到患者是否真的被这个问题所困扰时，就有可能发生这样的错误。

如果治疗师的确意识到来访者只是被迫来到治疗室，他并不需要举手投降并终止治疗。相反，他可以采取某些策略使治疗得以开始，并最终取得良好的效果。

首先，他可以重新协商契约。根据我们的经验，一些被迫进行治疗的患者的确也想就某个抱怨做出一些改变，但这个抱怨并不是他们在被问及"是什么问题"时说出的那个最初抱怨。因此，首先要给患者提出改变抱怨的机会，之后，这个抱怨可以成为任何治疗工作明确或隐含的焦点。

治疗师：好的。如果我没听错，你妻子为你喝酒的事大闹了一场，但对你来说这真的不是个问题。如果不是因为她为此而神经紧张，你可能都不会……

患　者：是的，我想她说要见律师这件事是认真的。

治疗师：……至少此刻来到这里。好的，我能够理解你对此的不满，但我觉得让我跟你一起解决一个对你来说根本不算问题的事是很可笑的。我宁愿把时间花在某些对你来说有意义的事情上，而不仅仅是对Dorothy有意义的事情上。因此我想问问你：还有其他什么问题困扰着你吗？我是指真正困扰着你的问题。也许你曾经想过要做些什么，但却总是推迟？

患　者：你这么问真有趣。你知道……我不知道这是不是你工作的范围。噢，见鬼，我还是说出来吧。我在工作上陷入僵局已经好多年了。我没有升职，每天的任务越来越常规，一些利润丰厚的合同被交给一些并不比我更加有能力的人。然而，该死，我不知道为什么会发生这种事，我也不知道该怎么办。

治疗师：这比喝酒更加困扰你吗？

患　者：嗯，是的。你会处理这样的问题吗？

　　来访者提供了一份"重新协商的契约"。他对解决饮酒问题并不感兴趣，但对为改善他的工作状况做点什么有兴趣。因此，他不再是"橱窗购物者"，而是一个"顾客"。治疗师并不是致力于解决那个新问题，或者说，当然，不仅仅致力于解决这个问题。例如，治疗师可以在治疗过程中决定以工作问题为背景来干预饮酒问题。因此，我们"重新协商契约"并不是为了那种惯常的意义，即彻底明确治疗重点和目标，以及获得来访者的同意；相反，我们这么做的意义是为"橱窗购物者"提供一个提出不同抱怨的机会，而这个抱怨是他有兴趣尝试进行改变的。

如果来访者未能提出他希望解决的问题，那么治疗师可以提出一个替代性的问题。例如，治疗师可以提出一个无可争议的问题。来访者之所以来到这里是因为有人督促他前来接受治疗。除了被其他家庭成员（例如配偶或父母）强迫接受治疗的来访者之外，这个方法还可以吸引被法院和缓刑监督官强迫接受治疗的罪犯参与治疗。

治疗师：好的。你可能并不觉得自己真的被什么问题困扰，或者需要接受治疗。但是你的确有一个问题。

患　者：是什么？

治疗师：你有一个缓刑监督官在盯着你呢。他的工作就是看到你来这里接受治疗，而且他不太可能只在一次治疗后就放过你。

患　者：是的，的确如此。

治疗师：好吧，你可能没有兴趣做那些缓刑监督官或法院认为很重要的事，但你是否有兴趣让你的缓刑监督官不再这样纠缠着你？

患　者：当然了。我对此很感兴趣。

如果患者同意该"契约"，这并不意味着治疗师会受到限制，甚至就必须致力于该目标了。无论如何，如果该缓刑犯的生活方式让他的缓刑监督官感到更加放松和信任，缓刑监督官很可能就会"不再死盯着他"。为此，患者也许会不得不去解决自己在工作、社交或婚姻方面的困难，而所有这些方面都是治疗中的一部分。

　　第二层次的干预是我们最常使用且最有效的，它涉及与抱怨者合作。在我们对问题的整体看法中，一个重要因素（几乎没有例外地），就是被认定的患者与陷入该问题的其他人之间特定的互动使问题得以维持并升级。这些互动主要是为了解决问题而做出的努力，但却反而维持了问题。因此，不仅是被认定的患者，其他人也会做出这些"解决问题"的尝试。如果另一个人对患者的问题比被认定的患者更加感到不安，则那个人很可能是最努力解决问题的人。那么，这样的人才是真正的抱怨者。而治疗师可以转而与他，而非被认定的患者来开展工作。抱怨者通常就是那个让被认定的患者被迫前来接受治疗的人。

治疗师：如果我没听错，唯一真正困扰你的是Dorothy对你饮酒感到焦虑不安，以及……

患　者：是的，她把这事搞得像个联邦案件一样。

治疗师：……除此之外，一切都挺好的。

患　者：是的。我希望她在这件事上不要再来烦我了。

治疗师：嗯，我觉得把时间浪费在对你来说没什么问题的事情上很可笑。这对我们俩来说都是浪费时间。如果她在小事上大惊小怪，那么似乎唯一有意义的办法就是我能见见她，也许可以让她对你饮酒的事更放松一些。你对此感兴趣吗？

患　者：噢，是的。那可能会有很大的不同。

接下来，治疗师会打电话给他妻子，约个时间单独见她，然后像通常在任何案例中那样开场道："是什么样的问题？你试过哪些方法？能够满足你要求的最低治疗目标是什么？"由于妻子很可能认为丈夫才是需要见治疗师的人，因此有必要在电话中及治疗开始时设定一些框架，这样她就能够认为自己被邀请参与治疗是合理的。设定这个框架还有一个重要的好处，比如它可以暗示来访者治疗师可能希望见她的次数不止一次："你能至少与我见一次面，以帮助我更清楚地了解你丈夫问题的实际情况吗？"

第三种策略是使"橱窗购物者"进入正题。在少数情况下（例如，在抱怨者是缓刑监督官或法官的情况下）可能很难或无法请来抱怨者。如果在这种情况下被认定的患者没有提供"重新协商"的问题，那么治疗师可以尝试使他对治疗感兴趣。做到这一点的方法，并非是劝告患者要认真对待自己的问题，全力以赴地参与治疗等。这是需要避免的陷阱。但是，如果治疗师采取另一种方式来施加不一样的压力——

也就是站在"来访者"的位置，认为治疗是不明智的，那么他就有机会成功。这时，被认定的患者就有机会说服治疗师，为什么解决自己的问题对他来说是最有利的。治疗师也许可以通过提供一些"橱窗购物者"反感因而回避治疗的理由来延展自己"何必麻烦"这个位置，从而施加额外的压力。例如，如果被认定的患者说他认为自己是一个仁慈的、不具惩罚性的人，那么治疗师可以将他的问题进行重新定义，定义为一种聪明而有力的武器，一个他在治疗过程中不应该放弃，而是可以用来对付特定对象的武器："无论你是否认识到，你一直在做的是一种向你配偶报仇的绝妙方式，天知道，你有权报仇。"相反，如果"橱窗购物者"强烈表达了对另一个人的愤怒，那么治疗师可以暗示说，如果来访者解决了他的问题，另一个人将处于不利地位："不，我认为你不应该对你的问题做任何事。你想，如果你变得更容易被接纳，那将让（另一个人）处于劣势地位，我相信他会为此而感到沮丧。"

如果以上任何一种干预措施都不可行或没有成功，那就没有必要让患者继续接受治疗了。这样的治疗只会浪费时间并令人沮丧，甚至可能更糟，因为来访者之后可以借此说服其他人，说他已经尝试过了治疗，但没有任何帮助。因此，终止治疗是恰当的。然而，这里还有一个治疗师如何终止治疗的问题。例如，如果治疗师只是说他认为来访者对自己的问题不够认真，因而使治疗没有价值，那么来访者可以去找另一位治疗师并重新开始其"游戏"。相反，治疗师可以给来访者一个挑衅的预测："你说你可以尝试治疗，但你我都知道你并没有准备做一丁点儿事情来解决你的问题。我觉得对你来说最好的事情就是接受所有的治疗，但不要让任何治疗师对你有任何帮助，就让他们一直尝试下去吧。现在，我想我本可以让你对我做这样的事，但我不喜欢浪费时间照顾小孩，所以我不会再和你预约治疗了。对了，周围有很多治疗师不介意做这样的事。你可以对我说的这些嗤之以鼻，你也不必相信我的话。我不在乎你以后去见谁，你会证明我是对的。"

约束型患者

某些来访者从一开始就威胁说要破坏治疗，通常是通过试图为治疗设置限定条件，如果这些条件被接受了，那么治疗师进行建设性操作的自由将被限制。他们不一定是有意这样做的。通常，这种困难似乎源自来访者的一些固有信念，即治疗有一些绝对必要的条件。

在下面的示例中，治疗师建议患者和自己的女朋友一起做出一些改变，这个女朋友是来访者当前抱怨的重点。患者对治疗师的建议感到生气，之后尝试控制治疗的重点。

患　者：我很难和你融洽相处。我之所以还来这里是因为我对自己的成长有一种热切的渴望，这要求我坚持来这儿。而且我知道，如果我生你的气，其实是我对我自己的一部分在生气。但是，我非常担心能否与你一起解决我所遇到的问题。与你一起工作时，我想起一些令我感兴趣的其他的事，我想像有一天我会放下它们。当然，在我得到启发前，我需要把它们先放一放。我现在愿意和你一起在接下来的这五次会谈中探索这些事，但我也担心我并不是在处理我最想处理的事，也就是这段与我感兴趣的约会对象之间的关系——可能现在还不算是一段真正的关系。因此，我可以继续治疗，向你提供更多信息、更多资料，但在我看来，这并不会减轻我对缺乏融洽关系或理解的担忧。我不知道这是怎么回事，建立这种融洽关系需要什么。因此，我对这件事的想法是，我非常愿意，并且也很高兴继续与你就我刚刚阐释的问题——融洽关系，或我对你的愤怒——我将其解释为对我自己的愤怒，或者其他十六种可能出现的问题开展工作。但只有当我在这里被一种我感到舒服的方式对待时，我才愿意这么做。

这种困难可能会发生，尤其容易发生在那些先前已经接受过很多治疗的患者，他们试图在当前治疗中附加某些相似条件，尽管有明确线索提示那些治疗并不成功（"我以前的治疗师鼓励我在生气时尖叫并扔东西。"）。另外一些人，虽然真诚地寻求帮助，但对治疗可能带来的一些不便感到十分不满。无论如何，治疗师都必须有效地应对患者提出的明确或暗含的条件；否则，这些条件将束缚治疗师的双手，阻碍治疗中有益结果的发生。这些限制性的情况分为如下几类：限制治疗师发表评论，限制治疗师安排治疗时间和治疗的节奏，限制治疗师与家庭或问题系统中其他相关人员见面。由于它们可能构成严重阻碍，我们在这里提出一些有效的干预方法。

一些患者会通过要求治疗师对另一个家庭成员（通常是配偶）保持缄默而严重危害治疗。例如，当治疗师在准备见患者配偶或计划将其作为治疗的一部分时，约束型的患者可能会说他想向治疗师透露某些东西，但要治疗师承诺不会将其转达给配偶。在这种情况下，治疗师应在患者"透露"之前将其打断，并明确表示他需要不受约束地去见患者的配偶。

治疗师：在你告诉我你的想法之前，我需要说清楚一些事。如果我能帮助你解决问题，那么我需要自由地与你或你的配偶聊任何我认为与解决问题有关的事。当她到来时，我也会告诉她相同的话。因此，如果你想继续说你想说的，那么我可以理解为我是可以跟她说的，但只有当我觉得这么做很重要时我才会说。如果你不能给我这种自由，那么你最好不要告诉我，直到你考虑成熟之后。

在某些情况下，来访者可能已经透露了一些事，但要求治疗师在与其配偶见面时能够保密。在这种情况下，治疗师仍然可以要求自由决定是否继续提出这个问题。但是，如果患者坚持要治疗师对此保持沉默以达成共谋，那么还有另外两种可能的方法。首先，治疗师可以告诉患者，与配偶见面的好处将会被共谋式的沉默所抵消，因此，在患者有机会考虑清楚之前，他将不会与其配偶见面。另一种选择是向患者提出妥协："我将去见你的妻子，并且不会向她透露你告诉我的这些事情。我只会说你告诉了我一些事，但我没法告诉她。如果她想要知道这件事，那就只有从你这里直接了解到。"

可以想像，还有其他方法可以干预这种受到威胁的限制，但重要的是要避免同意成为保持沉默的共谋。

另外一些患者会试图限制治疗师与患者家庭成员见面的选择，而此时家庭成员的参与可能是解决问题的核心。限制企图最常见出现于一个患者抱怨她的配偶但又拒绝允许治疗师去见这位配偶时。治疗师可以只是认可患者的愿望，而不要接受患者的拒绝并继续进行治疗，或者长时间质疑患者拒绝的动机，或者敦促患者给予准许。他可以评论说拒绝是合情合理的，但是配偶的参与很重要，因此，如果患者想解决问题，她这样做就给自己设置了困难："但是，罗马不是一天建成的，所以不必着急。在你丈夫没有参加的情况下，我们将竭尽全力一起解决问题。"然后，压力就被施加在了患者身上，如果治疗如预期的那样毫无成效的话，这种压力就更大了。有用的压力可能会导致一些另外的机会。例如，作为对来访者提及她丈夫的回应，治疗师可以建议将这个计划提上日程，因为"我还没有见过你的丈夫，所以我真的不知道该怎么办"。两次会谈之间的间隔也可以安排得更久一点，理由是："你对你丈夫强烈的抵制可能是一个有效的暗示，表明你不应太快地解决你的问题。你的潜意识可能在告诉我们一些我们应该认真注意的事情。"如果所有方法都失败了，那么可能需要提出终止治疗的威胁。

更严重的约束出现于当患者试图用暴怒来恐吓治疗师以回应治疗师提出的看法或问题时。如果患者的暴怒受到质疑，他通常会为自己辩护，理由是充分表达自己的感受不仅在治疗中是合理的，而且对于解决自己的问题也是必要的。如果治疗师接受这种解释，他会发现自己变得越来越谨慎，担心"错误"的问题或意见会带来令人不安的攻击。显然，在这种情况下治疗无法以建设性的方式进行。治疗师需要告知患者他必须停止这样的恐吓，否则治疗将会被终止。治疗师可以只是说："如果你继续用暴怒来恐吓我，我将不得不终止治疗。"但是，患者并不觉得他在试图恐吓治疗师；相反，他认为他是在合理地表达自己，因此将治疗师的意见视作一种骚扰（"为什么你总是对我这么挑剔？"）。因此，治疗师直接向患者发出最后通牒会招致另一场愤怒的吼叫。然而，如果最后通牒能够以一种"占下风"的方式来表达，这种情况就可以避免，患者的依从性也会得到加强：

"有件事你得知道，我认为这很重要，因为我可能并不是适合你的治疗师。我知道表达情感很重要，并且我试着让我所有的患者都这么做。但遗憾的是，我无法处理这些表达中强度过高的部分。因此，当你提高声音大喊大叫时，那已经超出我可以处理的范围。不幸的是，这种情况下发生的唯一的事情就是我仿佛瘫痪了一般，而当我瘫痪时，我对任何人来说都没有任何帮助了。如果对你来说，强烈表达感觉非常重要，那么和一个瘫痪的治疗师一起工作将浪费你的时间和金钱。然而，如果你想要跟我一起工作，那就必须理解表达感觉时要少带一些情绪。我知道这很遗憾，但我就是这样。"

下面的示例是另一种变式，能让患者注意到他的愤怒表达。治疗师使用"占下风"的技巧来完成这个任务。

患　　者：（我以前的治疗师）总是在跟我说要停止愤怒，因为他发现这种愤怒不利于他的工作。我的意思是，他说："你知道，有时你的愤怒如此强烈，以致我什么也做不了，我无法清楚地思考。我在想，也许我得为自己辩护。"

治疗师：我想谈谈这一点，因为这是我们在继续开展其他工作之前，我要提出的最后一件事。上周你说："我现在很生气，但我今天本来不生气的。"我体验到了愤怒，然后我发现我自己……你知道，也许我表面上看不出来，但我内心是有点畏缩的。当我做出这样的反应时，我就开始小心翼翼地对待你，就像是对待脆弱的瓷器一样。我的同事们指出，从某种意义上说，如果我那样做，我就是在羞辱你。

患　者：我也同意这一点，所以我唯一能……

治疗师：因为如果我那样做了，我就无法做我应该做的事。所以我决定，我宁可表现得过于强势，也不愿被那种感觉所掌控，变得过于被动，过于小心翼翼地对待你。你同意我的说法吗？

患　者：是的，我可以同意。

　　还有另外一种来自恐吓的约束，它可能是最令人瘫痪的一种，那就是人身攻击性的威胁。这种威胁是内隐性的，所以更令人生畏，它最可能出现在被认为是"偏执狂"的人身上。患者没有公开威胁，取而代之的是，他会不加解释地变得明显激动起来，从椅子上站起来，踱来踱去，并用拳头砸向墙壁或桌子。另一些人可能会更悄无声息、令人不寒而栗地发出含蓄的威胁："你知道我现在想做什么吗？"如果这些威胁在治疗师发表评论后出现，那么治疗师可能会变得非常恐惧，因此可能会在他说或做的任何事情上都变得十分谨慎。这种紧张的情绪也会以其他方式干扰治疗师的判断。因此，这种情况使治疗难以进行，同时还存在着潜在的危险。治疗师必须进行干预以建立起不令人害怕的治疗环境。

对于愤怒的患者，治疗师应要告知他们，如果继续，那么治疗师会终止治疗。但是，这里必须明确告诉患者这些威胁令人生畏这一事实。我们认为，治疗师最常见的错误就是掩盖患者的恐吓。如果有威胁性的患者故意对治疗师进行恐吓，他将把治疗师的回避，即刻意不肯承认恐吓，视为自己成功的证明。另一方面，如果患者的威胁是被动防御姿态（这样他就不是像狮子一样战斗，而是像被逼到角落里的动物一样）的结果，那么他可能会继续这样的威胁，因为他将治疗师的沉默视为反对或退缩。和上述任意一种情况相比，如果治疗师安静而坚定地承认他因患者的这些行为感到害怕，就会少犯很多错误："事实上，当你喷着鼻息盯着我，或者突然从椅子上站起来来回踱步时，我吓坏了。我害怕的时候就无法正常思考。如果我不能正常思考，我对你来说就没有任何用处。我知道这听起来可能很可笑，但如果要我帮助你的话，你也得帮助我才行。"根据患者的反应，可以就这样说；或者如果有必要的话，需要更明确地提出终止治疗的威胁。

我们已经讨论了患者可能尝试对治疗师施加的四种约束，它们是最常见、最具破坏性的约束。也可能会出现其他种类的约束，也可以用类似的方式来处理它们。

第 3 章

为 治 疗 定 调

治疗的开始一般是从患者来参加初始会谈甚至更晚的时刻算起（如果将初始诊断性会谈与治疗本身区分开的话）。在许多人看来，筹备初始会谈过程中发生的互动不过是例行公事罢了。但在我们看来，与来访者的一切接触皆有可能影响治疗；因此，想要有效地开展治疗，则每一阶段都应制定计划。其中一个阶段在来访者到来之前。绝大多数情况下，这一阶段涉及来访者来电预约或咨询治疗相关信息时的电话联络，这类联络不见得在所有案例中都很重要。但在某些情况下，来电者会提出要求，或尝试为治疗设置前提；而治疗师一旦予以满足，就有可能为初始会谈或后续治疗带来显著困难。我们将在本章中描述此类情形并指明应对策略。

为他人预约

　　来电者可能会提出为其他人预约治疗。例如，一位父亲可能会为儿子的问题来电："我们15岁的儿子有很多问题，他好不容易才同意自己需要帮助。我知道您做青少年工作，所以想通过电话替他安排一次会谈。我们真的觉得他需要找人谈谈，因为他和我们无法沟通。"这位父亲通过这次来电和简短的评论，明确表示自己认为患病的是儿子，但对儿子问题感到更多不适的不是儿子，而是他自己和（想必是）他妻子；从这个意义上说，他们才是抱怨者。一般来说，系统中感到最多不适的一方最有意愿寻求改变。相应地，抱怨者也是治疗中最佳的工作对象。

在以上例子中，如果治疗师直接同意父亲的要求并为儿子预约，就很有可能导致许多问题。由于儿子的治疗动机存疑，他很有可能爽约；即便前来，他也未必会合作。无论如何，治疗将在这样一种隐含的理解下开展，即孩子接受治疗，父母被动地等待他被"治愈"，就像顾客将发生故障的电视机送修，等修好后再从维修工那里取回一般。的确，治疗师可以在治疗开始后再会见父母，但在那个时候并以这样的顺序做这件事的风险更大。这么做也意味着治疗师允许父母将问题看作是与己无关的，他们也会将治疗师邀请自己参与的举动视作治疗师与儿子沟通失败的证明。

治疗师可以向这位父亲提供另一种方案，而不是顺应其要求而限制治疗师在治疗中的选项。

治疗师：没错，我可以处理青少年问题，但在确定预约之前，我
　　　　想先问您一个问题：你儿子有多想来参与心理治疗？

父　亲：我们鼓动他有一阵子了，他之前一直很抵触，直到昨天
　　　　才改变主意。我们大吵了一架，又长谈了一番，但最终

我感觉我说动他了。他说如果我们打电话预约，他或许愿意去看看。

治疗师：好的。因为孩子的治疗动机还不太确定，我想，如果我能有机会至少在第一次会谈时先跟你们夫妇见面的话，那么从长远来看会节约不少时间。一方面，我能获得一些关于你们儿子的背景信息；更重要的是，我或许能借此探索一些鼓励他前来、使他从会谈中获益更多的方式。

　　如果父亲同意这一提议，治疗师将从一个不同的、更有希望成功的起点开始治疗。父母将默认是自己启动了治疗，是他们向治疗师咨询自己儿子的情况，并且在治疗中扮演积极角色。此外，这也确认了他们在家中的权威地位。最后，这也使在后续治疗中会见父母变得更加容易。

　　如果父亲拒绝这一提议（"我能够理解你为什么想见我和我太太，但我们真的觉得应该趁热打铁。我们让他做出这点让步已经花了很长时间，我们害怕如果失去这次机会，将来就再也没法让他参与治疗了。"），治疗师该怎么做？在这种情况下，治疗师不必拘泥于坚持让他们不带孩子自己先来，他可以以妥协的姿态达到同样的目的："好吧，或许这是最好的办法，就让他和你们一起来吧。第一次会谈时和所有人一起见面兴许有额外的好处。不过，既然你们指出他的动机不强，那么如果他在最后一刻反悔也别失望。如果他不愿意来，也不必在这件事上纠缠，你们夫妇俩可以先来。他可能需要知道你们的忧虑是严肃认真的，从你们为治疗打开大门就充分显示了这一点。"无论如何，治疗将以同样的框架启动——他们要么按照最初的提议不带孩子前来，或者以忧虑的父母的身份带孩子来。

如果父亲强烈要求治疗师单独见孩子呢？（"不行。他必须找人谈谈，来释放他的压力。我们的出现会起到干扰作用。如果您觉得有必要，我们或许可以晚点再来。"）同样地，治疗师也不必墨守成规。慢慢来是可操控性的一个基本方面，不是所有问题都必须立马解决，而时间是站在治疗师这一边的。治疗师可以大度地接受父亲的要求，但将这么做后果的责任转移到父亲身上："好吧，我理解您的感受，我也很乐意为他预约。不过，您也要知道，如果您儿子的治疗动机如我所了解的一样成问题，以这种方式开始治疗很少能取得成功。但我愿意相信您的判断，并且期望他的确能把握机会、得到帮助，倘若如此，那再好不过了。但如果我发现他不过是在走过场，浪费自己的时间和您的金钱，而我又向你们隐瞒实情的话，那性质就太恶劣了；在这种情况下，我必须与您和您太太见面。当然，现在担心这些都为时过早。让我先见见他，看看实际情况如何。"如果孩子出人意料地配合治疗，那再好不过了；而如果孩子抵触治疗（这种情况更有可能），那么治疗师就处于一个可操控的且有影响力的位置，因为孩子证明了治疗师是对的，他将可以更有说服力地取得父母的配合。

这些案例凸显了治疗前问题的一个方面：首次会谈的对象应该是谁，特别是当来电者不是被认定的患者时？上述内容可被运用于类似情景，包括为子女来电的父母，为老年父母来电的成年子女，为婚姻一方来电的另一方。当然这一规则也有例外，虽然不常发生：例如婚姻一方出于方便，要求另一方来电（"我丈夫请我预约下周会谈。他原本打算自己来电预约，但这周临时去了外地"）。

来自前任治疗师的信息

来电者可能会说自己想要预约会谈，然后建议治疗师联络其前任治疗师来索取有关先前治疗的信息；她可能会进一步建议治疗师在她初次来访之前获取并阅览上述信息："我在X医生那里治疗了三年，但我最近刚搬来这里，而且感到有必要继续治疗。我不知道能否来见您，但在我来之前，我认为您应该先联系X医生并索取我的病历。他对我很了解，我认为预先获得那些信息将帮助您理解我的问题。"患者的要求隐含了如下假设：新任治疗师的治疗不过是先前治疗的延续，两位治疗师的工作方式相似且观点相同。

如果治疗师直接答应其要求，他可能就会确认上述假设，使治疗从有问题的基调开始。首先，治疗师如果通过前任治疗师的记录来了解来访者，就会不经意地将自己与前任治疗师绑定。倘若来访者对前任治疗师心怀不满，而又没有在初次来电时显露这一点，那么在后续治疗中新任治疗师将很难使自己与前任治疗师脱钩。答应其请求还暗示了治疗师对她的"理解"可以来自其他人，这或许还比直接从她本人那里得知更好。这会促使她在治疗中扮演被动角色，而她也更不会觉得自己有责任坦率面对现任治疗师："难道X医生没跟您解释过吗？我不理解我们为什么还要老调重弹。"最后，这也会让她对两位治疗师采取不同的治疗取向缺乏准备："我知道我应该谈谈自己的梦。"然而，这种不同很有可能是有必要的，因为经过三年的治疗，她的问题仍未得到解决。

为了避开这些陷阱，治疗师可以用另一种方式开始治疗："我愿意了解X医生对前一段治疗的看法，这或许会有帮助。不过，我发现如果我先和患者见面，并从头了解问题的一些基本方面，能让我更好地利用这些信息。在那之后，我十分愿意去了解X医生的观察与想法。"

通过电话做治疗

对于先前接受过治疗的患者，尤其是接受过那些强调治疗关系与"支持"的治疗，他们可能会在来电预约的过程中就尝试开始会谈。

患　者：如果您接受初诊患者的话，我想预约会谈。X医生向我
　　　　推荐了您，他对您评价很高。我不知道您现在需要多少

信息，但有几点是您需要知道的。我从高中起有间断的抑郁发作，后来我才意识到这是我对男性敌意的表达。您看，这就很成问题，因为我丈夫是个很强势的人，我担心如果我不能处理好这个问题，就会再次陷入抑郁。我知道自己肯定已经处在抑郁边缘了；我的体重持续增长，最近发现血压也偏高。这是不是有可能和我潜意识中对 Y 医生的怨恨有关呢？他是我的内科医生，当然，他也是一个权威人物。

在此，患者邀请治疗师对她的叙述进行评论。由于她说的内容零散而模糊，治疗师可能会想让她澄清，或径直询问她目前最主要的问题是什么。治疗师甚至可能尝试就她最后提出的问题做出评论，譬如说她的推测可能是正确的。但治疗师针对上述材料做出回应相当于暗示了电话是开展心理治疗的适当媒介，而这次通话的初衷仅仅是为了预约治疗。这种回应往往将心理治疗框定为一种随意的、不需当面开展的讨论，一种患者仅通过拨打电话就能决定会谈时机与节奏的互动。恰恰相反，患者应将治疗视作一种任务导向的实务，其节奏与时机的恰当掌控应由治疗师来主导。

在我们看来，这类邀请不见得是患者刻意操纵的，更可能只是患者在先前治疗中习得的不分时间地依赖治疗师的结果。我们认为这样的患者需要帮助，以重新调整以适应不同的咨访角色与功能。在此治疗师应向来电者明确表示，治疗会谈不能与治疗室之外的生活混为一谈，心理治疗是致力于问题解决的正式会晤，它需要咨访双方的主动参与，而不仅仅是泛泛地"拉家常"。以上信息可通过以下方式来传达。

治疗师：（礼貌而坚定地）请允许我打断一下。您试图告诉我的内容或许很重要。问题是我很难通过电话消化这么重要与复杂的信息，也无法恰当地处理它们。我建议您继续完成预约，等您来到咨询室后，我就可以给这些信息应有的重视。

这种处理方式能让治疗师在此类通话中节省大量时间，并且能预防患者在后续治疗中尝试通过电话开展治疗。

要求家庭咨询

由于家庭治疗已发展为一场大规模的运动并逐渐为公众所知，治疗师可能会接到来电请求与整个家庭见面，这要么是因为有第三方向来电者推荐"家庭治疗"，要么是因为来电者自己相信有必要接受家庭咨询。例如，一位父亲可能会说："我们的家庭有不少问题，我认为我们家所有人都应该来做咨询。主要是我们需要学会更好地沟通，因此我在想是不是能够和您预约一次咨询。"

如果治疗师同意安排家庭会谈，可能会引起严重的问题。首先，他这么做等同于默认了联合家庭治疗是解决问题的恰当方式，进而减少了自己在需要选择其他治疗模式时的机动性。其次，这种会谈可能会浪费时间，因为治疗不必获得每位家庭成员的意见。治疗师可能会感到难以引出问题或抱怨，这不但是因为人数众多导致意见多种多样，也是因为联合家庭治疗的形式会将治疗焦点局限在全家公认的问题上。例如，来电者可能会更难以说明他本人所受到的困扰具体是什么，而不得不用宽泛的"我们"来表达抱怨："我们家人间不沟通"或"我们的家庭缺乏凝聚感"。此外，如果来电者的实际抱怨与婚姻尤其是与性有关的话，家庭会谈可能会显得尴尬，无助于获取信息。类似地，如果抱怨涉及多名子女中的一名，联合家庭会谈的情景会让父亲更难以表达他更担心哪个孩子，以及对孩子的具体担忧是什么。毕竟，在家庭会谈的背景下，许多人会感到责备任何一个人都是不妥当的。

为了避开这些困难，治疗师可以在首次通话中询问这位父亲："你主要担心的问题是什么？"如果他回答含糊，治疗师可以更直截了当地问："你主要担心的是你自己、你的婚姻、孩子中的一个还是多个？"如果他提起前两个领域，治疗师可以建议他和妻子来访，至少首次访谈如此。如果抱怨的问题涉及一个或多个孩子，治疗师可以建议他或他妻子单独来访，或者只带上令他们感到担忧的孩子（们）来访。

我们意识到最后提到的这一点与传统的家庭治疗实践之

间存在矛盾。不过，在许多传统的家庭治疗中，一个基本假设是，孩子的症状是家庭单元结构或组织上某些基本缺陷的表现，因此在治疗中排除其他孩子意味着将其中的一个孩子指认定为患者，而不是将其作为家庭症状的承载者。由于我们的假设不同，因此实践也不同。首先，我们并不认为孩子的症状一定或主要是家庭系统中深层问题的表达；我们认为它是家长尝试控制或帮助孩子但未成功的结果。在这类案例中，我们怀疑来电者要求开展家庭会谈也属于这种"解决方案"。其次，如果父母为孩子担忧或烦恼，坦言问题是比隐瞒或暗示更有效的处理方式。因此，对我们来说，问题不在于把个别孩子带来治疗是否是在"指控"他，而在于孩子事实上已被"指控"，与其用隐蔽的方式，不如公开这么做。在这之后，治疗师可以在与父母的首次会谈中获取额外信息，这可以帮助治疗师决定下一次会谈与谁见面，以及如何向父母描绘治疗，以保持在后续会谈中做决定时的机动性。

要求特定治疗

在其他案例中，患者可能会要求特定的治疗方式："我需要做催眠""我想接受长程治疗"或"我需要药物治疗"，等等。处理这类要求的方式与处理家庭咨询要求的大致相似。即使治疗师能够使用多种治疗方式，如催眠和药物治疗，他仍需以某种方式来设置治疗，以确保他从一开始就有在治疗过程中按照自己最佳判断来行动的可操控性。因此，对要求做催眠的来电者，治疗师可以回复说，虽然自己会做催眠，但只有在他感到催眠是解决问题的最佳途径时才会这么做；而这一决定不能通过电话做出，只有在当面讨论后才行。通过这种方式，治疗师强调了他愿意与患者见面但这并不意味着承诺使用催眠。

如果来电者要求治疗师使用自己不擅长的治疗模式，如精神分析治疗，那么就不必再迟疑。更好的回答是："很抱歉，我在工作时不使用精神分析；如果您一定要接受这种治疗，我可以向您推荐我认识的精神分析师。但如果您主要的兴趣在于解决问题，过程中可能不涉及或不需要分析，那我很愿意与您见面。"如果来电者执意要接受分析性治疗，他便不会继续与治疗师工作。但如果他不执意于此，且对解决问题足够感兴趣的话，那么他与治疗师的工作将以治疗师主导治疗的形式与进程为基础。

预约设置的问题

来电者有时会尝试以约束性的方式预约时间。

来电者：我想为自己预约会谈，您今天方便与我见面吗？

治疗师：很抱歉，我今天已经预约满了。您情况紧急吗？

来电者：不是的，就是那个老问题。问题是我从事的工作特殊，只有等上班后才知道什么时候有空，而今天我正好有空，所以我想今天来。

即便治疗师愿意挤出时间来会见这位来电者，例如利用午餐时间或加班，这么做也意味着他将接受让患者完全掌控治疗时间与节奏安排；更重要的是，这种安排将不再允许治疗师对治疗做出任何计划。治疗中的各项任务，包括收集必要信息、构建治疗焦点、布置家庭作业、评估家庭作业的影响等，都将以一种碰运气的方式进行，因为治疗师永远无法知道患者下回什么时候来。加入这场冒险对患者无益。如果来电者工作带来的限制确实如其所言，对他来说更好的方案是，要么学会与问题共处，要么想办法重新安排工作日程，使他得以安排治疗。一般来说，工作日程很少像这位来电者说得这么受约束。更常见的情况是，患者为自己设置了很多约束，这或许恰恰是他正在寻求帮助并试图解决的问题的一部分。因此，治疗师必须明确表示自己不会在来电者提出的前提下开展治疗："很抱歉，今天我不能和您见面。我偶尔能见临时预约的来访者，您可以尝试下回再来电话，兴许我会有时间，但平心而论，如果您期望处理问题，但又无法提前计划来访的话，想要解决问题几乎是不可能的。"即使治疗师与这位患者见面，治疗的一开始患者就承担了为自己不确定的日程安排寻找替代方案的责任。

类似问题还包括来电者要求预约，但提出自己只能每月来访一次。同样地，治疗师可以告诉来电者，虽然有些问题可以在这样的时间安排下解决，但是解决许多其他问题需要更加灵活的日程安排。如果问题在于资金，可以向来电者提供另一个选项：他与治疗师提前设定会谈次数，大约五到十次、每周一次，在那之后即使问题还未解决也要中止治疗。如果届时仍有必要进一步治疗，患者可以先暂停两到三个月，之后再重新预约治疗，依此类推。根据我们的经验，许多制造类似障碍的患者都愿意以这一新的前提为基础进行治疗。

要求获取信息

有时候，来电者会明确表示自己在很认真地寻求帮助，但希望先获取一些关于治疗和治疗师的信息。常见问题包括"您是心理学家、精神科医师还是精神卫生社工""您如何收费""您的治疗取向主要是什么""每天最晚（或最早）的可预约时间是几点""您接受医保吗"等，治疗师无从得知来电者提问是因为对参加治疗态度犹豫，还是合理地要求获取信息。因此，虽然某些取向的治疗师可能会对如此直接而实际的问题感到不自在，但我们会善意地解读这位来电者，至少在最开始是这样的，并且直截了当地回答他的问题。如果他仅仅是询问有关信息，并且联系治疗师安排会面的话，治疗将从有利的起点开始：治疗师的举止将传达一种有用的、认真交流信息的基调，也有利于在后续治疗中治疗师向患者询问一些关于他自己的敏感信息。如果在通话过程中来电者对治疗师的回答显得不满意，并继续提出更不切题且更不具体的问题，那么治疗师可以用最迅速而礼貌的方式结束通话。

虽然可能有些多余，这里我们还是要通过两段模拟通话的文字稿来阐述本章的几个重点。在第一个示例中，一位妻子来电要求进行婚姻治疗，其前提是丈夫必须参加首次会谈，即便她必须"拧着他的胳膊"才能迫使他前来。

治疗师：您好。

患　者：您好，是French医生吗？

治疗师：是的，我是French医生。

患　者：您好。我是Cooper太太。向我推荐您的是我们的一位共同好友，她几年前看过您。另外，嗯，我只想确认一下，您做婚姻咨询吗？

治疗师：是的。我打断一下，您能大声点吗？我办公室外头有些吵，我连您的名字都没听清。

患　者：哦，我是Cooper太太，向我推荐您的是我的一位好友，她几年前看过您。您做婚姻咨询吗？

治疗师：我做，嗯，我做婚姻问题方面的工作，但我不是婚姻咨询师；我是一位精神科医师，所以……我之后和您见面时可以再解释两者的区别。

患　者：好吧，但您会处理婚姻问题吗？

治疗师：是的。

患　者：好的，我和我丈夫想预约与您见面。

治疗师：允许我提个问题：您丈夫对看咨询师或治疗师有多感兴趣？

患　者：嗯，我们几年前做过婚姻咨询，但不太成功。但那是因为我丈夫不是真的想试一试，他并不太想去治疗。如果您愿意为我们预约的话，我会想办法让他过来。

治疗师：有句话我想告诉您，这或许能为我们节约不少时间。如果我们有机会见面的话，Cooper 太太，至少在第一次会谈中，我只和您见面，因为如果您丈夫上一次治疗的体验不好，而且没有尽力配合治疗的话，那么这种情况还有可能重演。而单独与您见面，至少在开始阶段，或许能让我更加清楚如何提高他的治疗动机。所以，我主要是想说，我们能不能预约与您单独见面，至少第一次会谈如此？

患　者：所以您完全不想见我丈夫？

治疗师：第一次会谈不想。现在，如果您……我希望您告诉他您预约了一次会谈，而我还没有，至少还没完全解释清楚为什么我只想与您单独见面。如果他坚持要来，那也可以。但如果他仍然像您说的那样不情愿参加，那您就自己来。

患　者：好吧，我想这样可以。

治疗师：很好。那我们就预约下周二下午2点，行吗？

患　者：嗯，应该没问题。

治疗师：好的，期待与您见面。

在第二个案例中，一位男性患者来电预约治疗，但在通话过程中尝试描述问题，并试图协商开具药物处方。

治疗师：您好。

患　者：您好，是 French 医生吗？

治疗师：是的。

患　者：我来电是想知道能否预约与您见面。我刚从芝加哥搬来，我在当地做了一段时间治疗，哦，大概两年。我看的是 James 医生，您认识他吗？

治疗师：不，我恐怕不认识他。

患　者：好吧，他说我搬到这儿以后应该找您。我不知道他是怎么知道您的名字的，他还说他会联系您，让您知道他对我做的工作。您收到他的信件了吗？

治疗师：不，我没收到过任何他寄来的东西。您叫什么名字，先生？

患　者：哦，我叫 Joe。

治疗师：Joe？

患　者：Joe Smith。

治疗师：好的，Smith 先生。我没有收到任何他寄来的东西。

患　者：哦，好吧，那他可能还没来得及写完。我以为您应该已经收到了。不管怎样，我有这个问题已经好几年了，而且，正如我说的，我之前一直在他那里做治疗。我在想能不能来您这里看看这个问题。

治疗师：所以您来电是想预约，是吗？

患　者：是的，我想最好是这么做。这个问题困扰我很久了，我想……或许在预约之前我可以先跟您介绍一下。

治疗师：嗯，我打断一下。我属于那种很难通过电话理解任何重要信息的人，所以不论您需要说的重要内容是什么——我想应该很重要，我只有通过当面交流才能很好地处理。所以我认为您还是等我们见面时再说更好。

患　者：好吧。那我想知道我能不能尽快和您预约见面。

治疗师：好的。您上午和下午的日程安排如何？

患　者：嗯，我上午和下午工作，所以很希望能晚上过来。

治疗师：很遗憾，我最晚下午4点看诊。我上午8点开始工作，到下午5点精力就不行了，在那之后我对他人的帮助不大。

患　者：那我有可能周末过来看您吗？

治疗师：我通常会建议患者好好享受周末，我不想显得言行不一；所以除非有紧急情况，我周末不会预约。我恐怕只能将时间限定在周一至周五，要么上午8点左右，要么不晚于下午4点。如果您要工作，那么每天最开始或末尾的时间段可能更方便些。我说得对吗？

患　者：是的，是的。

治疗师：那我就看看日程安排吧。

患　者：好的。

治疗师：我可以预约周二上午8点或周四下午4点，您看您哪个时间方便一些？

患　者：周一上午8点行吗？

治疗师：周二上午8点或周四下午4点。

患　者：好的，我下周就能来吗？

治疗师：是的，我们可以见面。就确定下周了，是吗？

患　者：另外，我是不是应该打电话问问 James 医生是否已经将我的病历寄给您了？

治疗师：你可以这么做，但我更喜欢先和来访者一起把事情梳理清楚，之后再了解别人的想法，比如之前治疗师的想法。所以我更希望先从您这里直接了解情况，因为这涉及您本人和您的问题。在那之后，了解您前任治疗师的观点或许是有价值的。

患　者：好吧，看来我得这么做。

治疗师：好的。我想您已经有我的地址了，我们就不继续……哦，我刚刚忘了：您更愿意哪一天来，周二上午8点还是周四下午4点？

患　者：嗯，我更愿意周二上午8点来。

治疗师：好的，我们就确定好了预约，到时候见，期待与您见面详谈。

患　者：我想，在我看您的时候可以续开先前用药的处方，是吗？

治疗师：我不知道。我想我会先和您坐下来谈谈，至少先了解一下您的问题，以及是否需要用这些药。我现在实在不好说。

患　者：好吧。我们就按您说的来，周二见。

第 4 章

初 始 访 谈

治疗师在初始访谈中的主要目标是针对个案的基本元素收集充分的信息：抱怨的性质，处理问题的方式，来访者的最低目标，来访者的位置和语言。"充分"意味着信息是清晰、明确、用行为来描述的，也就是在导致问题和尝试处理问题的过程中，具体是谁说了或做了什么，而不是宽泛的陈述或解释性的解读，如"我们之间不沟通""Johnny厌学"或"我缺乏自信是因为我的母亲忽视我"等。充分的信息是简短而有效的治疗的前提，因为它是计划和施行干预的基础。获取充分信息需要时间、努力和坚持，但这一切都是值得的。与其匆忙开始积极干预——在弄清问题是什么、怎样被处理之前就"着手工作"，还不如在一开始时就稳扎稳打。

这类信息如何获得？通常，治疗师可以从提出以下问题开始："促使您来见我的问题是什么？"这里的问题指的是当下的问题。我们并不过多地关注问题的历史，尽管有关问题存在了多久和既往治疗的信息也是有用的（主要是因为这些因素可能影响患者对当前治疗的期望）。因此，如果来访者开始叙述历史，我们会表明我们主要关注的是问题的现状："如果您先说现在的情况，之后再回过来说以前的，这比从头说起能让我更好地理解。"多数患者愿意接受这个观点，因为治疗师并没有贬低既往史的重要性。然而，一些患者仍会坚持详述过去。这种情况下，更好的办法是治疗师耐心倾听，等之后再获取关于当前问题的清晰陈述，而不是陷入争执。

除了聚焦当下，我们问询的另一个焦点是用行为描述求助者的主要抱怨："谁做了什么，这种行为以何种方式给谁造成了麻烦？"当然，治疗师不会一口气提出这么复杂的问题；但针对问题的每个部分直接询问通常是最好的开始方式。在以下案例中，一位母亲带着她的女儿，即她认定的患者，来参加初始访谈。

治疗师：我们开始吧，您能告诉我您今天来这儿想处理的问题是什么吗？我想听听你们两个人的说法，谁想先说……

母　亲：说来话长。我不知该怎么说，看上去问题由来已久。回想起来，我无法——我从没有——从没有人告诉过我 Barbara 的问题是什么。我知道她的状态一直没改进。她住州立医院时感觉更安全一些。

治疗师：她在那里住了多久？

女　儿：是六月还是七月住进去的？我不记得了……

母　亲：对，那大概是她过去一年中第二次去那儿了。每次都是短期住院，四个月左右。两个月。但之后她觉得……很好，然后她感觉自己准备好出院了，然后……她能适应外面的正常生活。嗯，我们发现，大约三周以后，她开始进入恶性循环。她感到非常抑郁，用她自己的话说："妈妈，我变得偏执。我先是感到其他人盯着我看，然后我感到人们会攻击我，我必须采取行动。"然后，她拿刀或玻璃割伤自己。

治疗师：割伤自己？

母　亲：是的，伤得很重。她，她的手臂被割破了。另外，她还会攻击其他人，很不幸地……已经有过3次警察不得不介入的情况发生了。

治疗师：她在这些事件中对其他人造成过严重伤害吗？

母　亲：还算不上严重，但差点就要流血了，这也是我一直都担心的。当她不在医院里的时候，每次电话响起时我都感到害怕，你知道吗？现在该怎么办？

治疗师：她攻击过谁？

母　亲：她攻击过咨询师，攻击过她姐姐。她从未直接攻击过我。她曾经坐在我面前，一手拿螺丝刀，一手拿刀。但她没有攻击我。她确实攻击过她姐姐。所以我觉得让她在外面生活太危险了……

治疗师：但她主要还是伤害自己？

母　亲：主要还是伤害自己。

　　如果回答不够清晰具体，治疗师不应该视若无睹，而应该说"我还不明白"，表面上将责任归咎于自己（而不是说"您说得太模糊了"），并且要求对方重新表述。这些问询往往需要显得持续、坚决而又不失礼貌。要求举例说明问题通常是获取特定而具体的行为信息的最好方式。问题中的"谁"可能涉及不止一个人（例如一个家庭中有两个制造麻烦的孩子），"什么"可能有不同形式（例如精神分裂症患者多种多样的怪异行为），而行为可能为不止一个人带来麻烦（例如困难孩子的双亲或机构中患者的所有负责人员）。但这种多重性应该也能用简单的行为与人物进行分类总结。如果治疗师不能用简单而清晰的陈述涵盖抱怨的所有要素（谁、什么、对谁、怎么成为），要么是因为他还没有充分获得抱怨的相关信息，要么是因为他还没有充分地理解这些信息；而在清晰地将问题概念化前就贸然前进会带来麻烦。基本上，他将在缺乏清晰图景的情况下工作，而随着后续访谈中其他各种信息的积累，对问题进行简短地概念化会变得越来越难。

即便治疗师能够直白地询问"问题是什么"，也有可能会忽略询问"您提到的情形是如何成为您的问题的"。有时候，某种情形如何成为问题是显而易见的。但在不确定的情况下，治疗师即使显得迟钝，也比不懂装懂好。例如，一对年轻夫妇因妻子的"酗酒问题"来访，尽管她每天最多只喝五分之一瓶葡萄酒。

治疗师：您之前提到您的饮酒量对您的生活产生了影响。

患　者：嗯。

治疗师：而且对您的健康也有影响。您能详细告诉我它是如何在这些方面影响您的吗？

患　者：嗯，医生1年前告诉我，我有脂肪肝，有时候我喝了一晚上的酒之后，我这儿会有感觉，我就知道我又喝多了，我……

治疗师：您有复查过吗，或者……

患　者：没有，我本该去的，但后来没去复查。而且我月经不规律有2年了，事实上我已经四五个月没来月经了。有阵子医生给我开了叶酸，我的月经似乎恢复正常了。因为我一直没回去看医生，而药物都吃光了，所以我后来就不再吃药了。我的体重增长了15到20磅，这显然令人很沮丧。这些是健康问题，您知道的。我想说，我就只有身体功能不太正常。至于生活方面，它对我工作的影响不大，我想说，根本不会有什么影响，因为我每周只工作2天，我有很多时间去……我想说，这完全不是问题。但是，我知道这让我丈夫很受困扰，而且对我们的性生活不太好，因为有好几次我在该上床的时候都是半醉半醒的。呃，当我对自己感觉不好或者感觉糟糕时——因为我前一晚忍不住喝了点，或者其他什么原因，我想我更……我想我会变得对孩子更严厉，更容易发脾气。您懂的，就是……当一个人对自己感觉不太好时，就会对其他人不够好；有时候我觉得对他们太严厉了。

治疗师：嗯，好的。饮酒的问题还通过其他方式干扰或影响到您的生活吗？

患　者：呃……

治疗师：社交方面，或者……

患　者：已经有段时间没有过了。似乎这段时间情况还好，但过去有时候——事实上，我估计是在我们第一次去看前任治疗师前后的一段时间里，我们会参加社交活动。我们去参加派对或去外面吃晚餐时，我会显得引人注目——我喝酒以后会变得分不清方向，在肢体协调方面——我不知道有没有这种说法！我的肢体协调性会明显变差。这让我丈夫很尴尬，而且……

治疗师：您会怎样？

患　者：我连走路都很困难。

治疗师：您会摔倒吗？

患　者：有时候。我吃东西时很难不把东西洒到自己身上。诸如此类的事情。而且……

治疗师：这很尴尬，对您还是……

患　者：这让我很尴尬。

治疗师：……对您丈夫，我想知道这对您朋友来说很尴尬还是很好笑？

患　者：呃……

治疗师：因为这种事或许也挺好笑的，你知道。

患　者：我想这有时候挺好笑的吧，但总体上有点尴尬。而且我觉得，虽然除了我丈夫和我父母，我从来没和其他人讨论过找咨询师之类的，但是我想他们都知道我有这个问题。

根据这段会谈判断——虽然还需进一步询问来核实，似乎饮酒更多的是让丈夫感到尴尬和沮丧，而不是妻子的日常生活受到干扰。

在至少三种（在某种程度上重叠的）常见情形中，这种关于"怎么成为"的问询至关重要。第一种是来访者报告的"问题"看似一个微不足道的小问题。这时细致的问询很有必要，可以帮助治疗师明确相关行为是否实际上比看上去的更严重，或者来访者是否对某事过度担忧但可以被安抚——这种情况比较罕见，或者是来访者根本是在小题大做。最后一种情况本身构成严重问题，尽管与严重异常的外在行为不同，轻率地对其进行安抚只会适得其反。第二种情况是来访者提出的"问题"虽然很严重，而在其他人看来是无法改变的生活变故，只能去适应之而别无他法。识别这种情况至少能帮助治疗师避免陷入做无用功的困境。最后一种情况是，生活中的某些问题不属于治疗师的业务范围，但可能需要诸如律师、医生、财经顾问的帮助。询问"这怎么成为了问题"有助于澄清这一点，接下来可能还需要问"在您看来，我能在处理问题的过程中起到什么作用"。

除了"问题是什么"，另一个经常需要被提出的附加问题是"为什么您在这个时候联系我，而不是更早或更晚"。关于患者最初行动的诱发因素和周遭环境的信息常常能帮助我们重新认识问题是什么。例如，来访者本人可能并不为所谓的问题感到困扰，而只是受到了其他人的压力。

治疗师：为什么您会在这个时候来寻求治疗？

患　者：我父亲建议我这么做。我的汽车被送去维修了，我跟他讲这件事是因为汽车已经在那儿修了三周了，而原本只需要三天就能修好的。我问他我能不能做点什么，还是我小题大做了。我想他认为是我小题大做了。

治疗师：好的，所以他提出了建议，然后您母亲打电话来了。这让我有点疑问……

患　者：我想是她打电话在先，然后告诉了他。

治疗师：嗯。

患　者：然后他提出了建议。您看，他们有时候会背着我讨论一些事。

治疗师：如果他们没有提出建议，您会来这儿吗？

患　者：不会。我当时在考虑自己寻求帮助。

治疗师：可能是什么样的帮助？

患　者：我母亲以前跟我说过一个在旧金山的地方……一个处理儿童虐待的地方，我可以免费去哪里。我念高中的时候，学校一位特别辅导老师企图引诱我，之后我母亲告诉过我这个地方。最后我把这件事告诉了别人，她就从学校离开了。后来还有几件类似的事情发生在我身上。我那时可能觉得把这些事处理清楚会好些。我觉得这很符合我与别人打交道的方式。我想，我对其他人可能有点多疑。

治疗师：嗯。您有理由这样做。其他人不总是会照顾您。

患　者：我知道。

治疗师：我不知该怎么说，我们现在的处境有点特别，因为我们刚才谈到……您似乎是被送来这里的，不是自己想来的。

患　者：是呀，我现在就有这种感觉，我现在坐在这儿，感觉并不那么需要治疗。

治疗师：有可能您是对的。也有可能，在某种意义上，比这更糟糕。我在想的是，虽然我不能确定——我是说我还没足够的信息下结论，但您说的一些情况中至少有一点点——或许是出于好意，您的家人倾向指点你该做什么、该怎么表现，而您也是在他们的支持下才来到这儿的，我不太确定这是不是个好的开始。

患　者：是啊，我似乎觉得我父亲好像老在指挥我，说"是的，你应该来这里把问题好好解决一下，才能够开始表现得和你的姐妹一样好"，或者类似的话。

　　类似情形还包括罪犯被司法人员送来治疗，或者夫妻中的一方被另一方送来。正如第2章所讨论过的，这类个案的处理与自愿来咨询的个案不同。

　　下一步则是询问所有与问题密切相关的人是如何尝试处理或解决问题的。除了患者本人之外，与问题密切相关的人可能还包括家庭成员、朋友、同事、专业人士等，取决于个案的具体情况。同样地，这一问询聚焦于实际行为——人们为了阻止问题再次发生，或者为了处理正在发生的问题，具体做了什么、说了什么。

治疗师：当您的女儿开始出现抑郁、不修边幅等行为表现时，您
　　　　当时为改变这种状况做了什么？

母　亲：嗯，当她在家时，我努力显得欢快些，或者试着和她交
　　　　谈，但这根本不可能。事情发展到这个地步时，你根本
　　　　无法与她交谈。

治疗师：会发生什么？那会……

母　亲：她……当我试着和她交谈时她总是回避我，就像这样。
　　　　然后，您懂的，我会说："你吭声呀，说什么都行。"这
　　　　种情况一直持续到她第一次住院为止。然后我看到她开
　　　　始有所改变，她突然开始听我说话了，她也会和我说话。
　　　　她会多多少少地向我敞开心扉。她会说些以前从没说过
　　　　的话，比方说"我爱你，妈妈。我需要你"。

治疗师：这是她刚从州立医院出院时的情况吗？

母　亲：是的。但在那之前，我根本就没有办法。她会转身背对
　　　　我，我像是对着一堵墙说话。但自从住院以后，她……

治疗师：我仍然有些不明白。当她开始说得具体了时——她表现
　　　　得很抑郁，并且开始说"人们盯着我看"之类的话时，
　　　　您对她说了什么？您是否……

母　亲：嗯，的确，她现在已经开始对我说这种话了。我想第
　　　　一次大概是两个月前。那时她在县级医院，在那之前
　　　　她……

治疗师：好的，她那么说了以后，您是怎么回应的呢？

母　　亲：我记得我搂住她，我试着，嗯，对她温柔，表达关爱。我不知道我还……

治疗师：您说了什么？

母　　亲：我告诉她我能理解，那种感觉可能很真实，因为我觉得当人们这样的时候你可能会有这种感觉，嗯，当人们，我不知道该怎么说。有时候我的确很难理解她。有时候，当她两个月前在县级医院，还没去州立医院时，我感觉就想把她摇醒，你懂吗？我就想说"振作起来啊"，然后我意识到她做不到。我想说……

治疗师：所以您没这么做？

母　　亲：没有。我只是——我知道她希望我陪着她，我以前从来没有陪过她那么多，所以我只是待在她身边，握着她的手，搂着她。

治疗师：好的。之前您提到，当您注意到她病情恶化的时候，您会尝试和她对话。具体是什么样的对话？是尝试进行轻松的交谈，还是对她的行为进行评论，或者……

母　　亲：她小的时候，我会叫她过来坐在妈妈腿上，让她，嗯，稍微安静点，而她总是很抵触。

治疗师：那近来？既然她已经长大些了？

母　　亲：我只在最近——最近六个月，觉得她有变化，因为之前我能感受到怨恨。

治疗师：她会转身背对您。

母　亲：她就是恨我，而且不听我的话，转身背对我。而且我
　　　　知道……

治疗师：当她转身背对您时您做了什么？有没有围着她转？有没
　　　　有抓她的肩膀？有没有说"你听我说"？

母　亲：我尝试过，但没有用。我不知道。后来我实在……我就
　　　　会失去信心，变得抑郁，不知道该怎么办。

治疗师：所以你做了什么？

母　亲：以前她更小一些的时候我会生气，然后我又告诉自己：
　　　　"噢，冲她大喊大叫不是个好办法。"但她又能让我这样，
　　　　她真的能让我冲她大喊大叫。我甚至打过她，之后我会
　　　　因为自己发脾气而感到内疚，因为我想我是在尝试用我
　　　　父母带我的方式把她带大，那种欧式教养方式非常严格。

　　　正如对问题本身的问询一样，一些来访者能很容易地
给出清晰而直接的回答，但另一些来访者的回答则会显得含
糊、空泛或偏离主题，或者他们会给出解释，而不是描述行
为。在这种情况下，持续追问很有必要。由于这种坚持可能
会让来访者觉得被纠缠，或者觉得治疗师在暗示来访者表述
不清，为了避免造成这种印象，治疗师可以解释是自己"没
听明白"："您稍微缓缓。我不太能理解抽象的东西，您能举
一两个例子说说您尝试了什么做法吗？"

　　　询问来访者的最低治疗目标可能比询问其问题和其对
问题的处理方式更加困难。治疗师最好对这种可能性有所准

备，而不是将自己难以获得清晰而具体的回答解释为来访者的阻抗或疾病的表现。不确切、模糊或泛化的回答很常见，因为患者和我们所有人一样：比起想要什么，我们更清楚自己不想要什么。虽然很有可能遭遇困难，但提出并追问这一问题仍然非常重要："如果可能的话，您会将何种情况视为有意义的变化已经发生的最初迹象呢？虽然可能只是很小的变化。"在多数个案中，治疗师能通过一定的努力获得有意义的回答。即使做不到这一点，提问本身也能有效地传达一种信息，即治疗师关注并追求的是某种虽小但有意义的、可观测的行为改变。

正如之前所提到的，许多来访者在治疗早期的信息收集阶段就会出现困难。在此我们不能讨论所有可能出现的困难。心理治疗就是关于有效应对每位来访者具体问题的，而我们永远不可能做到完全预测困难并提前做好准备。尽管如此，我们仍然可以识别并探讨其中的几种困难。

我们不妨围绕"问题是什么"这一最简单的问题展开讨论，因为这种困难最先出现，而有关其他问题的困难及处理方式在本质上可能与此类似。首先，许多来访者，尤其是心理上很复杂的、之前接受过心理治疗的来访者，经常会对问题的因果性或动力性进行陈述，而不是具体描述构成问题的行为。这种陈述可以是具体的，也可以很宽泛，如以下案例所示。

患　者：好的，好的。我觉得百分之九十的问题在于弄清问题是什么。所以，您也知道，我一时半会儿没法跟您交代清楚，好比说，嗯，我尿床啊之类的。所以我还是来描述一下吧。呃，我想，我想我到了某个人生阶段，一个很重要的人生阶段。就有点像某个分水岭，我在向下一个阶段进行某种转型，而这……我正在了解我自己，了解我即将成为的人，而许多对我来说真实的东西，以及过去曾经指导我的价值观正在褪去，或者不再能给我需要的支持。所以现在，在我的生活中，当我面对自己的人生、面对眼前的任务时，有很多的……我面临许多障碍，我也认清了一些，清楚该如何应对。

治疗师：您说有许多障碍，能举个例子吗？

患　者：不是，我的意思是……嗯……对我来说，所有事情都是互相关联的，您理解吗？我人生中的所有事情都和其他事情有联系，所以，我不能，嗯，我的意思是……

治疗师：好的，但您能不能就举一个例子呢？

患　者：当然，当然。

治疗师：其中一个障碍是什么？

患　者：有两个障碍。好吧，我似乎感觉关键问题在两个方面，也就是工作和性生活。但所有事情……嗯，都是互相关联的，这和我的饮食有关，也和我的，嗯……和我生活方式的方方面面都有关。

治疗师：举个例子说明您的工作是怎么成为你的障碍的，为什么它是您的一个障碍？

患　　者：工作不是障碍。工作是，嗯，一个主题，我想做的是
　　　　　弄清……

治疗师：好的，您说一切都是障碍，我只是想尝试……

患　　者：不，我并没有说一切都是障碍；一切都是……都是一种
　　　　　主题，障碍从中产生。

　　治疗师通常能以这种方式处理这类困难，即表明在深入探讨因果关系前，自己需要清楚地了解问题是如何表现的。他还可以坚持要求来访者举例和描述具体细节："想像我正在拍摄能代表这个问题的场景。照相机会拍下什么样的画面和对话？"有时候，我们会要求人们带来一份用来呈现问题的剧本，由治疗师扮演家庭成员，来访者扮演导演，为"演员"的台词、动作和语调提供指导。虽然看上去很费时，但是对于言语描述不清晰的来访者，这种流程实际上能节省时间。

　　另外一些来访者不是提供因果解释，而是在开始的时候陈述一个问题，然后中途把话题转移到另一个问题，接下来又说第三个问题……治疗师一旦注意到这种变换，就必须采取行动，以界定单一的焦点（或者在与夫妻或家庭会谈时，至少做到每人一个焦点）。如果不这样，他很有可能会发现自己在毫无成效地跟随来访者，在治疗中从一件事扯到另一件事。多数情况下，治疗师处理这一问题最简单也可能是最好的办法，是让来访者界定自己的优先目标。要做到这

一点，最好的方式是采用弱势姿态："我注意到你心里有很多问题，但我理解事情的能力有限，不能一下子理解这么多事情，更不用说处理了。我只会乱套。所以你能否告诉我此时对你来说最主要、最需要改变的一个问题是什么？"如果来访者做出选择，而之后又变换主题，治疗师就能够理所应当地提醒来访者："你最开始说 X 是我们能处理的最重要的问题，但你现在的焦点好像在 Y 上。当然，如果现在看来 Y 更重要的话，我们可以把 Y 作为焦点。我们只需要从头再来一遍。"正如这个例子所显示的，当困难产生时，即使是平常简单的信息采集也需要策略性地处理，而不只是直接询问。更顽固的主题变换可能要求治疗师采取更强的策略性步骤，尽管采取以上措施后这种情况比较少见。例如，治疗师或许可以暗示被转移的话题虽然是最重要的，但可能过于困难，或谈论起来太令人痛苦。治疗师甚至可以抢在来访者之前转移焦点，迫使来访者将治疗师带回正轨。

夸大的回答常见于回答对目标的问询时，一些人提出的"最小"步子实在令人吃惊；但这也有可能出现于描述问题的过程中："一切都错了""我一无是处"，或者极具加州风格的"我尚未完全实现自我"。持续追问来访者问题如何影响生活或要求具体举例说明通常会有所帮助。在非常困难的个案中，必要而有效的做法可能还包括故意显得比来访者更为极端，这能迫使来访者意识到让治疗师回归实务的重要性。

一些来访者会扰乱整个信息收集的过程。主动干扰者包括"胡言乱语"的精神分裂症患者，以及吵闹或烦人的孩子；被动干扰者可能会表示自己太没把握或太难承受情感，以至于不能回答太多，甚至完全缄默不语。如果可能的话，处理这些情况的最好方法是排除不能正常交流的个体（反正他们很少是主要抱怨者），而与非常关切问题的家庭成员或其他人一起工作（治疗师应选择与谁工作这一重要话题在第3章中已讨论过）。如果治疗师不得不和无法正常交流的来访者工作，他应该简单直白地表示自己必须掌握某些信息才可能帮到来访者，而他只能依靠来访者获取这些信息。然后他应该静观其变。应避免积极鼓励或迫使来访者说话。治疗师甚至可以表示来访者或许不该着急表态，并且解释原因。

在以下案例中，患者是一位20岁出头的年轻男性。这是第二次会谈。

治疗师：今天很抱歉，我感冒还没完全好，你可能已经从我说话的鼻音中听出来了；我可能会有些迟钝。好的，我听了上次会谈的录音，有一些问题想问你。我上周有点不太清楚。我不太明白你具体是为了什么问题来看我们的。

患　者：（长暂停）我想我自己也不太明白。

治疗师：好的。

患　者：（长暂停）找人问我问题。我想找人问我问题。

治疗师：哦，好的。

患　者：问我还没问过自己的或者没想过的问题。一面回音壁，就像我说过的。当然，不过这不是那个问题，是吗？

治疗师：（暂停）好吧，我可以问你一些问题；我的意思是，我能问你一些标准的问题。不过你认为这么做的结果会怎样呢？这么做的目标是什么，你能获得什么？

患　者：（长暂停）嗯……（长暂停）对我目前行为的洞察，或者我这么做的原因。（暂停）嗯。对我目前行为的洞察，以及我这么做背后有什么原因。

治疗师：好的。那你能大概描述一下您的行为吗？你想要洞察的行为？或者说你希望改变的东西？

患　者：（长暂停）我真的不知道。

治疗师：我只想提一件事，我在这次和上次会谈中都注意到了这个问题。我注意到有时我问你问题时你会沉默。我知道你有权这么做，我只是想让你知道我对这种沉默感到有些不自在。

患　者：嗯，我在努力思考。

治疗师：如果你愿意的话，可以把想法说出来。

患　者：我会试试。只是有时候我被提问时脑子会一片空白。我必须回头想我做了什么、没做什么。

治疗师：嗯。好的，我旁观的同事找我谈过话，他们指出，在了解你和询问你的问题方面，也就是促使你来这里的问题是什么这一点上，我偏离了正轨。某种程度上，我在第一次会谈中确实被你大谈自杀给带偏了。但我们的确有一个限制时间的框架——10次治疗，所以我应该回过来问你，什么问题促使你来这里，让你特地打电话要求前来。你遇上了什么麻烦？（暂停）因为没有这些信息我们真的无法继续。（长暂停）

患　者：我有什么问题？（长暂停）我想不出。（暂停）我在应对生活方面总体上很无能。（暂停）我到底有什么问题？

治疗师：你能举一个自己在应对生活上无能的具体例子吗？

患　者：（暂停）嗯，我的房子一团糟，我没钱了，我只想整天躺在床上。

治疗师：为什么说这是个问题呢？我想说，有些人不就腾出时间出去逛了吗？

患　者：嗯。（长暂停）我不知道。（暂停）我只是……我想不出。（JW走进房间）

JW：　　我不知道（主治疗师）是不是这样，但我们其他几个人的思维比较具体化。我自己也是。真的感觉，好吧，我们听见你说自己没钱了，房子一团糟，一天到晚躺着。

患　者：嗯。

JW：　　这里你开始说一些与问题有关的、至少我们能听进去的东西，所以我们觉得应该让你知道。当然，当人们做得好时总是会被要求继续下去，所以你知道接下来应该往什么方向继续了吧。

患　者：好的。具体内容。房子一团糟，我没钱了，我躺在床上。（暂停）

治疗师：嗯，您这样已经多长时间了？

患　者：好的，是的。嗯，从暑假结束开始。我从9月底开始回到学校，接下来的几周事情有些糟。我的日程安排简直离谱。我前一天晚上要工作，第二天要上课，一直上到4点半，所以我决定——我甚至都没有决定，我只是……有一天我没去上课，然后我想我可以补上，然后第二天我又缺课了。第三天大概也没去。一周以后的微生物实验课，我在想，你实在不能再这样缺课了。我继续回去上课之后，我感到有些应付不过来。我还没正式退学。呃，我怀疑我会。目前来说。嗯，这让我很郁闷，我想。这……

治疗师：这些是有关学业的困难。

患　者：嗯。是的。

治疗师：好的，那么问题是什么？你在学校上学……

患　者：嗯。

治疗师：事实上，你目前还在学校。

患　者：是的。

治疗师：那你还去上课吗？

患　者：不。不去，对，我不去了，但我还没有正式退学。呃，我没有决定，但相当于做了一个决定。呃……

治疗师：所以，如果我没理解错，你……你在学校虽然没有声明不去上课，但实际上也算做了一个决定。

患　者：嗯。

治疗师：你和学校的老师有联络吗？

患　者：没有。（暂停）我这学期直到课程开始第一天才注册。我并不真的想回学校。为什么我还是回去了？哦，因为我妈妈一直烦我，而且，我其实是想回学校的。

　　最后一种，可能也是最困难的一种情况，是愿意交谈但言辞模糊的来访者。

治疗师：促使您今天前来的问题是什么？

患　者：我大概是从……我从一份报纸或者是加州大学的出版物上了解到你们的项目，我记不太清是从哪里看到的了。吸引我前来的是因为我有兴趣来接受治疗，但只想探索某个特定的领域。你明白吗？所以我不想参加长程项目，我妻子曾经，曾经去看过精神科医生。那给我的印象是治疗没完没了，总是无法达到目标，也没有得到任何清楚的感觉——比如知道自己到底进步了没有，感觉挺玄乎的。之前我在东部，也就是在搬来加州之前，大概11年前的时候，我短暂地看过一个治疗师，一个荣格派的。我的印象是有时候我不过是在原地踏步。嗯，这算是个介绍吧——我为什么来。我想问的具体问题是什么？呃，基本上是我希望能更好地理解我的个人目标，关于……我能不能在自己心中清楚地树立某样东西，让我能审视自己的人生，并清楚地知道"是的，我真的实现了某样东西"或者"我只是随波逐流，四处忙活，漫无目的地尝试做事"。我不得不说，很多时候我在对我自己、我妻子、我孩子、我这里的家庭和我在南美的原生家庭的义务中间左右为难。有时候我对自己非常、非常愤怒，因为我把……我的感觉是过去我把太多人放在了自己的前面，包括在时间、资源的安排方面……有时候我有点太、太客气了——我尝试妥协和顺从，而不是说"好的，这是我想做的"。现在我处在一个有趣的节点上，我正在换工作的过程中，算是改变职业方向吧。而且我认为接下来的15年——10或15年，对我的人生极为重要。而我希望能到达这样一个位置，能真的感觉到我已经探索了一些……有哪些事情？我的目标是什么？我有哪些不同身份？我的优先目标是什么？我该如何妥协或改善情况？还有另外一点是我不……我意识到如果有人要看看我，探索我过去的作为，他可以指出很多很多我还需要努力的地方。我意识到了这一点。我的感觉是我对达到极致不那么感兴趣，只想要改善一些。而这也是我和妻子意见有些分歧的地方。我的感觉是当我们看……我的感觉是很多人做得不错。有一些人需要帮助。不过，其他一些人就必须……

治疗师：我们就说这个情况吧，看看我们能了解些什么。你提到你感觉在工作方面需要做些事情。

患　者：嗯，我得解释一下。或许需要稍微介绍一下。我出生在南美洲，我1959年来到美国。我在这里念书，学会计。照通常的标准来看我结婚是比较晚的：我38岁结婚，那时我妻子30岁。从这点上看，在美国这些年，由于我在一个完全不同的环境下长大这一事实，我一直都需要很努力地追赶。追赶，多少也成为，某种程度上改变我的思维方式。我成长在……我受教育的环境非常、非常严格，有正式的规则，在一种非常、非常严格的……

如果通常的请求效果不大的话（"我不太明白这点。我的思维比较具体化。您能不能稍微缓缓，就您所说的举一个例子？"），继续这种无效的过程是无用的甚至更糟。"败局必求变"，一种可能的策略是以其人之道还治其人之身，虽然这种策略在上述情况中的检验还不充分，尚需进一步探索，但最终是为来访者好。例如，治疗师可以显得比来访者更加迷惑且含糊，或者换一种方式，说："啊哈！现在我明白问题是什么了！"然后自信地陈述某些自己认为肯定不是来访者想说的内容。最终，应对这一问题（这个问题我们认为对所有形式的心理治疗都会造成巨大障碍，而不只是我们的治疗要面对的）的唯一方式，或许是忽略晦涩的主题而上升到一个更高的层次；也就是说，将模糊本身作为最主要的问题，并且寻找方式改变它。

在首次会谈中，另一个要点是至少初步地把握来访者的语言或位置，但这种信息属于另一种类别，而且不是主要通过直接询问而获得的，将在下一章具体讨论之。

第 5 章

患 者 的 位 置

治疗师可能知道自己想让患者做什么来解决问题，但在此过程中获得患者的合作则是另一回事。一个特别重要的原因是，正如我们之前强调的，患者对问题的"解决方案"是由他认为唯一合理、理智的方法或救命之举所决定的，尽管它未能成功解决问题。因此，让患者放弃自己的"解决方案"而采取他通常会认为是疯狂或危险的方法是进行短程治疗的关键步骤。在完成这个任务的过程中，患者的位置起着关键性作用。在本章中，我们将对这一方面的信息及其运用进行拓展，描述"位置"的含义、其对治疗的重要性、如何对"位置"进行评估，以及如何利用"患者的位置"增强患者与我们合作的意愿，并促使治疗获得成功。

　　从本质上讲，治疗的基本任务是影响来访者，使其采取不同的方式处理自己的问题和抱怨。但我们如何影响他人很大程度上取决于我们试图影响的人是谁。这不仅是指我们提出的建议会因人不同，更是指提出建议的方式也因此不同。某些表达方式可能对某些人很有说服力，但对其他人无效。例如，生活讲究的人和精打细算的人皆有可能购买劳斯莱斯汽车，但原因显然不同：前者因劳斯莱斯与众不同、能彰显自己的地位；后者因其工艺精密、皮实耐用，长期看来更为划算。由于卖点各异，销售人员需对每位顾客采用不同的营销语言。其营销语言组织方式的不同可能会影响顾客买与不买的决定。

患者也是人，有其坚守的信念、价值和优先顺序，这些因素会决定他们选择行动或不行动。因此，"位置"的重要性在于其代表患者的一种倾向，治疗师可对其加以利用，以增强患者对治疗师指导的接受与执行。当劳斯莱斯的销售人员对精打细算的顾客强调车辆的工艺和耐用性时，他在利用顾客的价值理念（"位置"）引导其购车。相反，如果他吹嘘该车作为地位象征的优势，他就无法顺水推舟，反而会赶走顾客，因为他说的不是顾客的"语言"。

我们可以用很多术语或短语指称患者的信念，但我们选择"位置"一词，因为它简洁地表述了来访者坚守并公开表达的价值观，就好比公众人物做出的"位置声明"。了解对方的位置使治疗师得以谋划以来访者最可能接受的方式陈述或表达建议。我们相信，正如在人类互动的其他方面，说服在心理治疗中始终扮演着重要角色。我们不认为在心理治疗的语境中说服不存在或不应存在，而是相信说服是不可避免的，因此需要获得公开承认和规范运用。在本章中，我们将探讨一种更加有效的"说服"，即利用患者的位置促进合作，进而协助其解决问题。

评估患者的位置

假设治疗师有意使用这种手段，他将如何评估患者的位置（这个位置可用以最有效地加快治疗进程）呢？首先，正如所有信息收集过程一样，聆听患者的言语很重要：他的具体措辞，表述的语调和着重点是什么？相似的措辞可以表达两种非常不同的位置：在回应治疗师的评论时，患者可以说"是的。（暂停）我觉得有道理"，或者"是的，看得出有这种可能"。在第一种表述中，患者是在表示"我同意并接受您的评论"；在第二种表述中，他是在暗示"我不同意您的评论，但现在还不愿明说"，至少，话中隐含了一些疑问或保留。如果治疗师没有聆听患者的确切措辞和语调，他很有可能会将第二种表述理解为同意，然后为患者之后未能实施其建议而感到困惑。

人们对天底下所有事情都可以持有明确而强烈的观点（实际上，即使是坚定的无所谓也是对问题的一种态度。正如传言中Sam Goldwyn[1]曾对他人的一项提议回复"我可以肯定地回答你有可能"一样）。患者不可能表达自己所有的观点，但幸运的是治疗师没有必要全部知道。出于治疗的

---

[1] 译注：Samuel Goldwyn（1879—1974），波兰犹太裔美国电影制片人，以其诸多看似荒诞或自相矛盾的妙语（"Goldwynism"）著称，如"我认为人应该死后再写自传"。

目的，治疗师需要注意患者关于抱怨的态度，以及他对治疗和／或治疗师的位置。患者可能表达对生活其他方面的位置，例如，他们认为自己是与众不同的还是是主流的一部分。尽管这些其他方面的位置也可以被用来加快合作进程，但是前面提到的两个主要方面在谋划增强患者合作的过程中最为重要。这两个方面常有重叠，但为了更好地澄清，我们将分别讨论两者。

一般来说，患者来见治疗师这件事本身就意味着他承认自己被问题所困扰，他未能成功地单独处理问题，以及他正在寻求治疗师的帮助。尽管如此，许多患者（即使不是大多数患者）仍然会对问题的性质和推测的问题的原因持有某些看法，对如何解决问题也有笼统或具体的想法。他们经常会在描述问题及其经过时表达这些观念。如果治疗师忽略这些"位置声明"，他可能会冒失地采用一些终将招致阻抗的策略，轻则浪费时间，重则可能疏远来访者。例如，两对父母可能有差不多相同的抱怨，如青春期孩子的某些问题行为。但每对父母可以用非常不同的措辞陈述抱怨，进而表达非常不同的位置，而治疗师需要针对这些位置采用不同的"营销语言"。

父母A："我们来这里是因为担心15岁的儿子。他非常难以适应学校的要求。我们认为，他潜在的不愉快表现在他对邻里的其他男孩，有时是对我们的攻击性上。我们害怕他可能会陷入更加严重的精神崩溃。"

父母B："我们来这里是因为我们在管教15岁的儿子的过程中感到
特别沮丧。即使他决定去上学，他在学校也根本不用功，
现在他又开始招惹邻里的其他孩子。他在家里实在太过
分了，我们决定要寻求帮助。"

　　正如上述词句所显示的，父母A持有一种同情的观点，
他们将儿子的问题行为本质上看作是孩子"生病（sick）"
了；相反，父母B感到愤怒，他们认为孩子任性、不体贴人，
其本质是"坏（bad）"。尽管治疗的目标可能大体相同，即
改善男孩的学校表现及其与邻里和家庭的关系，而且对两者
推荐的具体行动可能相似，但所采用的策略和建议行动的措
辞将会非常不同。原因在于，尽管这两对父母都想要一个举
止更得体的孩子，但是他们其实是持有不同观点的不同"顾
客"，需要用不同的"营销话术"才能使治疗成功。不论治
疗师指导两对父母做什么，他将把对父母A的指导营造为
"对孩子的治疗"，而对父母B则是"帮助建立适当的父母
控制"。

　　相比传统心理治疗重视聆听患者话语的深层含义，我们
强调聆听患者评论的确切措辞，因为具体的措辞表明了他们
的位置。

　　患者最开始可能不会明确表示他对问题的看法。他措辞
含糊，或包含看似互相矛盾的观点："他善于操纵，即使对我

们送他去咨询的治疗师也如此。"这种情况下，我们通常可以用一个问题引出确切的位置："您向我说了不少关于问题及其经过的内容，如果您能和我谈谈您对问题存在的原因有何想法，这对我帮助会更大。"或者："您对问题的产生和维持如何解释？"不论用哪一种方式，治疗师都在尝试了解来访者关于问题的观念，也就是他的位置。

明确患者的位置并不需要特别专注，也不需要屏息等待什么隐藏线索的浮现，因为最有用的位置也是患者最强烈坚守的位置。这些位置很有可能在讨论的过程中被反复表达。除非治疗师主动忽略，否则不可能错过这类信息。

"我想我最好还是从问题的开始向您说起。我高中还没毕业时就遇到了困难，从那时起我就没摆脱过它。高三时问题加重，到上大学时我已经不得不去看治疗师了。我和他一起工作了4年，但我毕业后搬来这里时不得不中止。然后我在市里的Miller医生那里做治疗，和他一起工作了3年。后来他觉得如果我们能把会谈频率减少到每周1次会更好。最开始感觉还可以，但之后我崩溃了，最后住院了2个月。"（"我认为我是脆弱的，我对能否摆脱困难感到悲观。不论如何，这是个非常严重的问题，即便能解决，也要很长时间。"）

"我们对John的抑郁感到非常不安。我们给他买了辆自行车，希望能帮助他走出家门，和其他男孩打交道，但他几乎没用过。后来我们给他报名了舞蹈课，心想如果他能克服害羞就不会抑郁了，但他始终没去上过课，我们也觉得最好不要太催促他。我们用尽所有方法试图让他知道我们关心他。我丈夫开始学钓鱼，这样他就能带John去露营，我们还特意每周抽出至少1天时间做他想做的事。但这些方法都没用。"（"在我们看来John病得很重，只要能帮助他，我们再大的牺牲也愿意做出。"）

"他总是打压我，尤其是在我们的朋友面前，因此我不停地被羞辱。有一次我实在受不了了，我就离开餐厅，开车回家了。你知道他做了什么吗？他就到一个朋友家里住了一晚，租了辆车，第二天晚上开回家，装得好像什么事都没发生一样。这让我非常气愤。我都已经抓狂了，他就坐在那儿吸着烟枪。"（"我想要他尊重我，但同时，我感到非常愤怒，想在气势上压过他。"）

"我和你说过，处理这个问题对我很重要。不过，除非你晚上也看诊，否则我很难预约下一次会谈。事实上，我今天能见你纯属走运，只是因为工作上出了些差错，让我有1个小时的自由时间。但显然我不能总是指望出现这种情况，更糟的是我经常出差，我随时可能被临时外派。所以我们可以预约下次会谈，但如果我要取消的话只能提前几个小时告诉你，如果可以的话。或者我可以在我知道自己有空的时候再给你打电话，如果你有时间，我就直接过来，这样行吗？"（"虽然我说过解决我的问题很重要，我并不着急；至少，我的日常生活比处理问题更要紧。"）

位置的类型

对治疗有重要影响的位置类型并不多。首先，人们会认定自己或其他人——通常是一个家庭成员为患者。如果他们认定其他人为患者，他们会表现为自己要么是善意地为"生病"的人感到忧虑，要么是被"坏"人所迫害。

不论来访者是否将自己认定为患者，他都会采取以下两种位置之一：问题令人特别痛苦，改变十分紧要；或者现状虽不尽如人意，但并不太令人难受，没有必要或不着急寻求改变。

通常，后一种位置常见于身受压力或被迫参与治疗的个体，例如，被法院要求接受治疗以作为保释条件的违法者，被妻子威胁"如果你不寻求帮助的话"就面临离婚的"酒鬼"丈夫，表现出令人担忧的行为的孩子，或多数"精神分裂症患者"。

此外，不论问题为何，也不论谁被指认为患者，人们要么会对问题的解决表达悲观的位置，要么会表示问题虽然困难，但可以解决。与对问题持悲观位置的患者相反，一些人的观点不仅满怀希望，甚至会站在悲观的对立面，对自己可能或应该实现的目标抱有夸大的期望，例如"完全的自我实现"或者一种彻底摆脱日常琐事烦扰的人生。虽然这种位置可以被悲观／乐观维度所涵盖，但我们将其单独归为一类，因为它代表了一群特殊的患者，他们成为了"你必须自由"这一矛盾性指令的受害者。

至于治疗本身，患者通常会采取以下三种位置之一：他们将成为治疗师智慧与建议的被动接收者；或相反地，他们将主导治疗，将治疗师作为被动的回音壁；或者，正如我们希望的，他们将从自己和治疗师之间的互动与反应中获得帮助。在另一个活动维度上，患者会认为治疗过程需要大量的讨论与内省（"我不理解为什么……"）或者需要自己采取一些行动（"我在……时不知该怎么做"）。后一种位置还经常伴随着另一个位置，即问题将通过理性或"常识"得以解决，而其他人则会表示问题将通过神奇或出乎意料的方式得到解决。这些确实是那种改变需要通过思考才会发生还是会自己发生这一普遍主题的各种版本。

最后，一些个人价值观念可能对治疗有直接影响，如果治疗师留意，可以利用其加快"营销"。例如，一些患者认为自己非比寻常、高人一等，因此，可以用挑战或刺激的方式增强其动机；相反，另一些人害怕张扬，在挑战面前退缩，但愿意接受看似微小而不起眼的任务。一些人会表示他们认为自己是"关爱"或"照顾人"的，他们更有动机承担那些被营造为自我牺牲但有建设性的任务，而不是被营造为"你得为自己想想"这样的任务。

正如之前所提到的，对问题的位置和对治疗过程本身的位置之间可能会有重叠。对问题表示悲观的患者同时也表达了对治疗进程、时长和结局的悲观。然而，我们相信进一步讨论对治疗的态度是重要的，这可以使治疗师避开代价高昂的陷阱，从而推动治疗。

对治疗最基本的位置或许是一个人是否将自己界定为来访者。这并不是在说他是否将自己界定为患者。虽然从治疗师的角度，我们一直将"来访者"（client）和"患者"（patient）作为同义词使用，但在此语境中有必要对两者进行区分。在这里，"来访者"指积极寻求治疗师帮助的人，一名"抱怨者"；"患者"指被抱怨者界定为异常或有问题的人，可以是抱怨者自己或其他人。因此，一个人可以将自己界定为来访者，即使他来抱怨的是另一个人的行为，即他所认定的"患者"的行为。事实上，为了孩子而向治疗师求助的父母大多数属于这种情况。将自己界定为来访者意味着他对改变及从抱怨中解脱很感兴趣，不论这个抱怨是关于自己的还是关于他人的。本质上，这种界定包含了三个要素：①"我正在与一个严重困扰我的问题作斗争"；②"我通过自己的努力未能成功解决它"；③"我需要您帮助我解决它"。然而，我们不能指望多数来访者做出如此清晰而简洁的陈述。通常，来访者会通过叙述问题及为解决它而做出的无效努力来表达这种界定，或者通过对治疗师的评论做出回应来表达："嗯，我这段时间非常抑郁。我觉得是4个月前开始的。最初，我试着不去理睬它，但不论我多么努力地尝试忽略它或从中解脱，情况却越来越糟。嗯，上周我真的被吓到了。我发现我开始思考如何轻生，这使我惊醒了。我意识到自己的情况有多糟，最后我和有过类似经历的表兄弟谈了谈。他说他来看过您，您对他帮助很大，所以我第二天就给您打电话了。"仅通过最开始的这些评论，说话的人已经将自己界定为来访者，同时也是患者。

一个人是否将自己界定为来访者至关重要，因为非来访者（nonclient）哪怕提出了抱怨，但本质上他对改变现状并不感兴趣。他对问题并不感到多么不自在；即使感到不自在，也尚未穷尽解决问题的办法；即使穷尽办法，也不相信心理治疗是合适的替代方案。多数情况下，持这一位置者是在他人的压力下前来治疗的，即压力来自父母、配偶、法院或成年子女。

治疗师将会发现让非来访者认真投入治疗相当困难。典型的情况是来访者对问题的回答会显得不耐烦而简短，或与之相反，会空泛地就哲学、时事等话题侃侃而谈。与此同时，预约会谈也会困难："我以后不能在这个时间来了。您晚上可以预约吗"或者"我现在还不想预约下次会谈。我只想看看我们相处得怎样。我下周还需要试试其他几位治疗师"。（非来访者的识别与干预已在第2章与第4章中深入探讨）

治疗中还有一种位置，对其及早识别与处理十分重要。来访者可能确实深受问题困扰，穷尽其他办法，且积极寻求治疗。然而，他对治疗的适当结构抱有很强的见解，以至于不愿允许治疗师决定治疗的基本程序；相反，他尝试将一些条件强加于治疗师，治疗师一旦同意，就可能失去解决其问题的可能性。不论其意图为何，来访者本质上是在尝试束缚治疗师的手脚："我需要对我的婚姻做出某些决定，但我想让您明白，无论如何也不能让我妻子知道我来见您""由于我的问题是过多地压抑自己的情绪感受，如果您不能保证我可以完全地表达我的感受，我就不能与您工作。我之前的治疗师就鼓励我这么做。另外，如果我损坏了您的办公室，我肯定会赔偿"或者"我或许只能每个月见您1次"。正如非来访者位置一样，除了忽视来访者和被迫做出不可能的安排，治疗师还有其他应对方法，这些应对方法已在第2章中讨论。

利用患者位置

在治疗师明确来访者对问题和治疗的位置后，该如何运用这一信息？首先，为确保治疗简短，治疗师不应做出可能导致患者阻抗的评论，除非这是计划策略的一部分。其次，同样是为了简短，治疗师应将患者对建议的依从性最大化。患者位置可以被用来实现这两个目标，不过，虽然前者的实现能让治疗师避免麻烦，但后一种考量则与推动问题解决最为相关。因此，我们将更多地针对后一个目标进行探讨。

避免阻抗

治疗师如果做出刺激性的或有损对方观点可信度的评论，就可能导致阻抗。例如，如果患者表达悲观态度（"我的问题持续时间太长了，之前的治疗都不起作用，但我的医生说您之前帮助过很多有我这样问题的人。"）治疗师的回答如果显示出乐观的位置（"听上去您对自己和之前的治疗有些气馁，但我认为您不需要这么想。或许治疗的第一个任务就是关注您为什么感到这么气馁。"），就可能导致明显的阻抗。尽管这些评论是出于好意，但是它们与来访者的悲观位置针锋相对，我们或许能预料到这将妨碍来访者的合作及治疗的成功，特别是如果来访者曾被以前的治疗师以积极乐观的语调开始治疗，却最终因为毫无进展而终止治疗的话。作为回应，治疗师如果什么也不说或许能避免惹麻烦，但这种沉默也可能被解读为同意自己曾"创造奇迹"。不论如何，给予回应总是更加有用，但需要采用有利治疗发展的方式。为此，治疗师应让自己的评论与患者的相匹配："我可以理解您期望我能对您有所帮助的心情，但考虑到您所经历的一切，以及之前治疗的失败，我认为您在怀疑而不是盲目乐观的基础上开始与我治疗会更加合适。我们只能尽人事、知天命。" 通过表达这一位置，治疗师反而可以减轻患者的悲观，因为他是在暗示自己认可患者的气馁，认为其情有可原，也暗示自己不会借虚假的希望对来访者指指点点。不仅如此，虽然治疗师的言辞悲观或至少显得谨慎，但他以某种不明言的、也因此无可辩驳的方式暗示了治疗的结果是乐观的。

在其他互动中，治疗师可能会在无意中以做出刺激性评论的方式，减损了自己的可信度。

丈　　夫（在与妻子的联合会谈中）：这孩子是我们痛苦的来源。若不是因为他，我们不会有任何问题。我们婚姻和睦，家庭美满，爱好不少活动，但他让我们心烦意乱。

治疗师：嗯，John。您说您婚姻和睦。但Sandy说你们分房间睡，很少一起出去，甚至连普通的争执都没有。看上去您对儿子有那么多的抱怨是在掩盖婚姻中的问题。

这一评论很有可能会激怒丈夫。首先，正如他当着妻子的面说的，他认为自己的婚姻和睦；治疗师的归因是在暗示他要么在说谎，要么在回避显而易见的困难。不仅如此，由于他陈述的主要顾虑是儿子而不是婚姻，治疗师的评论可能会暗示他的抱怨不合理，治疗师站在儿子与妻子这边，而与他对立。如前所述，治疗师如果不对婚姻作评论可以避免惹麻烦，至少在此时还不会。但更好的做法是利用父亲的位置来促进合作："正因为您婚姻和睦，想必您会倾尽全力解决与儿子的困难，这样您和夫人便可以更充分地享受你们的婚姻。"

为避免制造不必要的患者阻抗，治疗师应接纳患者的陈述，认可他们的价值，避免做出刺激性或令人难以信服的评论。不论治疗师选择怎样的时机或节奏，清楚不该说什么都自然会让人更容易知道该说什么。有时候，简单的点头就能传达对患者陈述的接纳，而不需要做更多，至少在当下。

增强患者的合作

在此治疗阶段，治疗师应该已经构思了某种任务或行动，如果患者执行的话应该能增加解决问题的可能性。现在他必须用与患者所表达的位置一致的方式呈现这一任务或行动。例如，假设来访者是一位孩子的父母，孩子在家行为很成问题——发脾气、生活不规律、做家务不合作等。然而，他们不把这种行为当作是叛逆或单纯的行为不当，而是某种深层心理问题的表现："他的自尊很差"或"他被某些他不愿告诉我们的问题困扰"。出于这种想法，他们尝试以鼓励他向他们"敞开心扉"、避免惩罚或提出坚定的要求、带他辗转于各种诊断或咨询机构的方式尝试纠正他的行为。这些努力都符合这样一种观点，即孩子无法控制自己所做的事，且无法自控。他们越执着于这条道路，就越厌恶那种因孩子的不当行为而对其进行惩罚或施加不愉快后果的想法。在他们看来，儿子的问题是严重的情感问题，父母进一步的努力毫无用处，唯一的希望在于找到一位能够吸引儿子参加治疗，并且在治疗中"把他解救出来并以某种方式解除孩子内心隐藏的某种冲突"的专家。

不过，治疗师认为正是这种观念及父母依此采取的行动导致了问题的持续存在。改变他们的观念并无必要，只需要他们愿意对儿子制定一些纪律并停止将其婴儿化。但如果治疗师直接解释称他们需要这么做，就会冒失败的风险，因为他们很有可能把这种阐释解读为要求他们忽略孩子的"疾病"，并且要因为孩子对之"无能为力"的事而惩罚孩子。但遵守纪律和承担后果是可接受的框架和指导形式，而且在这种情况下，如果我们尝试治疗而非惩罚，这种做法也是合适的。除此之外，他们或许可以接受"良药可能苦口，但为此不吃药是不负责任的"这种观念。如果治疗师计划用类似的框架组织治疗，便可以安排与孩子单独见面，并且期望在"诊断会谈"后与父母分享他的发现。

治疗师：我和Sean的会面很有价值，因为这让我得以识别出一些他无法用语言表达的东西。首先，你们说得对，他的确被某事所困扰，也正如你们评估的那样，困扰他的事情已经伤害到了他的自尊。最有价值的是我可以理解最让他担心的是什么——这也是他所感受到的冲突背后的东西。（治疗师稍作暂停，以核实父母对他目前所说的是否接受）冲突本质上是这样的：表面上，他感受到冲动，想为所欲为，随时获得自己想要的，也不管这让别人多么不舒服；但更重要的是，在更深的层面上，他为自己那种自我中心的冲动而厌恶自己，也害怕自己已经变得过于强大，自己的享乐主义太难以克服；最重要的是，他很害怕自己会横行霸道，甚至可能毁灭他赖以生存的人。这种对自己全能的恐惧是维持这一不断增长的恶性循环的最强因素。因此，关于他那些令人沮丧的行为，最好的解释是他在请求别人管束他，并且向他保证自己并没有那么强大。（治疗师再次暂停，因为他刚刚传达了一个主论点，并希望核实他们是否接受或拒绝之。一个通用的经验法则是，只要不是明确用言语或非言语表达的肯定都应被看作否定；在这种情况下，治疗师不应继续进行他的计划。在本例中，我们假设父母做出了肯定的回答）我不能因为您尝试帮助Sean而责怪您。您只是在尽力做您认为正确的事情。但您也能认识到，他恳求被阻止，结果却是让父母越来越烦恼，而这当然只能让他更加恐惧。不，他需要的救命药是确认他并非全能，他没有资格指挥父母，或者说，父母才是掌舵人。然而，这并不容易，因为如果要以这种方式安抚他，你们自己需要采取一些行动，而这些行动乍一看可能显得独断甚至严厉，但远比不上放任他来得严酷。不论如何，你们自己需要做出一些牺牲。

如果此时父母中的一方说"好吧，那要看您期望我们做什么了"，那么这是在表达阻抗。这时治疗师最好暂缓，而不是继续推进计划。如果来访者已经接受了治疗师提出的"害怕全能"这一基本前提，阻抗在此阶段不太可能发生。那么治疗师可以继续详细解释父母如何能够实施"治疗性安抚"。事实上，治疗师告诉他们去做的也是行为失当的孩子父母通常需要去做的：清晰地表达要求，表明孩子能够服从，并对不服从加以处罚。

通过这种方式，治疗师将利用来访者"患病孩子"的位置来帮助他们更有效地应对孩子，而不必用威慑、面质或哄骗的方式让他们改变位置。另外，通过重构孩子的"疾病"和与之相称的行动，他将能在十分钟的时间里获得他们的合作。

下面是另一个案例。

一位已婚女性抱怨丈夫不关心自己，不重视自己的需求。她说自己考虑过离婚，但也害怕走到这一步，还是更愿意维持婚姻，只不过要纠正丈夫的"冷酷"。因此她寻求的是"婚姻咨询"："我真的感觉他对我的冷淡是我们沟通失败的原因。我尝试与他交谈，但他说自己没什么可说的，然后用报纸把脸遮住。我确实不该感到惊讶。毕竟，他在那种家庭里长大，直至今日他的父母也从未互相表达过任何爱意，就好像表达这种情感是脆弱的表现。我希望您能让他和我一起来，让他明白他的冷淡对我伤害有多大。然后我们能一起在沟通上做一些工作。"

治疗师已经从她那里得知，尽管她说自己尝试非常清晰地向丈夫表达自己的需求，但实际上她却非常含糊，或以一种令人困惑和沮丧的方式修饰其陈述。她的"要求"经常夹带着苛责他过去没做到的事。她承认自己并非总是明确地表达需要他做什么，但辩解道："我的需求应该显而易见。毕竟，他已经和我生活十七年了。"

尽管在她看来，丈夫未能满足她的要求是因为他的"不关心"，在治疗师看来这是她无休止的批评和未能清晰表达对丈夫的要求的结果。从这种概念化出发，治疗师的计划是让她以更具体和非刺激的方式与丈夫相处。不过治疗师也预料，如果指出她是当前惨况的主要原因之一的话，是不太可能获得她的合作的。她已经明确表示了她的位置：她的丈夫是罪魁祸首；他是夫妻中有瑕疵的一方；瑕疵起源于他们相识之前，所以不论他的缺陷为何都不能归咎于她。

通过对该位置加以注意，治疗师可以获取她的合作，增加解决问题的机会。

治疗师：您也知道，我上周与您丈夫见面了，在与他交谈的过程中，我有一些微妙但确切的印象。但我不完全肯定，我希望与您核实一下，因为您比我更了解他。首先，我认为他的父母或许是冷酷且过度控制的，这样描述对吗？

患　者：哦，是的。他们特别让人不舒服，每次来我们家的时候我都等不及让他们离开。

治疗师：我也是这么想的。我知道您丈夫是工程领域的，但他对创造性的事物有多感兴趣？

患　者：哦，这很离谱。我很难让他带我去剧院或博物馆。他的娱乐就是看电视，尤其是橄榄球和棒球。

治疗师：好的（若有所思地说道）。这说得通。回想起来，我想知道您是否曾注意到他嫉妒您的迹象，嫉妒您的温暖、对人感兴趣？这种迹象不一定非常明显，但您是否曾注意到任何蛛丝马迹？

患　者：嗯，现在想起来，有时候他莫名其妙地对我做的一些事情感到很有兴趣——有一次他带回一本关于歌剧的书，我差点没晕倒。

治疗师：嗯（同样若有所思地说道，但同时略微点头，显示突然领悟全局的满意感）。最后一点。当您向他指出他对您不够体贴时，他是不是非常愤怒，比一般人面对这种情境更加愤怒？

患　者：愤怒？他怒吼、咆哮，大叫说为什么他做什么都不能让我开心，有时候他会夺门而出，离开家好几个小时。

治疗师：（点头，仿佛表示"证明完毕"）您知道吗，您告诉我的一切都证实了我和Bob谈话时的印象。我一开始不太确定，因为我只在为数不多的男人中见过这种很微妙的现象。但它确实存在，我希望能够清楚地向您解释。您帮助我证实并看清了，在某种意义上，Bob是一个有残疾的人，原因很有可能是他早年被养育的方式。但这是一种特别的残疾。您看，他可以是个很聪明的人，但他缺乏正常感知他人需求和情感的能力，而且对他最亲近的人尤其如此。我自己不理解这一点，但他与对他来说不重要的人相处时困难会少些；关系越亲近、越有意义，这种缺陷就显露得越多。让问题更加难理解的是，他很难意识到这一点，所以即便是正确地指责他不关心、不体贴人，也会让他非常愤怒，因为就他而言，他不能感知到任何需要他关心的事情。换句话说，就好比他有发育迟滞，但不在智能方面，而是在感知方面（此时，治疗师稍作停顿。他提出了一个主论点，除非患者接受迄今为止他所做出的概念化，否则他不会继续推进。这一主论点包括将丈夫未能满足她进行重新定义，将之从"不关心"重新定义为"能力欠缺"。因此，她不必将他的行为看作是对她个人的冒犯；这些行为事实上可以被看作是重要关系的标志，而她在这段关系中可以感到高他一等）。您需要理解的是，即便他能够关心您，他也很可能无法像一个有正常感知力的男人那样自发地表达出来。鉴于此，您或许会决定离开他。不过，如果您决定留下，他需要在表达对您的兴趣和关心方面获得帮助，这需要您来做些事情。最主要的是，您需要非常直白地表达您的需求和愿望。对于普通人，说"哦，杂志上的花儿真美"就足够了，但对Bob这种有局限的人来说，就需要比这直白得多："如果你周末给我买些玫瑰花的话我会很高兴。

黄玫瑰会很棒。"

因此，在此案例中，妻子的抱怨是丈夫忽略她的愿望，其程度严重到让她觉得屈辱且痛苦。她将丈夫的行为归咎于对方的缺陷，而不是自己的；具体地说，她将缺陷定义为"不关心"。此外，她感到自己低丈夫一等，并且怨恨这样的地位。当然，治疗师对问题的看法不同，他相信如果她停止批评丈夫，并且更加清晰地表达自己的需求，问题将得到解决。很明显，他的概念化与她相信自己是无辜受害者的想法存在直接冲突。因此，治疗师利用了她所持的"这是他的缺陷"的位置，但将缺陷从"不关心"替换为"感知受限"。通过含蓄地标榜她在"感知""敏锐度"和"创造力"方面胜过她丈夫，治疗师还利用了她希望高他一等（或至少不低他一等）的愿望。这样一来，治疗师就能在花较少时间的情况下最大化地获得她合作的机会。

下面是最后一个案例。

一个14岁的男孩在学校表现不好。他逃课、不做作业、成绩差，更严重的是他因为在学校兜售违禁药品而被勒令停学。校长告知他，他可以继续做学校的作业，作业和试卷将由他母亲带回家中。校长还说暂停上课是为了男孩好。这一说法不但没有让男孩感谢他，反而刺激了男孩。在接下来的几周内，男孩愤怒地拒绝完成母亲带回家的作业，并且对她"好好利用校长给你的机会"的恳求置之不理。尽管如此，她仍不停恳求儿子，指出他不做作业是在自毁前程，而他本来是可以跟上班级节奏并在秋季复学的。面对这些鼓励，他显得很顽固："如果我为那混蛋校长干一丁点活儿的话我就天诛地灭。"绝望之下，母亲向治疗师咨询。

经过几次访谈，治疗师快速识别了母亲的位置并利用了这个位置，之后母亲意识到，当她尝试诉诸让儿子有"更好的判断"时，无意中站在了校长一边，因而进一步刺激了儿子。她也意识到，儿子的顽固背后，是他对校长的愤怒，以及希望通过自我毁灭式的拒绝做作业来表达自己的愤怒。在治疗师的帮助下，母亲决定利用儿子的位置，而不是像之前一样抗拒它。因此，她告诉儿子，根据她从他人口中了解到的校长的情况，儿子做作业或许会真是一个错误。校长曾在家长教师联谊会和其他场合说过，学生只有按时上课才能从学校学到东西。因此，如果她的儿子完成校长给他的作业，而且做得不比他去上课时做的差的话，校长就会颜面尽失；更糟的是，如果儿子在家比在学校学得更好，校长在别人眼中将彻底成为一个傻瓜："虽然我希望你能回去上课，但或许对你来说，牺牲自己的教育要比让一位备受尊敬的校长在师生面前出丑更好。"

正如我们所期望的，男孩无法拒绝比他自毁式的方法更好的报复机会，但这种报复要求他努力学习。带着报复心，他将自己的成绩提高到史无前例的水平，让他得以在秋季学期重回班级。由于这一成就——这一被归功于他自己的成就，他忘记了对校长的仇怨，继续完成学业，再也没有惹事。

这个案例展示了另一个关于利用患者位置的要点。我们倾向于假设，一个人只有"态度正确"，我们才能有用且有效地动员他。相应地，如果一个人"态度错误"，我们就要先尝试通过谈话纠正它，然后再培养"正确的动机"。在我们的参照系中，这包括尝试让来访者"说我们的语言"、采取我们的视角、接受我们的位置，而不是说他的语言、运用他的位置。在最后一个案例中，男孩被愤怒和报复的愿望所驱使（必须承认，这些动机不太值得称赞）。尽管如此，母亲能够利用他"丑陋"的态度获得积极的结果。而且，讽刺的是，这个结果打消了一开始驱使他的态度。

对任何能增加解决患者问题成功率且减少耗时的动机，治疗师都不应忽视或拒绝。他应该利用好来访者所带给他的东西。困难的部分不在于技术，而在于克服与来访者面质、"讲道理"和争论的诱惑。此外，问题还在于倾听来访者在说什么。指导方针本身很简单：① 来访者对问题的主要位置（态度、观点、动机）是什么？② 我如何以最好的方式提炼其基本要点或价值观念？③ 既然知道要让来访者怎么做才能解决其问题，我以何种方式陈述才能与来访者的位置保持一致？

第 6 章

个 案 计 划

个案计划通常是治疗中最无趣、最不讨喜的部分，尤其当治疗师是单独工作，而不是作为治疗团队中的一员时。尽管制定计划并不需要大量的时间，但对大多数治疗师来说，它都是一个令人讨厌的任务。但不幸的是，如果治疗师想要有效地产生影响并快速解决问题，那计划就是必不可少的。如果没有花足够的时间进行计划，个案成功的机会就会显著降低，治疗也常会变成冗长而漫无目的的冒险，最终因耗竭而结束。治疗师最终会放弃，或者患者失去兴趣，然后退出了。我们在检视个案失败的原因时发现，最重要的因素似乎就是制定治疗计划不充分。

　　正如前面章节所描述的那样，治疗的各方面和各阶段都有程序——设置治疗的步骤、获得有用的资料等。但是如果治疗师鲁莽行事，只是就每一次治疗来解决问题，而不进行治疗之间的计划的话，就无法有目的地利用这些信息了。治疗师很容易会这样做，不仅因为计划本身是一项费力的工作，还因为许多传统的治疗鼓励治疗师等患者做出行动后再据此进行回应。此外，在一些长程治疗培训中，每一次治疗可能会被看作一个独立的存在，而不是一个有计划的整体治疗中的一部分。

当然，制定计划确实也存在于其他治疗方法中。然而，在一些觉察或经验取向的治疗中，计划更像是一个大致的焦点，例如针对特定的冲突或"可成长的某些领域"进行工作。在我们以策略为导向的方法中，计划需要更加精细，尤其是关于目标、治疗策略及实施策略所需干预的计划。显然，再多的计划也无法预见治疗过程中的所有方面。我们在此提供一个计划的一般性大纲，同时请知悉，随着治疗的进行及意料之外的困难（或者甚至是积极改变）的发生，任何治疗计划都需要重新评估，治疗师需要修正他的计划。

评估来访者的抱怨

在治疗开始时就清楚理解来访者的基本抱怨非常重要。基本抱怨听上去可能是很显然的，但是在很多失败的案例中，回顾性研究显示我们从未清楚了解这个抱怨，这种情况下制定的个案计划是不恰当的，因为它是基于不够充分的信息或有误的阐释而制定的。在大多数案例中，我们能清楚地理解来访者陈述的抱怨："我握着方向盘时太恐慌了，我不会再靠近高速公路。"但是在相当多的案例中，最初的抱怨可能是很模糊、难以捉摸的（"我们之间并不沟通"），或是在推测问题原因的陈述（"我们的儿子有一些问题，因为我们对他不够关注"）。一个普遍的规律是，来访者越是精于心理学，模糊就越抱怨，其原因在于，通常他们会推测问题的原因到底是什么，而非只是陈述问题本身。相反，没那么有心理学头脑的患者也许会抱怨得更清晰，但可能说明得不够详尽："我们没法让孩子守规矩，就是这样。"当抱怨比较模糊时，治疗师在进行下一步之前，应先澄清抱怨的具体内容。因为治疗的总体目标是消除或者减轻来访者带来的抱怨，所以澄清抱怨的具体内容非常关键。

评估来访者尝试无效的方法

因为我们认为，来访者和他人为解决问题所做的每一点努力都在维持着问题，使问题持续出现，所以对那些努力（"解决方法"），尤其是正在进行的那些努力，有完整而精确的认识是很有必要的。人们可能曾尝试过一些努力但已经放弃了："两年前我们让他服用过药物。"这些信息也许有一些用处，但现在正在做的努力才是起决定性作用的。此外，理解各种各样的努力背后的基本信念也很重要。来访者可能会提到他和其他人做过某些事或说过的某些话，但这些其实都是一个基本信念或"主旋律"的不同体现形式，而治疗师可以依靠回顾进行分辨。 例如，一位家长抱怨他青春期的儿子时可能会说："我做了一切可以想像的事情。我警告他、没收他的零用钱，有几次我还打了他。我们禁止他外出，坐下来和他解释这是我们的房子，他必须遵守我们的规则。我们试着不让他去找那些住在城里的小混子，后来，就在去年，我们终于把他从公立学校转走，送他去了一所特殊的寄宿学校。他在那里待了两个多月就坚持不下去了。所以你看，我们已经做了父母所能做的一切。"然而，"一切"都只是围绕一个中心主题——"我们要求你服从我们"——的变化形式。　一位失眠症患者可能会说："我是怎么试着睡觉的？呃，最初我试过熬夜，以使自己感到疲倦。当这种方法没用时，我就早早上床，我想这样我就可能可以在平常的时间点入睡了。我还不喝咖啡了，晚餐吃清淡的饭菜。这些似乎都不起作用，所以我想睡觉前做运动量大的锻炼，让自己累一些。我晚上关掉电视，因为我发现看某些节目会让我兴奋。然后我试了一些非处方的安眠药，这让我可能有一两个小时的睡眠时间，所以我又去看医生，开了一些巴比妥类的处方药。这样我可以睡三到四个小时，但有时甚至这点时间都不到。"虽然这些措施似乎涵盖的范围很广泛，但它们都是"我正在努力睡觉"或更简洁地说是"我正在努力让自己睡着"这个中心主旨的变化形式。

我们并不总能把来访者尝试过的所有努力归入某一个基本主旨。然而，来访者所做的大多数努力，当然也是他们最为坚持不懈的努力，通常很容易被归入一类。如果有明显的例外，其重要性可能是次要的；如有必要考虑之，可以推迟到以后。一旦识别了患者努力的基本方向，治疗师就可以进入计划的下一步。

决定要避免什么

治疗中最为重要的一步可能就是要非常清楚应当避免什么，我们称之为"雷区"。许多会谈期间或会谈之前的计划，其中心都围绕着"我最想避免什么"这个问题。答案主要体现在来访者（和其他人）为解决问题所做努力的主题上。因此，在前面例子中，治疗师应该避免向习惯性地要求儿子服从的父母提出建议："你必须更加强硬地要求他服从。"也应避免告诉失眠者："你必须更加努力地让自己入睡。"

通过知道应该避免什么，治疗师至少不会帮助来访者继续维持问题出现。然而更重要的是，了解了应该避免什么，反过来也为制定针对个案的策略的主题提供了指导原则。

制定战略方针

知道要避免什么可以帮助治疗师远离困境，但在案例中如果要让治疗有所进展，只能靠治疗师的行动，而该行动是在他的治疗策略指导下展开的。有效的策略很可能是与来访者的基本努力方向相反的，通常是180°大转变。向"中立"位置转变是不够的。例如，一位治疗师可能会建议那些继续要求儿子服从自己的父母，只是让孩子自己决定是否愿意服从。但这明显相反的苗头依旧不能动摇原来的方向，因为父母与儿子之间已经建立了一种父母强烈要求儿子服从的关系。因此，在要求儿子服从这件事上，父母可能会通过不再发声来表示退让，但这不太可能产生预期的效果，因为儿子很容易根据过去的斗争经验将父母的沉默解释为暂时的哄骗："他们只是现在没有说出来，但其实还是这么想的。"一个真正相反的战略方向是建议父母要求孩子不要服从，如让父亲对儿子说："我想让你当我不在的时候，给你母亲一个下马威。"同样，对于失眠的患者来说，相反的战略方向并不是仅仅要求来访者停止他为入睡而采取的所有措施并"顺其自然"，而应该是"强迫自己保持清醒"。

根据一般的经验，"中立"的位置或策略是毫无用处的。看似中立的位置更有可能导致来访者延续一直采取的基本方针。患者经常会犯同样的错误："起初，我会经常提醒丈夫注意他喝酒的问题。但那没有任何用处，所以我决定采取相反的策略，就是对他喝酒的事只字不提。我不放在心上就行了。"（治疗师如果问："你有没有试过用相反的方法鼓励他喝酒？"可能获得的反应是："天呐，不！那简直是太愚蠢了吧。"）

制定具体策略

到目前为止，计划的制定还是比较笼统的，可以说只是一个指导方向。现在，治疗师需要进行更具体的思考，因为他必须给来访者一些推荐或建议。虽然解决问题需要患者放弃尝试无效的方法，但患者不能仅仅停止做某事而不做其他事情。就好像一个人不能仅仅停止站立。人可以坐、躺、跳等，而在做这些事情的时候，你就会停止站立了。因此治疗师需要面对这样一个问题："我能让来访者做哪件事（或说什么话）来让他抛弃之前的行为呢？"如果他想出几个可能的答案，那么他必然会继续问："这些行动中哪一项对阻止前一个'解决方案'最具战略性呢？"当抱怨问题涉及来访者自身时，更容易制定战略重点。尝试无效的方法很可能比相关问题的变化性要小，它们也很可能是重复性的，有时是仪式性的。表现焦虑就是最好的例子。在婚姻、育儿、"精神分裂症"等相关问题中，选择一个战略焦点更为困难。然而，治疗师可以通过重新检验资料信息来做出选择。在出现问题和尝试解决问题时，哪些互动最反复发生？在这些互动中，假设来访者说或做了什么样的事情，会让他最大限度地偏离原先的位置？例如，问题总会出现在每天当妻子打电话给工作中的丈夫并提醒他不要晚回家时，而这也为接下来的追赶／躲避互动模式奠定了基础。治疗师可以对这些后续的反应进行干预，但他更可能通过提前在打电话的环节就对妻子进行干预而产生更具战略性的影响。对于她之前位置的逆转可以是她去打电话敦促丈夫慢点回家："不要着急，我知道你需要放松。孩子们和我可以先吃。"

上述例子说明在制定具体干预措施时还有另一个考虑因

素：什么行动是最容易让来访者去做的？评估这一点的一个因素是机会。显然，如果让一个治疗师在一个很容易融入来访者日常生活的行动和一个需要特殊或罕见事件才能实施的行动之间做出选择，他应该会选择前者。一种例外可能是一个可以计划去做的特殊活动，如即将到来的生日、周年纪念日或其他庆祝活动。然而，从某种意义上说，尽管它们可能不是经常发生，但仍然属于人们生活的常规事件。

治疗师可以通过要求患者在处理问题时做出看似微小的改变来产生一些战略性影响。 一个小的改变很容易被接受，因为它看上去是一个小的变化，也很容易融入日常生活。例如，一对夫妇反复在某一个房间里争吵，就比如说是客厅吧，我们可以要求他们继续争吵，但要移到另一个房间去吵。他们可能很容易接受这样的建议，因为他们在哪个房间吵看起来无关紧要，但刻意要到另一个房间的改变把争吵推到了尴尬和别扭的层面，近似于一场游戏，这反而改变了争吵的本质。再如，一对夫妇抱怨说他们的婚姻已经变得索然无味了，他们很努力但很不幸地没能在婚姻中成功产生"自发性"，那么我们会告诉他们去研究如何能够不获得快乐。他们要只坐在客厅里，互相看着，不说或做任何可能有趣的事情。然而，当他们试图这样做的时候，他们对这项 "令人愉快的荒谬"任务变得越来越感到别扭，开始"咯咯"地笑，然后大笑，进而从他们通常的关系张力和紧张情绪中解放出来。

我们在强调关于行动的建议时，并不意味着言语任务不重要。大多数家庭冲突主要来自声明或口头交流，而非行动。　例如，在一些抚养孩子的问题上，难点不是父母试图施加某种限制或规则，而是在孩子反抗、抱怨父母设定的限制不合理时，家长对于自己的限制尝试进行的合理化。然后，当父母不同意孩子，并坚持要孩子认同他们的要求是真正公平和合理的时候，这场战斗就升级了。在这种情况下，非语言的改变并不必要或相关。相反，如果父母同意对于他们"不公平"的指控，问题就可以解决："你是对的，我是不公平的，我已经意识到了这一点。但我希望无论如何你都这么做。"

还有最后一点要考虑。在许多（也许不是大多数）问题中，有一些人可能参与了问题的维持。治疗师应该考虑这个问题：在所涉及的人中，谁最有可能服从我（治疗师）的影响？这个人最有可能是那个抱怨者；或者如果有一个以上的抱怨者，就像在许多婚姻问题中的那样，那么夫妻双方都是最可能服从治疗师的人。

总之，治疗师将计划具体的干预措施，估计哪些行动最明显地偏离了"尝试无效的方法"，哪些行动对问题处理最重要，哪些行动最容易纳入来访者的日常生活，以及哪个人（或哪些人）对维持问题最具战略意义。

描述建议："推销"任务

制定建议或任务是一回事，让来访者去做是另一回事。

患者通常坚持他们的努力，因为他们认为那些是唯一安全、明智和合理的事情。如果治疗师只是告诉来访者停止他一直在做的事情，并采取相反的行动，来访者会强烈抵制，并可能完全放弃治疗。因为基于他的参考框架，他一定会认为这些建议是疯狂的、危险的或滑稽的。因此，一旦治疗师为来访者制定了任务，他就需要计划如何引导来访者接受它。正如我们所提到的，在一些长程治疗中，治疗师通常试图改变来访者的参考框架，使其与他自己的相匹配。但在短程治疗中，来访者自己的参考框架是可以利用的。患者的"位置"在这里提供了重要的杠杆作用，因为从它可以看出他的参照框架，并据此可以找出什么对来访者说是"说得通"的。

因此，认知重建（refraining）和重新定义（redefining）在短程治疗中起着重要作用，因为虽然这不是唯一有效的手段，但通常会让来访者采取他们本来会拒绝的行动。在《屋顶上的小提琴手》中，一位年轻的求婚者被他爱人的父亲吓得不敢向他女儿求婚。他解释道："我是谁？毕竟，我只是一个穷裁缝，我没有权利向你父亲要求来牵你的手。"女儿本可以否定他的"穷裁缝"的位置："你不会一直是一个穷裁缝。"或："哦，你不必那么害怕我父亲。我相信他会同意的。"相反，她接受了他的位置，但重构（reframe）了任务："嗯，你是个穷裁缝，这是真的。但即使是一个穷裁缝也有获得幸福的权利。"由于这是他们亚文化中不可否认的真理，求婚者振作起来，去找了女孩的父亲。作为一个穷裁缝，要求牵起她的手和她结婚可能是不合情理的；但要求幸福的权利是相当合情合理的，而巧合的是，要获得幸福正需要和她走进婚姻。

一对父母有一个患有"精神分裂症"、生活上完全依赖他们的儿子。如果让他们对儿子设定某些行为限制，而这些行为限制被认为是"需要严厉地对待儿子"，那他们很难遵守。然而，如果同样的行为被建构为"为他原本杂乱无章的生活提供必要的结构化"，他们便可能会遵守。生妻子气的丈夫更有可能接受被描述为"赢过她"而不是"帮助她"的建议。一个认为自己是独一无二而藐视众生的人，将更容易接受被认为是需要特殊的人来执行的建议，而不是一个被认为任何人都可以做的简单任务的建议。一个认为自己"酷"、觉得自己什么都知道的人，只需告诉他"我知道你理解这个任务的重要性，所以我不需要向你解释这些显而易见的事情"。一个爱恶作剧或非传统的人可能不太会配合一个被描述为"合理"的建议，但同样的建议若是被建构为"我知道这听起来很疯狂，而且可能不合理，但你也许想看看这样做后会发生什么"，他则更有可能与治疗师合作。

有些患者对于使治疗师处于不利地位很有兴趣，希望能够"获胜"，最好是拆治疗师的台。敦促这样的患者去执行治疗师明显认为重要的任务很可能会失败。然而，如果患者认为治疗师并不推荐这项任务，那么他更有可能去做："我知道有些人已经做了（治疗师希望患者做的任何事情），但我真的不认为它会适用于你。它根本不符合你的路数。" 还有一些患者在寻求帮助的时候，会对这种帮助应该是什么样的持有固执的想法，对任何与这些想法不同的建议，无论它被描述成什么样子，他都将拒绝或讨价还价。然而，治疗师可以通过提供"负面"建议来使用他们的"元位置"（metaposition）："我现在不知道该怎样来帮助你解决问题。不过，至少我可以给你一些建议，如果遵循这些建议，肯定会使你的问题变得更糟。事实上，我几乎可以保证。" 治疗师接着详细描述了来访者在试图解决他的问题时所做的事情，最后说："如果你继续这样做，你将使你的情况从悲惨变成不可能解决。你可以不相信我的话，试试你就知道了。"

诱导来访者接受任务所需的表达并不总是需要华丽辞藻，比如简单地说一句 "我要让你做些事，然后我想知道你做了之后的结果如何"，然而，"让你做些事"的这个表达意味着不这样做可能被视为对治疗师的剥夺或拒绝的行为。如果治疗师把这句话说成"我想请你做些事"，原先的意思就消除了。

对于一位表现出"被动反抗"位置的来访者，可能需要明确地提示其强烈反抗的含意："我知道我之前让你很为难，因此你有权通过拒绝我即将提出的建议来报复我。" 那些没有执行先前的建议或任务，例如反馈说"我忘了""这周我太忙了""我不记得我应该做什么" 的来访者，也是属于被动反抗类型，对此类来访者，治疗师可以通过预估其试图摆脱新建议的所有不同方式，或者引导来访者自己列出他能想到的所有可能的规避策略，来提高依从性（关于如何使用患者的位置的进一步讨论，见第5章）。

制定目标和评估结果

在我们的方法中，总的目标是解决来访者的抱怨。治疗师的治疗步骤和治疗目标应该密切相关。因此，我们要在这里考虑：① 我们选择这个目标的基础；② 在评估是否实现了目标，或者是否在朝着目标进展时，需要哪些证据。

任何类型的心理治疗通常都起始于抱怨。抱怨是一种或多或少清晰、明确的陈述，表达了抱怨者对一些自己并不喜欢但持续存在的行为的关注。然而，许多治疗方法很快就从这个起点偏离而一去不复返。它们转向了被认为比关于行为的抱怨更深刻和更重要的一种东西，即诊断类别，要找出假定的根本性原因，即个人或家庭的"病理性因素"。相应地，使用这些方法的治疗师可以根据一些明确或隐含的"正常""健康""功能稳态"等概念来制定目标和评估治疗进展。我们认为，以此为基础而来的评价结果有对患者强加所谓"正确"的生活标准的风险。我们并不太介意治疗师刻意把自己的判断强加给来访者，因为在某些特定的问题上，这可能是治疗的重要组成部分，例如，当治疗师试图劝阻患者不要采取治疗师认为会明显恶化其问题的行动时。无论如何，治疗师都对这种故意且有意识的影响负有责任。更大的危险是治疗师的标准将被视为心理健康的客观标准，尽管它们仅仅表达了属于某一个人、某一种文化或某一个社会阶层的价值观。例如，许多治疗师来自中产阶级，他们倾向于重视个体从大家庭中独立出来。这类治疗师的来访者可能会发现，治疗师不鼓励他们不被鼓励继续与大家庭保持密切关系，特别是当问题涉及婚姻的时候。在某些情况下，即使来访者表达出自己与大家庭成员的亲密关系不是问题，治疗师的这种不鼓励的态度也可能继续下去。治疗师并不会认为他是在把他的社会价值观强加给来访者，他认为他只是试图改变一种"病态"的关系。

在我们看来，个人和家庭可以采取许多灵活可行的方法，并不是只有一条正确的道路，而其他的都是错误或不正常的。来访者的抱怨是对一个持续存在的问题的陈述，这个阻碍他追求他想要的生活的问题是我们整个治疗的主要焦点。在某些情况中，需要对这一简单的标准进行修改，但仍在同一个总体框架内。也就是说，一些来访者会对他们的目标进行模糊的抱怨也可能有或夸大或矛盾的陈述。在这种情况下，尽管可能没有清楚的信息，治疗师必须根据现有的证据来判断，什么会化解这些不确定性或矛盾，并帮助来访者继续他的生活（被判定为患者的人通常不会抱怨自己的行为，而是其他人会抱怨这些行为，因此，在这里"来访者"通常是指"抱怨者"）。

换句话说，无论来访者生活的某一方面看起来多有问题或被嫌弃，我们都不会去干预，除非来访者对此怨声载道，当然也可能是参与治疗的家庭成员对此怨声载道。相应地，我们治疗的基本目标是消除来访者的抱怨，或者起码减少抱怨，使其不需要寻求进一步的治疗。

在所有案例中，治疗师会根据什么样的证据来判断治疗目标已经实现，或者治疗正在向目标推进呢？对我们来说，治疗成功最重要的指标是来访者的陈述，即他对治疗的结果基本或完全感到满意，要么是因为他所抱怨的行为已经得到改变，要么是因为他已经改变了对该行为的评价方式，这样他就不再认为这是一个重大问题。也就是说，我们把重点放在患者的自评报告上，辅之以某些其他信息来作为判断成功与否的主要指标：因为患者是作为抱怨者来的，他应该作为一个不抱怨的人离开。虽然撇开来访者的报告，咨询师独立评价其情况是否得到改善，这种工作方式对咨询师而言是具有诱惑力的，但我们并不寻求去核实来访者是否"真的"有需要处理的抱怨。我们接受患者关于这个问题的说辞，也接受他关于这个问题的特点的表述。因此，如果我们已经接受他所说的他有问题，但后来又在中途改变标准，说这需要一些"客观"的核查来证明他已经克服了这个问题，这样就前后不一致了。

然而，我们确实会试图采用几种方式来证实患者的这份自我报告。首先，根据对不同案例中尝试无效的方法的主题的评估，我们试图制定一个关于行为改变的具体目标：预设这样一个特定的行为，我们判断它的出现与问题的维持相矛盾，并且在理想的情况下可以简单地用"做了或没做"来核查。例如：一个家庭对个十几岁的儿子的行为极度担忧，因此父母四年来没有过任何社交活动，那么选择的特定行为标准就是，他们尝试一次把男孩留在家里而自己去看电影。

第二，我们可以通过向来访者询问关于新位置的基本情况，来核查其报告的从抱怨者到非抱怨者的位置变化，即找出什么能够证明这个变化发生了。第一条标准涉及预计某一行为将与维持抱怨的行为相矛盾，而这一条涉及将抱怨的改变回溯联系到行为或观点的改变。然而，在这两种情况下，每条信息的重要性在很大程度上取决于患者特定的陈述方式及该陈述对特定问题及其特征的适用性。治疗师的主要工作原则是推动"转变"（shift）发生，问题行为、尝试无效的方法和来访者对问题的定义，这三者中任何一个发生转变即可。一个特别明显的转变是来访者报告说他能够做一些原本当他陷入问题时无法做到的事情，而不仅仅是笼统地说问题已经得到缓解。例如，对于一个抑郁的人来说，相较于他报告说自己"感觉好多了"，我们会更感兴趣的是他说他已经回去工作了。

同样，对于评估问题没有改变但来访者不再将其视为问题的证据，如果来访者说"我认为我现在不需要继续治疗了，我的问题似乎没那么困扰我了"，那么我们不会感到满意。相反，我们更希望来访者将以前的抱怨重新定义为没有问题（nonproblem）："我的一生都在为肥胖、节食减肥、做心理治疗而努力挣扎，把许多事情推迟到我减重之后。我逐渐意识到，相比于超重本身，我因为这些努力而失去的更多。关于自己和体重我已做出了决定。最重要的是继续我的生活，而胖不会对这有任何影响。我喜欢吃东西，我就不妨享受食物，而不是对其感到内疚或恐慌。 因此，我不再需要治疗这个问题了。"（根据我们的经验，这样的来访者很可能之后也会减重） 或者："为了保住工作我一直在折磨自己。但事实是我讨厌工作。待在家里、打理房子、做饭、把时间留给自己真的让我很舒服。我妻子的事业带来了良好的收入，她也很高兴我成为家庭主夫。自从我意识到这一点，我们都松了一大口气。"

在许多情况下，尽管来访者可以将一个问题重新定义为"没有问题"（no problem），但更有可能的是，除非问题本身得到改变，否则他是不会满意的，例如当来访者有严重的抑郁或者在性、艺术或职业方面存在困难时。然而，无论问题是需要被改变，还是来访者将其重新定义为没有问题，我们都会寻找一些质性的转变作为最可靠的治疗指标来表明来访者对问题解决感到满意，这些质性转变可能是我们预测用作治疗目标的，也可以是来访者在治疗中向我们报告的关于抱怨的改变。

最后，如果对结束的个案进行随访，随访者可以问来访者是否因为同一个或类似的抱怨而寻求过进一步的治疗。

　　虽然这些指标中任何一个都不能完全明确地测试治疗是否有效，而且在某些情况下它们之间还可能相互冲突，例如，在少数情况下，来访者可能报告他抱怨的问题没有任何改变，但他的生活已经有了变化，所以他决定停止治疗，但我们相信这些指标共同构成了制定目标和评估治疗结果的恰当和可靠的基础。

第 7 章

干预措施

短程治疗的目的是影响来访者，使其最初的抱怨得到满意的解决。要做到这点，可以通过制止来访者或其他人继续实施维持问题的行为，或者在适当的情况下通过改变来访者对问题的看法而使他不再感到痛苦或需要进一步治疗。无论在哪种情况下，治疗师迟早必须说或做一些事情来带来这样的改变。他必须干预，这并不意味着他在治疗早期没有干预。从理论上讲，既然治疗师不能不行动，同样地他也不能不干预。他从第一次接触来访者时就开始进行干预了，甚至是在电话中就已经开始了。然而在这一章中，我们会讨论治疗师落实基本策略或治疗要点将会用到的有计划的干预措施。

　　下面将要描述的许多干预措施会看上去很复杂、不直接，甚至"自相矛盾"，尽管在我们看来，使用悖论作为干预措施是相对罕见的；这一术语被过于松散和随意地用在那些让传统治疗师觉得是新颖的、讽刺的或违背"常识的"的所有干预上。然而，由于我们的许多干预是复杂、不寻常的，所以这里要清楚地说明，我们并不是因为这些干预的复杂性或新颖性而认为其具有优点。如果改变可以通过简单和直接的干预来实现，比如直接建议或要求改变行为，那当然更好。尽管我们在实践中没有遇到过很多这样的情况，但有些来访者可能会是很配合的。如果① 来访者已经明确表示他渴望从治疗师那里得到建议和帮助、② 他已经通过对治疗师的问题给予回应性的答案而表现出顺从，那么这种来访者就较有可能是顺从型的。然而，即使在这种情况下，也必须谨慎地给出任何直接的行为建议，治疗师需要通过提出某些小的或试探性的初步的建议，来检查来访者是否曾经得到过或者忽略了类似的建议；最重要的是，如果来访者表现出抵制，要准备好退让并用更间接的方式，而不是更强硬地去推动。

有计划的干预有两类。第一类用于收集了足够充分的资料并根据这些资料制定适合具体个案的计划后使用的主要干预措施（major interventions）。我们将以临床实践中常见的五种基本的尝试无效的方法为背景，介绍和讨论这些主要干预措施。这些尝试无效的方法是：① 试图强迫只能自主发生的事情发生；② 试图通过推迟来掌控令人害怕的事件；③ 试图通过敌对来达成一致；④ 试图让人自愿地顺从；⑤ 试图为自己辩解，反而证实了指责者的怀疑。

人们带给治疗师的大多数问题，其持续存在都是由这五种基本方法之一所致的。我们使用的与这五种基本方法相对应的每种干预措施都取得过多次成功。但是，此处应当注意的是，这种呈现形式主要是为了便于展示、陈述。我们不想传达这样的意思：比如每当两个人试图通过对抗来达成协议时，你必须让当事方之一即抱怨者进行善意的破坏。我们关于采取干预措施的一般准则相当简单。干预本质上就是中断尝试无效的方法的一种手段。请随意使用本书中的任何干预措施，或任何能帮你达到这种目的的你发明或发现的其他方法。

与主要干预措施（major interventions）相比，一般性干预措施（general interventions）具有更广泛的适用性。它们几乎可以用于治疗的任何阶段，并且足够普适而可用于多种问题。在某些情况下，它们本身就足以解决来访者的问题。

主要干预措施

试图强迫只能自主发生的事情发生

在这一类别中，患者表述的是对自己的抱怨，而不是对别人的抱怨。大多数身体功能或生理表现的问题都属于这一类：性功能问题（阳痿、早泄、性交疼痛、性冷淡）、肠功能问题（便秘、大便次数过多）、泌尿功能问题（尿急、尿频、无法在公共厕所小便）、震颤和抽搐、肌肉痉挛、食欲问题、口吃、顽固性疼痛、呼吸困难（过度换气）、失眠、出汗过多、情绪问题（抑郁）、强迫思维和强迫冲动、创造力和记忆障碍。

尽管这些抱怨中许多看似互不相关，但它们都是人类的行为表现，无论是心理功能还是生理功能。通常这些表现是波动的。大多数人在睡眠、性表现、情绪等方面都有暂时性的障碍。通常，他们不会太在意这些波动，也就是说他们不会将其定义为需要特别注意的或需要专业人士帮助的问题。在相当短的时间内，这些混乱会自我纠正。相比之下，潜在患者（patient-to-be）则会将这些波动视为问题，并采取相应的措施来纠正它们，并试图防止它们再次出现。这些措施通常包括刻意地努力以确保功能是正常或有效的。在这样做的过程中，患者会陷入企图迫使一种只能自发地或"不加思考地"发生的行为出现的痛苦尝试中。其他人也可能成为这一问题的参与者，并在不知不觉中使问题升级。例如，女性可能会有在性交过程中难以达到高潮的困难；她的试图帮助她解决问题的伴侣可能会在性交时询问她，以确认她的性唤醒水平或者他是否用了适当的方法来充分刺激她。因此，他含蓄地邀请她更加努力地回应他。在我们看来，这样做只会使事情变得更糟。

在这类问题中，如果患者只是放弃自我强迫的尝试，停止"过于努力"，问题很可能会得到解决。例如，一位抱怨在社交场合感到焦虑的年轻人讲述了他如何替换尝试无效的方法。

来访者：我发现我常常会非常紧张，甚至……哦，还有一件很有趣的事。星期六那天，我……我一直觉得自己戴着隐形眼镜的时候和人相处会更放松，我一直以为是隐形眼镜的功劳。现在我发现大部分取决于我……就是，星期六，当我和那个女孩苏珊在一起的时候，我和苏珊在一起时，我发现我涌现了很多感受。在过去，我总是试着不让自己产生这些感觉，所以就很紧张，或者很尴尬。而不知怎么的，这次有些不一样，我只是对自己说"我很紧张"，甚至不停地重复它，还有感到紧张是可以的，而这让我可以继续待在那里，并享受紧张的感觉。现在我不知道这是否说得通……

治疗师：嗯，其实是说得通的。而且……

来访者：……所以……就有点像，我发现我脑子里在想很多不同的东西，你知道，就像我紧张，或者我感到害怕……但现在，与其试着不去感受这种感觉，我甚至会鼓励它们出现，只说"我感到害怕"，就像是我被吓到了一样。是我太紧张了，这招有点好使的。虽然不总是感到紧张也是好的，但对自己说"我现在很紧张"几乎可以安慰我。

　　只是告诉患者停止过分努力不太可能有用。首先，他认为他尝试无效的方法是处理问题唯一合乎逻辑或明智的方式，不依此行事只会让事情变得更糟。第二，只是告诉某人停止一种行为通常会使他们更多留意到这个行为，从而使放弃该行为变得更加困难。一个总体的经验法则是，我们要通过明确地指示他们执行另一种与我们希望消除的行为相互排斥的行为来暗示性地要求患者放弃特定的行为。例如，我们会劝说有睡眠困难的患者将通常花在睡觉上的时间用于做一些繁重的工作，比如打扫厨房的炉子。如果遵循这个指令，患者通常使用的处理问题的方式（强制自己睡觉）就会被排斥。如果他必须保持清醒来执行治疗性指示，他就不能有意地让自己入睡。这两组行为是相互排斥的。

我们在处理表现问题时经常使用的通用策略，是通过阐明原理并给出让患者表现不佳的指令，从而逆转他用以克服问题的尝试。这种原理主要分为两大类。首先，治疗师可以向患者解释，为了明确诊断，引出症状是很重要的；也就是说，治疗师需要向患者解释，依然缺乏解决问题所需的重要信息，而只有来访者才能提供这些信息，这就需要来访者故意表现出症状，因为当症状自然出现时，他会因为陷入痛苦的挣扎而无法充分观察该症状。然而，相比于让症状自然发生，如果症状是患者有意计划发生的，患者便能够注意到他以前从未留意过的、微小但非常重要的信息。

治疗师：（对抱怨阳痿的患者）如果你能做到的话，有一些事情是可以缩短治疗时间的。我认为在你不能保持勃起与性接触对你的重要程度之间存在一些重要的心理联系。而这种联系只有在你经历这个问题时被找到，因为此时它最接近你的意识层面。可问题是，当你在经历这个问题时，你会全神贯注地试图应对它，并在伴侣面前感到非常窘迫，因此不会注意到任何有意义的联系。相反，如果你故意让自己"不行"，并确保不受干扰地这样做，那么你的心态会更开放，能抓住这种我认为转瞬即逝但至关重要的思绪。如果你偶然发现自己勃起了，你必须尽你所能来消除这种唤起，因为只有在完全阳痿的情况下，你才能准备好抓住这个重要的联系。

如果阳痿的患者后来报告说，他尽其所能也无法维持他的阳痿，反而完成和享受了性交，治疗师应该克制向他祝贺的冲动。相反，治疗师应该坚持他原来的策略，对患者在指定的任务中"失败"提出抗议，并敦促他更努力地在接下来的一周内变得不举。治疗可能会在患者的坚持下终止，因为他更感兴趣的是享受性生活，而不是试图了解他为什么曾经有这个问题。

在第二种原理中，告诉患者必须将使症状出现作为其最终控制症状的开始步骤。

治疗师：（对有强迫性穷思竭虑的患者）你试图控制你的想法，但你没有成功。你所能做的就是等到那些令人不安的想法出现。而这些念头出现的时候，你试图把你的注意力从它们身上移开，但它们会留下来直到它们自己决定离开。不，如果你要获得掌控，第一步是你要决定它们什么时候来并打算停留多久，请至少确定一部分时间。现在，你说这些想法似乎不喜欢早上9点左右来，通常直到中午才动身。嗯，这个你可以控制。9点的时候，你故意把那些令人不安的想法叫出来，然后让它们一直待到至少9点半后。这些穷思竭虑可能会试图在那之前离开你的脑海，但你应该让它们留下。如果你的心念游移到了其他的东西上，要迫使它回到穷思竭虑上。在其他时候，你的穷思竭虑也会自发地出现。这没问题，但当它们决定停止的时候不要让它们离开。让它们持续至少5到10分钟。这些念头或许会决定什么时候来，但由你来控制它们什么时候可以离开。

在一个相关的例子中，一个完美主义的女人对她的表现，包括她做陶艺的爱好，有各种各样的抱怨，治疗师便要求她为了诊断目的而故意表现失败。

治疗师：让我说说我的想法，这些想法部分是上一次我们治疗小组成员依据你给我的详细信息讨论后得出的。我所用的比喻可能过于简单化了，但从本质上你要面对的是一个专制级别的完美主义。

来访者：嗯。

治疗师：由于我们没有那么多时间来慢慢地探索你的排便训练、你的祖父母来这里时在船上的经历……那么就需要通过行动来达成一些共识。其中一个可能需要涉及，我并不确定，但它可能需要涉及，本质上来说，让你对不完美变得有一些免疫力。我想说，基于我所知道的一切来看，这确实是最切实、最方便的方法。我不确定细节，我只是来描述一下，如果有任何不可行的地方，我们可以调整。因为细节本身可能不重要。既然你是这么说的，根据你的日程安排来看，你确实可以每天至少制作一个罐子。因为根据你的安排，某天可能是在上午做，另一天可能是在下午做，所以我更希望定为一天。所以如果你要制作一个罐子，那么是在哪一天，就是说，哪天是做这个事情的最好的一天？

来访者：星期天。

治疗师：好吧。上午？下午？

来访者：一整天。但我可以……上午挺好的，或者下午早些时候，上午晚些时候。

治疗师：好，那么就是大概11点。

来访者：是的。

治疗师：我想让你尝试的是去把握做这事的尺度。主要是因为……我之所以把它限制在一天，是因为我认为如果你要对某件事免疫，最好是慢慢开始。我希望你在星期天早上的11点前准备好制作罐子。既然你提到一个小时，我希望你在12点停下来。

来访者：好。

治疗师：我想让你确保，无论如何，你确实觉得它是一个相当不完美的罐子。不管是一两个还是三个，因为我还不熟悉这项工作。你可以做一个，但一旦你做了一个，你也许可以做五个。好的，所以不管是一个还是五个，都不重要。

来访者：但它们应该都是不完美的。

治疗师：全部都是不完美的，你从11点到12点做出的所有罐子必须是不完美的。不管用什么方式，请在陶工转轮上完成。而且我希望你在除了规定的时间外不要碰那个转轮。

来访者：哦，好的。

　　在某些情况下，如果不想要的症状以一种之前没被意识到的方式被解读为有益的，患者可能会受到影响并停止对其表现或情绪的挣扎。这种抑制需要一些仔细的计划，因为需要让患者非常信服。例如，一个抑郁的人将自己形容成"工作狂"。他承认，他无情地逼着自己，从来没有超过两三天的假期而且很少休息。治疗师能够将他的抑郁改释为一种有益的力量，向患者解释说他的抑郁迫使他远离工作，在家里放松，这是一种奢侈，而如果不是必要的话，他永远不会主动允许自己这样的。患者发现这个解释是一个深刻而有用的"解读"，并试图停止强迫自己更活泼和外向。可以预见的是，他的抑郁情绪减弱了。

　　我们认为大多数被标记为"成瘾"的问题与这种表现问

题相类似。然而，在成瘾（或习惯）中，除了对抗他的行为表现或情绪外，患者还在试图不去想他想要掌控的"违禁"物质，无论是食物、酒精、麻醉品还是香烟。这场斗争最常见的形式是试图回避这类物质。刻意的、持续的努力回避只会使患者更加注意到他正在避免的那些事情，并使他认为这种物质比自己更强大。因此，他不断地在打一场自己处于劣势的仗，只有屈服于他认为无法控制的冲动时，他才能停止对违禁物质的思考（渴望它）。他相信置身事外的唯一方法是不被其诱惑。

也许斯皮格尔（Spiegel，1970）对吸烟者的自我催眠技术最好地说明了短程干预应对这些问题的原则。在自我诱导的催眠状态中，治疗师将吸烟的诱惑重新定义为最终获得掌控的绝对必要前提。然后，利用这一重新定义，他故意且频繁地指示来访者暴露在诱惑下，但让来访者遵循一个仪式程序，以便他能够同时抵制诱惑。类似的策略我们可以在非催眠状态下结合各种习惯进行使用。但不管是什么形式或背景，治疗师需要避免那个最容易犯的错误，也就是敦促患者使用他的意志力来回避上瘾物质。相反，治疗师将引导患者暴露在诱惑面前，同时为他提供一些仪式或"机制"来抵抗诱惑，这种机制能够使患者不必挣扎或纠结于是否屈服于诱惑。

虽然如斯皮格尔的方法一样，"机制"通常是一种简单的仪式，对某些来访者来说令人厌恶的仪式可以更有效。例如，一名无法有效使用催眠法的吸烟者被引导与自己签订了一份简单但必须严格执行的合同：他可以随时吸烟，但只要他抽了哪怕一口，他就必须在半夜起床，接连吸一整包烟。当他想抽烟时，这份合同产生了一种"无争议"（no-contest）的局面；想到要在晚上起床和不间断地抽烟，简直不值得"偷偷地吸一口烟"。"无争议"的结构消除了他与诱惑做的斗争，这种斗争最终会使他屈服。这个例子还强调了厌恶仪式的另一个方面：当指示来访者用过量的上瘾物质作为厌恶因素，特别是当来访者被要求在不方便的时候服用这种物质时，干预的有效性就会提高。"犒赏"（treat）就会真的变成"治疗"（treatment）。

试图通过延迟来掌控令人害怕的事件

陷入这种矛盾的患者通常会抱怨恐惧或焦虑状态，如恐惧症、害羞、写作或其他创作困难、表现障碍（公开演讲、怯场）等。这些抱怨也是指向自己的，患者在抱怨自己。然而，它们与前一组抱怨有所不同，因为恐惧或焦虑状态可能会在没有其他人的情况下自己出现并持续。患者由于自己的认知系统可以使自己惊慌失措，并能独自维持这种脆弱性。这并不意味着其他人对问题的维持没有作用，通常他们会协助。我们只是说，这些问题不需要这样的"协助"就能出现和持续。

恐惧症是这个类别的主要例子，它清晰简要地说明了这类问题如何产生和维持。通常，恐惧在开始时是无害的。潜在的恐惧症患者在执行某些任务时没有遇到任何困难，但从某一刻开始却遇到了意想不到、莫名其妙的困难。大多数情况下，这是一项涉及一些风险的任务，尽管风险可能很小。一旦经历了这种困难，潜在患者就会纠结于此，然后就会因为认为这种困难可能在危险、令人沮丧或令人羞辱的情况下再次发生而感到惊恐。我们称之为"关于'假如'的快乐想法"。"如果我在开车的时候头晕，但若下次是在一座桥上我不能靠边停车怎么办？""如果电梯停了我出不去，我失控了怎么办？"在这场博弈的早期，当来访认为自己很愚蠢而需要测试自己时，问题状态通常会加剧。他所忧虑的通常真的会像他所想像的那样发生。他在处理这个可怕的事件时会遇到极大的麻烦。他最大的恐惧得到了证实，于是他的恐惧全面暴发了。

不管这个问题是达到了恐惧症的程度，还是仅仅是一种"焦虑反应"，潜在患者都认为自己还没有准备好去掌控这个令人恐惧的事件。打个比方，这件事好像是一条龙，一条他必须杀死的龙，但他似乎没有其他人所拥有的"秘密"武器。预期的需要面对的龙、电梯、飞机、驾驶或与陌生男人或女人交谈，这些念头一直悬在他的心头并笼罩着他生活的方方面面。大多数人面对"龙"并无困难的事实正是一个潜在患者尝试无效的方法的一部分：他告诉自己，因为任务对其他人来说非常简单和容易，他在执行时也不应该有任何困难。同时，他感到自己很脆弱且没有准备好去执行它（我们的假设是，对一项通常被认为是困难或危险的任务，例如跳伞，就很难形成恐惧症。在这种情况下，人们会认为恐惧是合理的，并承认人的勇气是有限的）。

因此，患者开始了一套无休止的不断做准备的程序以推迟"面对龙"。害怕考试的学生会想要推迟考试，无论他为考试学习了多少；害怕被女人拒绝的害羞的年轻人也不会提出约会，相反，他会等到"合适的氛围"，或者从他成功的朋友那里得到一些肯定的"线索"的时候再去做。

那么，从本质上说，患者尝试无效的方法是为害怕的事件做准备，这样就可以提前掌控这个事情。治疗师因此应避免做出会是这种方法的不同形式的解释或指示。这种干预只会拖延问题。我们需要做的是给出指示和解释来使患者暴露在任务中，同时要求他不要精通（或不完全精通）于任务，正如下一个例子所示的。

治疗师：（对有考试恐惧的学生）对于下一次考试，我对你的成绩不感兴趣，而是觉得这是一个更多了解你的问题的机会。事实上，我会保证，无论你怎么刻苦学习，你的成绩都不会超过90分。当你拿到试卷时，我希望你阅览上面的十个题目。然后，不管你对它掌握多少，你都要挑出一个题目空着不作答。我最感兴趣的是你如何选择这个题目，因为在这个过程中，你可以了解到一些关于你的问题的有用的东西。

或者，这是又一个例子。

治疗师：（对驾驶恐惧症的患者）当你说到你过于专注于驾驶的危险时，在我看来，你实际上对这些危险相当轻描淡写。作为解决你的恐惧的第一步，你必须对驾驶的危险更加重视。为了让你有这种心境，我希望你坐在停着的车里时考虑一下这些事情。在任何情况下，你都不能让你的思绪移到驾驶或旅行的乐趣上。我认为每天应该至少要花半个小时投入到这项练习中。（如果患者回来说，他对治疗师的慢节奏不耐烦，例如，他无法抗拒发动车子的诱惑，那么治疗师就会想坚持他的"限制"策略。一步一步来，所有的驾驶行为都可以变成限制："我希望你开车不超过拐角处"或"我希望你最远不要开过最近的商店，不管你状态有多好，我都希望你抛下车并走路回家"）

在患者害怕被异性拒绝的情况下，治疗师会要求他故意增加被拒绝的机会。治疗师可能会要求他去一些人们碰面的地方：酒吧、舞厅或溜冰场，然后挑选最漂亮的女人，用简单的介绍来接近她："我想更好地了解你，但我与女人交谈会很害羞。"治疗师还告诉他，在这种情况下，他很可能会被拒绝——毕竟，他已经挑选了一个挑剔的女人，他的开场白却是如此荒谬的简单。即使在某些情况下他没有被拒绝，他也被指示不要和她出去或再见她，因为任务的主要目的是让他更能免受被拒绝的影响，而不是认识女人！

因此，解决恐惧/回避问题的策略的通用主题是让患者面对令他恐惧的任务，同时阻止他成功地完成任务。我们解释过，这种通用的策略可以作为一般性的指导方针，因为患者更频繁使用的"解决方案"是去回避任务，同时又逼迫自己对它精通。

试图通过对抗达成一致

与这一解决方法有关的问题涉及人际关系冲突，而这些人际关系依靠相互合作。这些问题包括婚姻纠纷、父母与其叛逆的孩子或青少年之间的冲突、雇员纠纷，以及成年子女与年迈父母间的问题。

很少会出现发生争执的双方都来寻求治疗的情况。通常，治疗师会接触到那位认为他或她的位置的合理性受到另一方的威胁或否认的人。可能是父母认为子女不尊重自己的权威，或配偶一方认为被另一方"贬低"。虽然抱怨者试图强迫施压的那一方来寻求帮助或与他们一起接受治疗，但这些努力通常会失败，或者只能使"犯错"那一方来参加一次治疗。

这些问题的抱怨者投入的尝试无效的方法，是大费唇舌要求对方遵守他们对特定行为的要求，更重要的是，要求对方以他们认为应该得到的尊重、关心或顺从的方式来对待他们。总之，尝试无效的方法的主题是要求对方把他们"奉若上宾"。

无论这"要占上风"的要求被表述为"是对的"或是"管事儿的"，以及无论它是通过威胁、武力还是逻辑辩论来求得的，这种解决问题的形式其实反而会激发抱怨者想要消除的行为。

阻止这一解决方法的一种办法是让抱怨者采取"落下风"的位置，即示弱的位置。鉴于人际问题的斗争激烈程度，抱怨者很难对尝试无效的方法做出需要的转变。他很可能会将采取处于下风的位置视作是软弱、屈服，或者视作放弃了作为父母或配偶的权利的最后底线。然而，在这些情况下通常需要这样的逆转，因为如果抱怨者只是在没有解释的情况下停止了他的尝试无效的方法，另一方可能会认为这只是同样的操作：他没在抱怨了，而是在默默地等待时机。因此，另一方可能会保持一种防御性位置，并使抱怨者重新使用他的尝试无效的方法。

由于尝试无效的方法所需要的转变对来访者来说通常是一个困难的转变，干预这个问题时，治疗师的最大顾虑不是要确定来访者显而易见的需要采取的具体行动，而是重在设计对于干预的描述或者说"推销"方式上。一般来说，来访者需要一个可以使他能够轻松舒服地提出请求的非独裁风格的说法，比如"如果你愿意……我会不胜感激"，而不是"你必须……"或"这是你应做的最起码的事情"。

在抚养孩子方面，尤其是对青少年，父母往往试图通过夸大他们的权力来获得顺从："这是我们的房子，只要你住在这里，你就必须遵守我们的规则！""好的，很遗憾，但你现在不能出去；如果你出去了，我就禁足你两个星期！"通常情况下，父母要么不能，要么不会真的落实威胁里的惩罚。不管他们采取什么行动，都可能只是"小动作"，比如扣押零花钱一到两周。根据我们的经验，虚张声势的威胁既是挑衅性的，也很容易被认为是"纸老虎"。有趣的是，许多这样的父母没有实际利用他们拥有的惩罚权力，比如扣留重要的东西。

在这些情况下，干预实际上是在治疗师要求先与父母单独会面时开始的。这种形式含蓄地确认了父母是抱怨者；同时，这使父母处于向治疗师咨询如何管理其子女的位置上。这与传统治疗有明显的区别，在传统治疗中，治疗师通常会从孩子开始，即使父母参加了随后的治疗，孩子仍被当作是治疗的主要重点。

虽然治疗师认识到父母对孩子的挑衅性影响，但他不太可能直接这样告诉他们，因为这样的说法很可能会激怒他们并降低他们的合作意愿。父母的观念是，他们在适当地通过要求孩子顺从来维护他们作为家庭权威的合理地位："他必须认识到我们是他的父母，有权期望他保持房间整洁。"相反，治疗师将改释其孩子的情况，使他们既能够采取一个示弱的位置，同时还能感到他们仍然处于权威的地位。

对这种问题，一个有用的描述方式是向父母解释，孩子从来没有真正把注意力放在他们说的话上。若父母的行为对于孩子来说非常好预测，那么孩子就不会再睬他们。如果他们想让他听进去，就必须先引起他的关注，而其中一种方法就是变得捉摸不透。下面的示例中使用此描述作为影响父母、使其采用示弱行为的方式。

治疗师：我对你对你儿子的要求没有异议。如果非要说有的话，那就是你要求的太少了。但不管怎样，更重要的是你没有意识到你的行为对你儿子来说是可预测的。在听到你说一两个词之后，他就可以预测你接下来会说什么，然后他就把你屏蔽了。从我观察到的情况来看，你从来没有让他在这方面失望过。不行，如果你要搞定他，你必须首先引起他的注意，但这将需要你让自己的行为变得不可预测。

来访者：好吧，我不知道我们怎么能变得不可预测（这表明接受了改变的需要，但询问如何做到），也许我们可以……

治疗师：好的，想一想。让我们来看看。当他晚上离开家时，我相信你会说："记住，你应该10点前回来。你一定要在那之前回来。我不希望你在外面待到更晚。"有没有什么其他不同的、非典型的、不可被预测的讨论宵禁的方式？

来访者：如果我们问他，他觉得什么时候回家是合理的呢？

治疗师：那是不一样了，但如果他回答说"半夜"怎么办？不行，我认为这没有用，但你给了我一个思路。如果你说"如果你在10点前回来，我们会很开心的，但我们确实不能强迫你在那个点就回家"，这是不是有些不同寻常？

来访者：是的（笑），这对我们来说肯定是不一样的。但他会怎么反应？

治疗师：嗯，不试一试肯定不知道。不妨这周试一试？

或者，在更复杂的情况下，使用的描述集中在母亲帮她的孩子为成年生活做准备。

观察者：（进入房间）我进来是因为X医生（和父母一起陷于困境的个案治疗师）正在试图传达……正如你所想象的，我们进行了一次认真的会谈，我们帮他全面地分析了一番。我认为，试图让他尽可能准确地复述我们几个人的谈话是不合理的。根据你的评论，你刚才说的话，我认为你可能没有表达清楚。即便听上去是在重复之前说的，我们想说的是，基于X医生所述的吉尔既往的和目前的行为，根据我们的判断，吉尔是在不负责任地对待自己，无论在家里、在社区还是在学校，她都像一个4岁的孩子一样，做任何她喜欢做的事，因为无论发生什么，妈妈都会保护她。因此，她不必小心谨慎行事："妈妈会在最后一刻把我从危险中解救出来。"但对一个并非4岁的人，这就是一种危险的行事心态。他给我们举了一个很好的例子："你被逮捕了，被关押在少管所，参加了听证会，被软禁在家，你现在要去法庭做最后的陈述，这种情况下你还在'咯咯'地笑。"这是一个4岁孩子的心理。她通过诱导你扮演一个"好家长"，一个约束型的、不断提醒她的、讲道理的角色来维持自己的幻想：你能够而且也会拯救她。如果你坚持这样做，我们可以保证你的孩子会被淘汰。

母　亲：那么，你说的是，本质上——请原谅我，我希望我没有打断你——你告诉我的其实是，我将不得不采取一种放手的方式。

观察者：不，不，这还不够。她需要适当地、积极地去感受害怕——让她感到害怕是因为她需要意识到很重要的一点：脐带已经被切断了。"妈妈保护不了我。""我比自己意识到的，甚至是你（妈妈）和法庭意识到的，更需要依靠我自己。他们都太天真了。"去学校好好表现，否则我们会把你送到一个能让你好好表现的地方。这真天真。但如果你对可预见的现实感到害怕："我得小心行事。妈妈不能替我处理。妈妈保护不了我。"不是"妈妈不来保护我"，是"妈妈保护不了我"。

母　亲：嗯。但我该怎么把她弄到那个位置上？

观察者：好的。无论你信与不信，就是——让我先说一说一般性的东西，然后说一些更具体的东西——那就是成为一个"坏家长"。如果你想帮助她，并尽快让她意识到这最重要的一点，那你需要和她一起处理事情，你并不是放手，而是以人们认为的坏父母做事情的方式来处理事情。例如，你不能问"你有家庭作业吗？你做完作业了吗"，这些都是让她确认"你会保护我的"；同时也不能撒手不管，而是说"我不知道你是否有作业，但今晚有一个很棒的电视节目，你为什么不来看看呢"。顺便说一句，不要犯这样的错误……我记得你说过你现在是（法院指定的）强制执行者，但吉尔还不知道。

母　　亲：呃，她……我可能没有说明白，她现在应该是能意识到的，是的，至少在接下来的两周里，我将是全权强制执行者。在她有了被分配给她的正式缓刑监督官之后，应该就是更多听他的了。但她没有意识到的是，她每天都住在家里，我会是那个告她密的人，你知道，她会这么叫我的。

观察者：她在少管所的前五分钟就知道了。

母　　亲：不，她根本没表露出来！但我想你可能是对的。

观察者：这就是她在第六分钟所学到的：你别暴露自己。

母　　亲：我从没想到这一点。

观察者：少管所的信息交流非常迅速。所以你们得就这件事谈谈。

母　　亲：是的。

观察者：好的，你应该是强制执行者，她也知道这一点。你可以通过扮演一个好的执行者而帮助她成为被淘汰的人。你也可以通过扮演一个腐败的执行者来帮助她，但愿她能更好地管好自己，更成熟地掌控自己。一个"坏妈妈"执行者。你会对她太粗心；你忘事儿，你根本不会上心。"我知道你知道我和一个被禁止接触的朋友交谈过，我想你可能得告诉我的缓刑监督官。""可能吧，但我也不知道。事实上，吉尔，我不想这么说，但我对法庭和法官做的很多事情都不太满意。但我不会告诉你我对哪处有意见。我对他们不太满意，有时候我觉得他们都是胡说八道。""我"是个很坏的公民，一个糟糕的母亲，对，就是这样。

母　　亲：好吧，那就是……我会这么做，因为我认为你的建议很好。

观察者：这将是非常非常困难的，你将与这个和你的习惯完全不同的角色抗争。你抚养你的孩子，在抚养他们时，引导他们、控制他们、管教他们、保护他们，这些都是合理的。当然你可以对一个4岁的孩子做这些。如果一个4岁的孩子受到恐吓，社区里的每个人都会支持你："你在这里干什么？你赶快回家吧。"那孩子一路小跑回家。你可以轻而易举地打散一群4岁的、8岁的孩子。当他们开始步入青少年阶段、青春期早期，他们像小偷一样抱团：他们有同伴的支持，他们有钱了，他们被鼓励尝试张开自己的翅膀，所有这些想法会一直到成年。当你尝试换档为不再保护孩子并沮丧地意识到你不能再保护她时，将会是很艰难的。她在哪里？她现在在哪里？她在学校吗？你怎么知道这些情况呢？

母　亲：在家。

观察者：家？

母　亲：她应该在家的。

观察者：你怎么知道的？

母　亲：我不知道。

观察者：好的。对一个8岁的孩子，你可以说"你待在家里，直到我回来"，他们会待在家里的。他们被唬住了。但很难意识到……我们并不是要你不关心你的孩子——你会一直关心的，但你的关心需要转变到让他们保护自己。我的能力已经到了保护他们的极限，现在的问题是如何让他们保护自己。从某种意义上说，家变成了生存训练营。

母　亲：是的，确实。

观察者：如果……士兵们就活不下来。你想对你的士兵好，因而不让他们经受严酷的考验和风险，不让他们爬过铁丝网……因为那很危险。然后你把他们送出去战斗吗？他们会被杀掉。

母　亲：那确实。

观察者：所以对许多青少年来说，尤其是对像吉尔这样的一直没有很好地管理自己的青少年来说，家是一个生存训练营。他们得得到一些教训，其中最重要的就是"安全绳被割

断了，孩子"。你也知道，每当你妈妈表现得无能、健
忘、不负责任……你就知道最好不要依靠她来保护你。

母　亲：是的。我真的明白了，我确实看到了其中的逻辑。对我
来说很有意义。我会做的。

观察者：好的，好吧。做好准备，这会很困难。你将与你的本能
抗争……吉尔也会让你为难，有时候，我认为最好是预
测一下，她会设法让你回到"你不能"的位置。"你这样
做了吗？你那样做了吗？"她会诱导着让你回到那个角
色，她可能会很擅长这么做。所以你为何不研究一下她
会尝试如何做，如果可以的话，不要再被带回去了。

母　亲：是的。

治疗师：我在另一个房间观察的同事指出，这可能不起作用——
这种方法在第一次使用时可能会不起作用。可能第二次
使用时也不起作用。你也许会说一些关于看电视和不做
家庭作业的事情，她可能会真的就完全放弃写家庭作业。
可能需要用上五六次，需要一些时间来改变。

观察者：哦，是的。我希望我没有说得好像用了这方法之后一夜
之间就会有改变或者是成功一样。

母　亲：哦，我知道这个。

观察者：你知道，这只是开始，要把这个行动方针，把这个基本
的方针坚持下去，需要一些时间。

母　亲：不，我知道的，相信我。她花了15年时间才成为现在的
样子。我知道不会在一夜之间改变。

有时，父母不会从他们占上风的位置上下来，因为他们害怕对孩子"完全失去控制"。之前提供的描述方法可能不会让他们放心地觉得自己还保持着控制的地位。在这种情况下，可以给他们提供一把"魔法剑"；也就是说，治疗师告诉他们，他们有一个还没使用过的更强大的手段来实现顺从，那就是给出不可预测的、意外的后果。然而，这把"神剑"需要你放低你讲话时的姿态才能有效。简而言之，这种被称为"善意破坏"的策略是让父母给出实际后果，而不是停留于口头，这些后果是以一种"偶然"的方式发生的。如果孩子质问，父母将为自己的行为道歉："哦，我非常抱歉昨晚你床上有面包碎屑。我一定是一边吃早餐，拿着烤面包走来走去，一边帮你整理房间来着。我会尽量不让它再次发生。"

　　对于一些家长来说，干预可以是单纯地重复将占上风重新定义为弱势方，将占下风重新定义为强势方。治疗师指出他们对自己的孩子采取了过于"软弱"的位置，并指示他们采取一个占下风或"强势"的位置。这种简单的策略不太可能用在大多数父母身上，但治疗师可以适当地对那些说自己已经完全没办法了，并愿意尝试任何有可能成功的事情的父母使用这一方法，正如在下面这个困难的、挑衅性的青春期女孩的父母的例子中的那样。

治疗师：你能告诉我最新情况吗？

母　亲：好的，我们很兴奋地按照你说的做了，我让苏西哭了整个星期。你知道吗，她完全受挫了。举个例子，几天前她问我："今天去上学穿一件毛衣够了吗？"我说："今天很冷，苏西，再加件外套可能会更好。"她说："但今天下午可能会很热，那我还得把它带回家。"我说："那也许一件毛衣就好了。""你让我觉得恶心。"她说，"我再也不和你说话了。"然后离开了。

治疗师：这对你来说意味着什么？

母　亲：我不知道，这只意味着我不会和她争论任何事情，而这让她很生气。

父　亲：她（母亲）过去常说："你要穿这件外套上学。天气很冷，如果天气暖和了，你就把它带回家，就这样。""噢，我不知道为什么我不想带着它的时候还非得带着，我才是那个有可能感冒的人。"她会为此吵架。但现在，当她（母亲）要说些什么时，她会说："嗯，我会考虑的，苏西，我看看。"类似这样的话。

母　亲：嗯，就像缝纫机，比如……

父　亲：她就这样，她不知道下一步该说什么了，因为没有人会和她争吵了。她尝试各种策略来开始争论。当没有人会和她争论的时候，她只是感到沮丧，不知道该怎么办。

治疗师：所以，在过去的一周里，你尝试了……在不提供信息这一点上你做得很好。当然，如果你因为过于抑郁和沮丧而不能提供信息，那就更有力度了……我希望你采用更有力的位置。这对你来说可能听起来很荒谬，因为我希望你采用的这种更有力的位置会让你们看起来很无助、很沮丧。

在婚姻问题上，抱怨者通常会试图通过抱怨而不是通过请求从配偶那里争取关心。更糟糕的是，这些抱怨经常被用一种特别具有煽动性的修辞形式表达出来："为什么你能体贴任何该死的陌生人，都不体贴我或孩子？""你打算什么时候考虑考虑我，而不是一直想着让自己舒服？"当提出请求时，这些请求往往含糊不清或模棱两可："你知道吗，偶尔带我出去吃顿饭就好了。""我不需要珠宝，但如果你能给我买点东西就好了。"治疗师会想阻止这种占上风的高要求性和不能做出明确请求的行为。简而言之，治疗师希望抱怨者提出具体而明确的要求："如果我们明天晚上能出去吃饭，我会很开心（或者 "我真的很喜欢这样"）。"影响配偶中的抱怨者采用这种形式通常需要一些描述方法，否则，配偶只会将其视为让步、屈服或采取了过于卑微的位置。最有可能被接受的描述应能让来访者感觉到他们在与配偶的关系中是处于主导地位的。下面是这样一个框架的模拟示例。

治疗师：你知道，这很有趣。你说你想从丈夫那里得到更多的关心，然而却因为你表达的方式而让他逃开了。

来访者：但我没有。我不断提醒他，他是如何对待我的，而他认识的大多数男人是如何对待他们妻子的。我已经说得很清楚了。

治疗师：就是这样！这种努力传达了一种绝望，一种他很可能会觉得你把他看作你的太阳、月亮和星星的绝望；也就是说，不管怎样，如果他不把注意力放在你身上，你就会枯萎。这使他处于一个太重要的位置，在这个位置上，他能感觉到他随便给你扔点面包屑都应该足够了。

来访者：是的。为数不多的几次他为我做了点事情，都好像他把右臂切给了我一样。

治疗师：如果你真的希望改变你一直扮演的角色，那就需要你把他从你为他创造的神坛上弄下来，而这主要是要靠你提出要求时更随意。然而，要做到这一点，你需要有足够的尊严，这样他才能认识到他不是你世界的中心。如果你觉得可以，你会发现自己可以更随意地表达请求，比如"如果你怎样的话，我会很高兴的"，然后把要求具体化，这样他就无法回避，就不会声称他不清楚你想要什么了。有一种特殊的三角情境，例如，父母一方与青少年孩子发生冲突，另一方试图成为和事佬。几乎对立双方的任何一个评论，尤其是任何表达分歧的评论，都会迅速引发一场暴风雨般的战斗，并以一方或双方摔门而去而告终。这个问题是由和事佬在无意中维持的。她希望看到交战双方之间有更好的关系，她个人对战斗中产生的噪声和敌意感到不舒服。通常在暴发后不久，她会试图通过与一方或双方"讲道理"来解决分歧。这种说理并不会让风波平静下来，实际上是煽动性的。和事佬告诉配偶，他对孩子太不耐烦或太苛刻了，或者没有充分认识到孩子的需求或处境，从而指使那位父母去做事，并在不知不觉中表明了孩子和自己之间的联盟。对于孩子，和事佬解释说另一位家长是"真的爱你"，并要求孩子有耐心或忍耐。这也有煽动性的影响，因为它暗含着对孩子的批评和父母之间的联盟。

无论本意多么好，这一维持和平的努力却进一步使争吵双方之间的关系走向极端，同时使和事佬相信，这个局势需要专家的帮助。在大多数这种情况下，和事佬也就是主要抱怨者，通常会敦促治疗师和交战双方进行谈话，将治疗师当作一个更专业的和事佬；也就是说，做更多同样的事情，但做得更好一点。

显然，治疗师希望回避这种邀请，并需要将治疗描述为需要和事佬"至少在一开始"积极参与。要避免的一个容易犯的错误就是告诉"和事佬""别插手，让他们自己解决"。即使抱怨者同意这一点，她很快就会发现这很难实施，因为配偶和子女之间的战斗的可怕程度往往会高到她无法忽视的程度：扔东西、推搡或动手等。相反，治疗师会想推动和利用她作为中间人的位置，但用一种不一样的方式。

治疗师：好吧，你可以试着置身事外，但我觉得这行不通。我认为他们比你更等得起。你看，他们依赖于你总是介入并拯救他们的事实。不管何种情形，你说你试过置身事外但那没用。

来访者：确实。我都已经离开了房子了，但你在街区尽头都能听到大喊大叫。我只能回来。但我真的厌倦了被夹在中间。

治疗师：我能理解，但只有当你的丈夫和孩子不再需要你来履行这一职能时，你才能摆脱这个角色。

来访者：但我不认为会发生这样的事。他们只会相互争斗。

治疗师：他们可以继续战斗，因为他们指望你成为那个讲道理的中间人。你是理性的声音，而他们错误地认为你可以为他们做谈判。这样，他们就避免使用和发展自己的谈判能力。改变这一点的方法可能仍然还是会让你觉得很奇怪，那就是成为一个不讲道理的谈判者。

来访者：不讲道理，怎么做？

治疗师：你看，当你走到他们面前，指出他们的行为不合理时，他们不会听到你在说什么，而只是你自己在为讲道理而苦恼。他们依赖于你对战斗中的另一方讲道理，从而成为他们每个人的更冷静的发言人。然而，如果你传达出你可能不是那么冷静，他们可能会开始觉得他们需要自己进行谈判。这种不讲道理的位置不仅可以通过同情他们各自的位置来传达，甚至可以用比他们更夸张的方式，也许达到荒谬的地步，这样他们每个人都必须对你变得讲道理，指出你有点过头了。显然，如果你能让他们中的任何一个这样做，你就知道会有好的效果了。我会把这个措辞方法留给你决定，但应该就是某种形式的"我不能说我责怪你对他如此生气。事实上，我认为你气得还不够"。

在这里，治疗师重新定义了和事佬作为中间人的角色，并进一步将其定义为"讲道理的"中间人，一种具有反作用效果的"讲道理"。如果患者接受这些重新进行的定义，可以扩展策略的主旨，使她不再对交战双方采取煽动性的位置，而是同情他们双方。同情比对抗更能使人平静下来。

试图要求（他人）自愿顺从

这种解决办法和试图通过刻意安排来实现自发性那种办法是相似的，可以概括为"我希望他这样做，但更重要的是，我希望他想这样做"。这似乎透露出一种对于向别人提出令人反感、需要付出努力或牺牲的要求的厌恶感。直接提出自己想要什么被认为是某种形式的独裁或是侵犯他人的主权。就好像另一个人被认为是脆弱的、不能为自己的顺从程度做主——就像一个不能说"不"的人，因此，他的"自由"必须自相矛盾地依靠另一个人来维系。我们通过引用一位母亲的心酸历程来说明她对于8岁儿子不想做家庭作业和其他家务的迷茫和冲突（同样可见于《改变：问题形成和解决的原则》第 6 章）。

　　　　我认为我想说的是：我想让安迪学会做事，我想让他做事情，但我希望是他自己想要这么做的。我是说，他可以盲目地服从命令但是并不真的愿意这么做。我意识到我做得不对，我不太能确定我做错了什么，但我不能向他发号施令。然而，如果一个孩子就这样完全靠自己，他最终会被埋入一个堆满东西的房间（指衣服、玩具等在地板上）或类似这样的情况——不，这很矛盾，我想让他自己主动做一些事情，但我又意识到我们必须得教他这么做才行。

　　这种棘手的悖论表现在许多临床形式上，如婚姻问题、育儿问题及"精神分裂症"。

　　例如，在通常被称为"青年型精神分裂症"的情况下，父母可能会为他儿子奇怪的行为而苦恼，比如只穿内衣在房子里走来走去。他希望儿子多穿点衣服，举止正常，但父亲不会简单地要求他这样做。相反，他会试图引导儿子"自愿地"做这件事："我知道这样走来走去会很冷的，我相信你穿得暖和点会更舒服。但当然，如果你觉得不适合，我也不会强迫你。你必须自己决定这种事。"如果儿子回答说"听着，如果你要我多穿些衣服，就放弃吧。你可能觉得很疯狂，但我就是觉得这样很舒服"，那么问题就不存在了。然而，很有可能儿子的再次辩解和爸妈的指令同样是迂回的："一个人必须做他应做的事。"（或者更奇怪的说法："我认为灵魂在呼唤我。"），那么问题就会升级。

在这种情况下，本来是只需要用拒绝（甚至是同意）来回应的要求，反而交错构成了新的问题：间接的请求被间接地拒绝，每个人都试图说服对方直接的处理方式是徒劳的。拒绝越隐晦或怪异，父母就越相信他儿子是脆弱的，因此在随后的交流中需要再间接一点。也就是说，很多所谓的精神分裂症可以被看作是参与者过度礼貌而致的一种疾病："我并不是真的在告诉你我想让你做什么。""好吧，我也不是真的拒绝。"

在一些婚姻问题中，这种悖论表现在这样的抱怨中："我丈夫忽视了我的需要，这些需要即使我不告诉他，他也应该意识到的。如果我必须告诉他我想要什么，那更糟糕，因为从那以后他就会遵守这种规则：他这样做只是因为我叫他这样做，而不是因为他真的愿意。"

最后，你会在所有这类问题中见到这个解决方式，也就是A要求B采取某种行动或做出决定，当B拒绝请求时，A试图通过指出自己的要求是公平、合理的，以此来对抗B的抵抗。 因此，实际上是A要求B停止抱怨和抵制，并自愿做A想要做的事。在所有这些问题中，共同的主题是一个人试图让另一个人服从自己，同时又否认自己提出过这种要求。

处理这类问题的总体策略是让提出要求人直接提要求，

即使这个要求是武断的。在这些情况下，治疗师的问题是找到一种描述方式来影响来访者做出这一转变。

例如，这样的来访者往往会表现出对善良的追求，其位置可能是："如果他真的不乐意这样做，我不希望他这样做。"治疗师可以通过利用这个位置，通过将来访者的善意的、间接的请求重新定义为在无意中是有害的，反之，将来访者可能认为是破坏性的、直接的请求重新定义为有益的。

治疗师：（对父母说）在综合所有的信息之后，我相信，你儿子适应能力差的核心原因是，你们害怕他太能让你们感到内疚。不幸的是，当你小心翼翼且温柔地对待他时，你不知不觉地让他在心里确认了这一点，因此，你善良的意图正在产生破坏性的影响。他需要你们来帮忙确认他自己没有那么强大，你可以通过对他提出许多要求来传达这个意思，如果有必要的话，还可以在他未能达到你的要求时让他承担一些后果。

治疗师可以提供额外的"劝说"，对其说："也许我对你要求太多，但我之所以敢这样要求，是因为我觉得如果可以使你儿子受益的话，你是愿意做出牺牲的。"甚至可以施加更大的压力："当然，也可能你不理会我的建议更好。毕竟，你的儿子对你来说不那么值得，你有权走捷径并继续之前的做法，让他为他自己的人生失败付出代价。"

同样地，丈夫不愿向妻子求助的态度也可以被重新定义为"无意中剥夺了她最需要你给的东西，一种你愿意来掌事的感觉。"

通过自我辩护坐实指责者的怀疑

通常在这些问题中，一个人怀疑另一方存在双方都是认为是错误的行为：不忠、酗酒、犯罪和不诚实。通常，A对B提出指控，B通过否认指控和为自己辩护来回应。不幸的是，B的辩护通常证实了A的怀疑（就像"女士抗议太多"）。因此，A继续他的指控，而B会继续加强他的辩护，如此等等。

我们将这种交互模式称为控诉者／辩护者的游戏。可以从婚姻问题（"我确信他有外遇"）、育儿问题（"我们知道她正招来麻烦"）和与工作有关的困难（"我们知道他在工作时喝酒"）中看到这类场景。

如果任何一方不再重复扮演他的角色，"游戏"就会结束。有时候，可以通过单独会见辩护者做到这一点。治疗师解释说，控诉者是犯错的或造成问题的人，而辩护者也希望游戏结束，可能能够通过采取单方面行动来解决问题。然而，这一行动将是困难的，因为在治疗师看来，控诉者能够洞察他的错误指控的唯一途径，是辩护者同意这些指控，尤其是当这种同意能够达到明显荒谬的程度时。

例如，我们治疗了一对已经参与这场博弈30多年的老年夫妇。她指责他"没有任何情趣"，挣钱能力也很平庸。他为自己辩护，声称自己已经尽力了，他放弃了在欧洲的事业，来到美国和她结婚，她对他做出的许多牺牲毫无感激之情。

几次信息收集和案例计划的联合会议后，我们治疗的重点是单独见丈夫，并说服他在妻子提出指控时向她作两个陈述。首先他说："你说得对，我这个人没什么趣味，医生帮我看到了这一点。"然后他说："他们告诉我，我太老了，没法改变了。"当然，如果妻子询问我们的预后，我们也准备支持这一观点。然而，这并不是必要的。经过几轮指控和同意后，博弈就结束了。

控诉者/辩护者的游戏也可以通过一种叫做阻塞的干预来结束。这种干预措施旨在降低人际交往的信息价值，从而使两者之间的口头交流变得徒劳，因为没有办法确认他们是否真的在讨论事实真相。

例如，如果一个妻子指责丈夫酗酒，他否认了这一点，治疗师可以采取"不站队"的位置来为阻塞干预铺平道路："我在这里的角色不是扮演侦探来确定你们中谁是对的、谁是错的。我的角色仅限于帮助你们两个互相沟通，因为你们的沟通显然存在问题。因此，我不会关心你到底喝没喝酒或喝了多少。"如果患者不强烈反对这个对治疗师角色的定义，他就可以开始阻塞"游戏"。

治疗师：（对丈夫说）无论你喝多喝少，你妻子对你的饮酒水平有

更多了解对于最终解决这个问题来说很重要的。我相信她并非如她以为的那样知道得那么准确，我需要测试一下。你需要帮助她。这周，我希望你随机喝酒，同时你的行为也要变随机。例如，某天晚上在你回家前，你只喝一杯，但回家时你就表现得喝醉了；在另一个晚上，做相反的事，如此等等。然后你要记录下你每天喝了什么和你的行为。（转向妻子）你的任务是透过他的表面行为来尽可能准确地评估他喝了多少酒，你也应该有你自己的"记分卡"。我希望你们不要互相比较记分卡。下周你们来的时候，我们一起看这些记录。

通过邀请他们进行这个测试，治疗师已经把这对夫妇放在一个有趣的面对面的位置上。这项任务引入了对丈夫"醉酒行为"的不确定性。他是真的喝醉了还是只是按治疗师的命令行事？现在控诉者很难与她丈夫对质。同时，既然他是故意装醉，他不用再承受以往那样的需要为自己辩护的压力。他可以控诉自己，但这个控诉又是站不住脚的。从这个意义上说，治疗师"阻塞"了控诉者/辩护者的游戏。

阻塞法还可以用来解决其他问题，其基本策略是相同的。在联合会谈中，"被告"被要求做某事，但这一任务又会以一种使真正的指控和举报变得不可靠的方式被描述出来。例如，一个被指控为"不值得信任"的青少年可能被要求做一些他父母会衷心赞成的事情，但不告诉他们做了什么。另一方面，父母被指示"通过任何手段，直接或微妙地"试图逼他说出他所做的好事。治疗师告诉孩子，直到最后，如果他觉得自己再也坚持不下去了，快要说出所做的好事时，作为最后的手段，他将编造谎言说他做了坏事。因此，如果父母开始质疑这个男孩，而他说他那天被老师训斥了，他们就不知道他们的儿子是在说真话还是在听从治疗师的指示，因此没有必要强迫他招供。

这种干预也可用于性高潮的问题。在这类问题中，丈夫会询问妻子在性交中的性唤醒水平或询问她是否达到高潮，这种情况并不少见。在我们看来，这些善意的努力只是给妻子施加了更多要达到高潮的压力。阻塞法可以有效地阻止这种努力。

治疗师可以在丈夫在场的情况下告诉妻子，解决问题需要她更多地意识到她的感受和感觉有关，尤其是在性生活过程中。因此，作为处理问题的第一步，在随后的任何性接触中，她都只是注意她的身体感觉，而不管她可能体验到多少快感。并且，由于这个过程不应该受到干扰，她的丈夫不会询问她的唤醒水平。然而，如果因为某种原因他忘记了这个指令，从而干扰了治疗，她可以这样回答他："我什么都没感觉到。"这一禁令使他的检查无关紧要，因为他无法得到包含任何真实信息的答案。同时，它使妻子摆脱了他含蓄地迫使她达到高潮的压力。

一般性干预

有时候，治疗师可能想先传达一些普遍性的位置，为后续更具体的干预奠定基础。或者他会想用一个位置来确定这是否足以解决问题，即使不涉及对来访者的具体指示。采用如此"位置"本身已构成干预，因此我们将其罗列于此，因为即使不依赖于来访者所陷入的特定问题或解决办法，它们也具有广泛的效用。

慢慢来

在所有的干预措施中，也许强制患者在解决问题时放慢速度是我们最经常使用的策略。在某些情况下，这也是唯一的干预。来访者没有被指示做任何事情，尤其是没有得到任何具体的指示。给出的任何指示都是笼统和模糊的："本周不做任何事情，这对进一步的改善是非常重要的。"大多数干预措施都是在为"慢慢来"提供可信的理由：任何变化，即使是变得更好，也需要一个适应的过程；或者，每个人都需要一步一个脚印地确定什么是最合适而不是最大程度的改变，如"也许75%而不是100%的改善对你来说会更好"或者"循序渐进的变化比突然发生的变化更牢靠"。

在下面的例子中，一个正在卖房子的患者抱怨感到抑郁、丢了工作，并与其女朋友发生冲突。第一次访谈结束时，他被告知"要慢慢来"。

治疗师：还有一件事我想告诉你。我感觉你一直在向我们描述的是，你受到许多打击。我意识到这些都是已经发生的事，但另一种看待它们的方式是它们带来的心理上的打击，它们同时发生，不可预测而又极其迅猛，出乎你的意料。你失去了一份工作，亲密关系又悬而未决，她也搬走了，你还失去了朋友，事情全都变得很混乱。你完不成任务，你对自己的整体评价很低，我们非常强烈地认为你低估了你所经历的一切带来的影响。你几乎是在虐待你自己，因为我们很惊讶你现在的感觉居然没有更糟糕，考虑到发生在你身上的所有这些事情，你应该比目前抑郁得多才是。如果要说什么的话，我们很惊讶你状态居然这么好。

来访者：有些时候我会变得糟糕得多。

治疗师：那并不令我们惊讶，似乎很合理。

来访者：已经持续太久了。我得处理好这一切。（观察室打来电话）

治疗师：我的同事真的觉得你低估了情况，特别是缩短时间——缩短恢复所需时间的想法。虽然这非常令人不快，但事情都有一定的时间和节奏。就像你被车撞了一样，你需要时间来慢慢恢复、来修复。此外，你受到的一些打击差不多是击倒性打击了，而你的资源现在很有限，这意

味着"我不能很好地梳理自己"等。因此,你真的需要放缓脚步,慢慢来,而不是试图立刻解决一切。忍住,这周尽可能少做一些,只做最小的改变。你需要时间来恢复。

当面对那些其尝试无效的方法的主要是"过于努力"的来访者,或者向治疗师提出紧急要求采取补救行动但自己保持被动或不合作的来访者时,我们通常会在第一次会谈中发出慢下来的指令。同时,除少数例外情况,一般在来访者在得到具体干预后的下一次会谈,其返回报告了一些明确的、我们乐见的改善后,我们也应采取这一方针。在这种情况下,即使没有具体给出慢下来的指令,我们也应避免表现出任何明显的乐观或进一步给予鼓励。相反,我们更愿意承认这个好消息,但接下来就表现出担心,并向其解释说这变化可能有点太快,这样的快速改善使治疗师不安。在此基础上,敦促患者至少在下一次会谈之前不要有任何进一步的改善。治疗师甚至可能认为这种改善是如此之快,以至于需要制造一些恶化症状。按照"慢慢来"的策略,下一次会谈通常设定为2周之后,而不是在下一周。 这既符合缓慢的想法,也是一种隐含的奖励,因为患者需要花更少的时间和/或金钱在治疗上。为了说明这一点,让我们回到前一个抑郁症患者的例子。他一周后回来了,报告说他感到"不那么抑郁了",并完成了一些任务。

治疗师：很高兴听到你这周做了一些事情，并且报告说你感觉不那么抑郁了，但我们的基本感觉是你进展得太快了，你需要放慢速度，对于存在与你类似问题的人来说，恢复得过快是个巨大的陷阱。可以理解你想尽快摆脱它，越快越好；你不好受。但就像流沙一样，恢复过快就是陷阱，而慢下来有很多好处。首先，陷阱之一是你以为你已经走出困境，但其实你仍然是抑郁的，你并没有摆脱它，这还为时过早。正如我们上周所说的，很多事情发生在你身上，你需要时间慢慢来恢复，所以你得慢慢来。其次，你现在需要处理的问题——工作、人际关系、搬家，这些都很复杂，并且现在让你困惑。在这些事情被澄清之前就采取行动，是一个真正的陷阱。当然，人们总是倾向于要做点什么。第三，我同事觉得你的风格是三思而后行的，而现在你可能会出差错。当事情不明朗时，你必须等它变得更清楚后再采取行动，而现在很难做到这一点，因为"你想做些事情"。我一位同事建议，如果你想采取行动，可以做些与你面临的问题完全无关的事情。

来访者：好的，但我现在操心的事情之一就是这所房子。我得花点时间，把注意力放在处理掉这所房子上，可能会在10月20日左右。

治疗师：好吧，刚进来的那个人是我们的副主任。他说，如果有些事情你必须做，你就去做，但尽量少做。我想你可以

> 把我所说的一切浓缩成一个主题：我们给你的主要指示
> 是，你需要放慢脚步，推迟任何重大行动。为了保持这
> 一点，我想在两周后而不是一周后与你见面，以帮助你
> 减缓事情发展速度。

我们认为这种策略是有用的，因为这让治疗师看起来并没有承诺能快速改变患者，因此这会带给患者一种隐含的压力，使他们能够配合治疗师随后可能给出的意见或建议。同时，它消除了患者的紧迫感，这种紧迫感可能促使他坚持不懈地试图"解决"他的问题。也就是说，来访者一直在努力解决自己的问题，如果他被告知问题能否得到满意解决取决于他是否在缓慢地推进，他则更可能放松这种对解决问题的努力。

改善的危险

在某种程度上，这可以被视为"慢慢来"这种干预的延伸或变体。我们会在治疗中单独使用它，因为它有一些不同的用处，并常用于某些阻抗类型的患者。

在这里，患者会被问到，他是否能意识到解决他的问题所包含的危险（不是问是否会有危险）。大多数时候，患者会很快回答说不可能有任何危险，解决问题只会让他更快乐，等等。然而，治疗师不需要太多的想象力就可以说出一些解决问题可能带来的坏处——就算不是给来访者带来坏处，也

是给来访者身边的人带来坏处。如果你减肥了，就必须修改衣服尺寸或者买新衣服；如果你感到自信了，其他人可能就不会像"在你抑郁的时候"那样忍住不批评你；当你在性方面更棒时，你可能会想要弥补之前失去的时间而忽视其他必要的活动，或者你的伴侣可能无法与你保持同步，等等。只要能说出一个可信的坏处就能使治疗师的位置——改善的危险不只是可能存在，而是确实存在的——站得住脚了。一旦站住脚，治疗师可以利用这一位置来达到很多目的。他可以拓展"慢慢来"的位置，因为没有比让一个人对任何改变进行深思熟虑更慢的行为了。他可以用它来激发动力："如果你改善了，它可能会对你的配偶产生有害的影响。你看，如果你做得更好，他就不能再指挥你了，他可能会抑郁。我不知道你是否想这样对他。"他可以使用这种策略来迫使那些没有完成先前作业要求的患者遵守后续的要求："你不需要为过去一周没有做作业而感到抱歉。你看，可能是你的潜意识在告诉我们一些事情。我想问你：你能看到改善的危险吗？"治疗师含蓄地表示，如果患者忽视了他的"作业"，治疗师就不会采取行动来帮助解决他的问题，也就是说："如果你不划船，我也不会划船。我不能为我们俩划船。" 对没有听从治疗师建议的患者，通过询问他改善的危险，治疗师含蓄地表达了这个意思。

在下面的例子中，一位治疗师正在与一对夫妻进行关于妻子喝酒问题的会谈。治疗师提出了这一主题：问题改善所带来的危险，以处理患者对先前会谈中给予的指导缺乏依从性的问题。

治疗师：我的同事对你们两个破坏、妨碍这个计划的巧妙方法也印象深刻。他们觉得，同时我也想知道，是否在某种无意识的水平上或者有些没有觉察到的地方，解决这个问题会对你们两人带来一些潜在的威胁或危险。我之前已经提出过这个问题，询问你俩中是否有人意识到解决这个问题的不利之处，这个问题你们已经在以前的治疗师那里处理了差不多一年时间，此次你们又将它带到这间治疗室。（观察室打来电话）我的同事们之前进行过讨论，如果饮酒不再被当作一个问题，是否会对你们俩或其中一个带来某些危险或威胁。他们的感觉是，在采取任何行动——我建议的行动或其他尝试之前，我们对这件事还没有充分考虑。我们都感觉到有太多的巧合了。我不得不同意，在继续讨论进一步的行动之前，你们俩要对这个问题进行非常深入的思考："在这个问题得到解决的过程中，无论问题是如何被解决的，你们可能会面临什么？更全面的影响会是什么？"我想说的是，最好不要固化你的思维，不要太具体，也不要太务实，因为你可能会忽略一些重要的问题。相反，用自由想像来回答这个问题。如果你想像得过了界，我们把这个想像打消就是了。但是，请自由发挥想像力，这样我们就不会遗漏一些真有可能发生的东西。我们都认为这是应该做的事情（然后，治疗师讲述了一个如何因为没有考虑到改善带来的危险，解决问题后带来不幸后果的案例）。

丈　夫：你能给我们一些思路吗？我感觉我们都很困惑。

妻　子：是的。根据你和我们进行的几次谈话——四次、五次还是六次，告诉我们你觉得可能的迹象……

治疗师：我没有任何具体的想法。我同事和我可能会讨论一下。回顾资料时我们会看出它可能是什么，但现在我不能说。对于你来说，把喝酒作为一个问题至少会带来某些角色的变化。你要照看她，那是不愉快的一方面；但你是一个照料者，而你是一个被照料者，我们不知道如果这停止下来会意味着什么，我们不知道具体会意味什么。这就是为什么我想让你们俩考虑一下。你们最了解自己的生活。（观察室打来电话）他们说我可以猜测，但你们需要的信息就在自己心里。如果我尝试给出答案，那只会歪曲事实，误导你。

妻　子：我不大清楚。

治疗师：你还没有明确的想法，这就是为什么我说需要两个星期。发挥想像力，也许你可以得出明确的想法。（观察室打来电话）我的同事们说这个任务有些难，也许你需要三四个星期。

妻　子：不，那间隔太久了。

丈　夫：两个星期我觉得比较合适。我来确认一下我们应该讨论

什么。（丈夫重复了一遍任务）

治疗师：（再次陈述主要观点，即问题解决后将出现新问题这个观点）

妻　子：你认为我的潜意识会因为担心可能有事情被改变而阻碍解决这个问题吗？

治疗师：是有一些威胁。会有回报，然而也可能有威胁。我可以给你举个例子，但恐怕我会歪曲你的想法。

妻　子：你想让我们写下一堆想法吗？

治疗师：可以写下来，但主要是想一想、讨论一下。此外，我想强调的是，在做这件事的时候，你俩都不要去解决饮酒问题。考虑解决问题可能会带来的不利之处是第一位的。

在某些情况下，"改善的危险"这种干预可能会促成重大变化，甚至单是这种干预就能解决来访者抱怨的问题，特别是焦虑问题，尤其是表现焦虑的问题（第10章中有这样的案例）。如果来访者能看到改善不完全是好的，他就不会逼迫自己表现好，因而可能放松下来。因此，来访者已经改变了他尝试过的那种过于努力的方法，我们预测他的抱怨会因为这一变化而减少或得到解决。

"掉头"

"掉头"，简单地说就是治疗师从一个位置、指令或策略转移到另一个上，并在这样做的时候给来访者一些解释。通常掉头会是转到相反的方向上，就像驾驶汽车时会做的那样，但也不一定。意识到走错了方向时，必须调转方向才能到达目的地。

当治疗师不知不觉地开始与来访者争论而自己却没有意识到这一点时，通常就需要掉头了。如果来访者总是讨价还价或抵制治疗师试图让他接受的策略，那么可能就说明出现了这种需要掉头的状态；这种状态下治疗师也可能会感到受挫。当来访者按照治疗师的策略去做了但没有作用时，也需要掉头。来访者可能会抱怨说"我认为没有进展"，治疗师也可能会意识到，尽管他提出了建议，但在解决问题上没有进展。治疗师越早认识到需要掉头，就越容易采取行动。在早期认识到的情况下，治疗师通常可以通过"哦，我明白了"的陈述来回应患者的意见分歧，然后离开他以前的位置，完成掉头动作。也就是说，从某种程度上讲，治疗师或多或少明确地采取弱势位置，认可了患者是在把他从一条错误的路上拉到了更好的一条上。

最常见也最容易的方法是治疗师说，他在两次会谈之间对问题做了大量的思考，他意识到自己忽略了某些东西，或者没有充分重视前面提到过的某些东西；因此，他发现他采取了错误的方法，而现在需要用完全不同的方法了。

治疗师：上一次会谈中，我感到我们被困住了，我们在为不同的
　　　　目的努力。因此，我对那次会谈做了很多思考，并查看

了前几次会谈的笔记，我意识到我错过了一些东西。

来访者：是的，这就是我上次想告诉你的。

治疗师：我很高兴听到你这么说。我一直认为你关心你的丈夫，后来我才意识到你更担心你的儿子。现在我意识到，继续关注你和你丈夫之间的关系完全没用，而更重要的是来看看你如何以不同的方式对待你儿子。

来访者：是的。现在你了解情况了。

　　然而，在某些情况下，治疗师可能已经陷入更深的麻烦——他已经反复说了"同样的事"，也许语气还有点强硬，这种情况下要优雅地后退则更困难。然而，即使在这种困难的情况下，如果有一名联合治疗师或观察者来帮助治疗师改变治疗方向，则仍有可能在会谈中间进行转变。例如，有这样一个案例，涉及一对非常焦虑的父母，他们有两个有点棘手的男孩。母亲突然说，她仅凭借直觉的力量就能知道男孩们的行为是否在"掌控中"，甚至在很远的地方也能感觉得到。这句话最初使治疗师感到震惊，因为来访者似乎把她的判断建立在不可靠的读心术上而不是事实观察上，他开始试图说服母亲放弃她所声称的这种能力。不出所料，这只是使她更加坚定地重申了她的主张。此时，观察者打电话给治疗师，提醒他短程治疗的一个基本原则：接受来访者提供的东西，并考虑如何使用它，而不是就其进行争论。根据这个建议，治疗师调转方向，告诉这位母亲，他相信有些人确实有直觉力，他一直在和她争论是为了测试她对这种能力的信心。

此后不久，父亲说，他也可以通过从远处聆听孩子们是安静还是吵闹来判断他们是否行为得当。观察员打进电话来给出更多意见。

在下面的例子中，治疗师报告了观察者说的话。然后，他继续实施"掉头"干预。治疗师认为正是父母——特别是母亲——的详尽细致的口头指示向孩子们传递了他们的焦虑并刺激孩子们胡作非为，因此减少父母的喋喋不休将能让孩子更加顺从。

治疗师：约翰说"我们这有一个雷达探测器和一个声呐探测器"，你（父亲）有一种接收声音的能力，而你（母亲）有一些像雷达一样的本事。

母　亲：我想这就是我们一直还能控制住事态的原因。[注：母亲在此（后来也反复）表明她在听取并接受了治疗师正在采取的新策略。在任何一种干预中，这种信号都意味着"继续吧"。相反，缺乏积极的信号和出现任何形式的"不是的"或"是的，不过"，都意味着治疗师的方向不被患者接受，此时治疗师应该放慢速度，重新评估工作方向。尤其重要的是，在进行任何复杂和漫长的干预时，要循序渐进地观察来访者的接受情况]

治疗师：我会告诉你我的想法。不过可能很牵强，所以我不会逼你们接受，我只是想跟你们提一下，万一有什么用处呢。我想我可以比较确定地说，你们俩确实风格不同，但你们可以敏锐地察觉到孩子们正在做什么，甚至会做什么。你们俩刚刚所说的，从某种意义上说，可以说是你们拥有精准的接收功能，你们明察秋毫。虽然听起来有些牵强，但如果这种能力可以转变为可被驾驭的输出功能，那么你们的直觉力量就不仅能洞察风是如何吹起的，还能决定风将如何吹。事实上，有趣的是，在我看来，你的直觉是一个更强大的工具，比你通常用在罗比身上那种工具——长篇大论——更厉害。你们有一个非凡的……

母　亲：长篇大论根本不管用。（再次赞同）

治疗师：这是沟通的接收机制，但不是你用来控制他的方式。

母　亲：我想这是因为我不知道怎么将它用于控制。

治疗师：好吧，我想说的是，不管它有什么价值，如果你真能用这种能力来控制他，那么对你来说会很不错。我不知道这是不是听起来有些牵强。

观察者：（走进治疗室）但你也不知道你是如何接收信息的。

治疗师：是的，没错。我提出这点的唯一原因是，我不想排除这种可能性，那就是你不仅把直觉运用在接收信息上，还能用在发送信息上，不这么使用这个能力就太可惜了。那样的话你就不必总是反复叮嘱罗比，不管你怎么叮嘱，他总是会做自己想干的乱七八糟的事情。

母　　亲：他会按他的主意来，是的。（同意）

治疗师：而且，顺便说一句，这还有另一个好处：他不在你面前时你都可以帮助他控制行为。

母　　亲：是的，但他得是个接收者。他的直觉如何？

治疗师：嗯，到目前为止有一个既可以接收又可以发送的设备……

母　　亲：我们必须扭转这种局面。

治疗师：……在他处于受控状态和即将失控状态时，你都把捕捉到的信号波发出去。我想说的是，现在，如果这些功能能以另一种方式发挥作用，那就更好了。

母　　亲：调转一下，是的……

治疗师：……具体来说，核心就是，就是你帮助罗比控制行为时使用直觉而不是长篇大论。比如，你让他去商店买东西——这时候显然你还是得说话，当他出门后在街上时，你可以把这句话用直觉传送给他：直接去商店，买鸡蛋……

母　　亲：这样试试感觉会很有趣。（急切地同意）

治疗师：……买好面包，然后马上回来。

　　还有一个稍有不同但要素一样的掉头形式，那就是告诉来访者自己向另一位"更有经验的"治疗师进行了咨询。通常不会告知这位"专家治疗师"的姓名，而且向来访者解释，因为这位专家太忙，所以他只能作为顾问参与一次会谈。对这位专家资质的唯一描述是，他比目前的治疗师有经验得多，尤其是在患者主诉的问题领域。

治疗师：你可能意识到了，对于你一直试图传达给我的一些重要观点，我还是感到有些迷茫。上次见你之后，我决定向另一位更有经验的治疗师讨教。我没有向他透露你的名字或其他可以识别出你的信息，只是说了我感到困惑的地方。他向我解释了为什么我会困惑，并指出了我忽略了的一些事情，我想和你分享他的想法。

如果治疗师还补充说"专家提出了一个我不太明白的观点，但他说你会理解"，那么这种掉头可能会更有影响力。这让患者更有可能接受这个观点，因为这会让他觉得自己与受人尊敬的专家观点一致，因而比治疗师更高一筹。

如何恶化问题

当治疗师提出建议时，他通常会表明该建议有助于改善问题。然而有时，他可以把建议描述为会让问题恶化，以此来产生更大的影响。通常，若来访者拒绝了先前的建议或表示他不愿意尝试新的办法时，治疗师就会这样做。治疗师离开了"这可能是有用的"的位置，而是用"如果你遵循我即将提出的建议，我几乎可以保证你的问题会变得更糟"或者

"我不知道什么建议对你有帮助，但我可以给你一些一定会使事情变得更糟的方法"。然后，他开始仔仔细细地说出那些患者为"解决"问题而做过的事情，这些事情实际上反而使问题恶化了。其结果是，患者会更好地理解、落实那些治疗师真正想让他做的事情。患者不再被直接告知该做什么，他只会得到暗示。同时，具体地向患者指出他如何让自己的问题变得更糟，可以使患者在继续过去的行为时对这些行为更有觉察，从而发现这样一个事实：是患者自己在主动地使问题持续存在。

也可以通过提问而不是陈述的方法来使用这种策略："你知道怎样让问题变得更糟吗？"或者："做什么事情一定会使你的问题变得更严重？"这个方法可用于治疗早期态度模糊或有阻抗的来访者，也可用于治疗快结束时强化已取得的疗效进步。

这里有一个例子可以说明这种"使情况更糟"的方法。这个案例中，患者在几次会谈后，其抱怨——"无法控制的莫名愤怒"——就减少了。她抱怨说，她不明白这种改善是如何发生的，这使她感到不确定。我们认为，对"理解"和"确定性"的需要是她尝试无效的方法的一部分。因此，我们希望消除她对理解和确定性的坚持，同时巩固她行为上的积极变化。这是通过指导她如何使事情变得更糟来实现的。

在下面的例子中，一位观察者听到患者的抱怨及她想要获得理解的愿望后进入会谈，向患者提供了一个获得确定性的秘诀：如何能让自己生气。观察者告诉患者对人际互动要进行分析，而不要把它们视为理所当然；如果有好事出现，一定要质疑对方的动机，找出潜藏着的为什么有人会为她做好事的负面原因。

观察者：我给你一点建议吧。时间不多，而且你可能还需要更多的思考，所以我根据我与其他人工作的经验给你一些建议，尤其是关于愤怒这个问题。我尽可能简明扼要，但我可以说，如果你跟着做，很大程度上可以保证你会从平静变得愤怒。你不必去寻找消极的事情，而是找到任意事物，最好是积极的事情，但要让你自己相信这件事情的发生是出于潜藏的恶意动机。你要吹毛求疵，把好心当驴肝肺，才能诱发愤怒。所以不要去寻找负面的东西；你可以利用消极，但你寻找的大多数东西最好是积极的，但要把积极正面的东西归因于不可告人的、阴险的、恶性的意图。这是第一步。

治疗师：我打断一下。我认为这不是第一步，在此之前还有一步。

观察者：那一步是什么？

治疗师：第一步是以一种近距离的、质疑的方式来看待你周围人的所有行为，而不是只看表面。

观察者：好的，是的。

来访者：我不会放松的。我会一直坐在那里盯着看、注意听。

观察者：不，什么时候这样做由你选择，无论你选择何时，都由你掌控。不管你怎么决定，现在必须放慢速度、不要改善得那么快了。"而那样做一定要让我愤怒，起码要让我感到生气吧；但其实我并不觉得特别生气，反而我还觉得挺平和的，请让我知道到底怎么做才能生气"。（治疗师）和我现在正试图帮助你学会怎么有意这样做。我们教你如何先开启行动，但当你这样做的时候，你的情绪就会跟上的……好吧，时间很短，我简短一些讲。我想说的是，如果你也想做到这个的话，你应该燃起怒火，苦思冥想，认真预测这个人的行为。但首先，如果一种行为比较容易重复出现，你就要赋予它比较负面的东西。举一个有点荒谬的例子："某某人在呼吸可能只是为了发出烦人的声音来烦我，我打赌几秒钟内他又要呼吸一次了。"我只是用这个荒谬的例子来说明怎样给行为赋予负面的东西。所以，要让自己愤怒的"药方"就是：选择一种行为，任何可能重复出现的行为，赋予它一个负面的、最好是丑陋的动机、含义或性质，然后在头脑中预期它将会发生。这会帮助你变得生气。所以，这其实就是要做三件事，我不能确定这三件事的先后顺序，但第一件事肯定是如（治疗师）所说的，不要别人说什么你都照单全收，只看表面，而是要去"透过现象看本质"，可能把这个作为第一步最好。第二件事是，无论别人做了什么，不管是什么行为，你要认为其"原因"一定是恶意的。如果你这样做，再加上我最后提到的关于预测的事，我可以说，这足以保证让你生气，甚至变得相当愤怒。

来访者：我觉得你已经大致描述了上个周末发生的事情。

观察者：也许吧，但我只是想给你一个方法，你最好试一试，就像对其他建议一样……

这种干预一种变体是，治疗师可以把患者一直在做的事情说成是给他开出的"处方"，而不说成是如何使事情变得更糟的建议。相反，治疗师虽然将患者的行为定义为在最终解决问题时可能有用，但却要求患者将之前的"解决方案"做到极致，一种令人厌恶的极端。同样，这种反向建议形式的干预可以用于来访者总是抵制治疗师给出的更为直接的建议时。

治疗师：尽管你用尽方法让你儿子确信你爱他、关心他，他的表现却很成问题。我认为你应该让他尝尝自己行为的恶果。

来访者：嗯，我知道你说的有道理，但我真觉得我做不到，我也不认为这样做会有用。我们能不能用奖励的办法？

治疗师：哦，我们没必要争论。我给出了建议，我相信这会有帮助，但我也可能会犯错。虽然我不这么认为，但我知道我不是上帝。但是如果我错了，而且你一直采取的策略是正确的，那么它没起效就是因为你做得不够。你要做的就是全力以赴。无论他要求什么，你都给他，不要争论或质疑；如果他要你关注、要你陪，你就必须把手边的一切都放下；他那折磨人的态度、糟糕的个人卫生和一团乱麻的房间，你都必须忽视。你可能是对的，主要是他需要知道你关心他、你对他的爱是无穷无尽的。如果你之前没有表达出来，是因为你还不够努力。这周，我想让你忘记我前面给你的建议，重新采用你一直在尝试的方法，但要达到我前面所说的程度。我以前认为它没有用，但正如我前面说的那样，我可能错了。我们试试看吧。

第 8 章

治疗的终止

在长程治疗中，治疗的终止需要被当作一件特殊的事情来对待。随着时间的推移，患者和治疗师之间会发展出一种重要的关系，治疗结束的同时，这段关系也结束了。此外，在这些治疗中隐含的理念是，治疗的目的远远超过解决一个特定的问题，治疗师正在帮助患者去深刻地洞察他自己和他的生活。因此，就治疗的重要性和安全性而言，有一种"割断"的感觉，通常治疗师会让患者在数周之前做好结束治疗的准备。不管是否真的需要这样的准备，进行长程治疗的治疗师通常认为是需要的。

　　然而，在做短程治疗时，治疗结束并不被视为如此特殊的事件。治疗的简短性和解决问题的方法几乎没有给治疗师和患者之间"发展关系"留下什么空间，因此，几乎不会有失去治疗的感觉，也不会让患者有将要自食其力的感觉。同时，解决问题疗法将治疗描述为一种解决特定问题的方法，因此几乎不需要花费大量时间总结治疗的成果。因此，在短程治疗中，处理治疗的终止也同样简短。然而，由于短程治疗的所有方面都是策略性的，所以关于治疗的终止多说几句也是很有用的。

来访者接受治疗通常是因为他们有一些抱怨，可能是关于他们自己的（"我在社交场合非常焦虑"），也可能是关于别人的（"我的孩子不去上学"）。在短程治疗中，治疗的目标通常是消除或足够减少来访者的抱怨，这样来访者就不会觉得有必要进行进一步的治疗，至少对最初的抱怨来说是这样的，而在抱怨得到解决后结束治疗是合乎逻辑的。相比之下，其他一些流派中治疗的进展和终止会基于更宽松的指导方针。例如，对于进行人格重建的疗法而言，正常的标准（如"非神经症性调节"）或成长标准就会很模糊。在指导方针含糊不清的情况下，终止可能只是因为不清楚何时能实现这一目标而被推迟。

短程治疗师希望治疗是简短的，然而，他们会牢记来访者最初的抱怨和治疗的目标，希望能够实现治疗目标并听到来访者讲他所抱怨的问题已经得到解决。结束治疗的建议通常是由治疗师提出的，通常情况下来访者会同意。当然，来访者也可以因为各种原因发起结束治疗，最好是来访者提出他的问题已经解决，在这种情况下，治疗师很可能同意结束治疗。但相反的情况也会发生，即来访者对治疗表示非常不满，并宣布他将停止治疗；或者可能出现一些意外情况而阻止治疗的继续进行，如来访者可能有工作变动，需要搬离该地区；或者经济问题也可能会阻碍其进一步的治疗。最后，有时间限制的治疗将在商定的疗程结束后自动终止，此时治疗师通常会提醒来访者。

虽然在短程治疗中治疗终止并不涉及太多内容，但是治疗师可以提供一些有用的评论和位置，而这些会根据不同的结束情况而有所不同。下面我们将围绕这几种情况进行讨论。

当抱怨得到解决后结束治疗

当然，这是结束治疗的首选依据。当来访者在一次会谈中提到他忧虑的问题已经得到改善，并且达到了让他满意的程度时，治疗师可以建议结束治疗。然而，治疗师并不会坚决直白地提出这个建议，因为他想要先核对患者对不再继续治疗的反应。例如，一些来访者会说，他们确实觉得他们从治疗中得到了他们希望得到的东西，但是一想到要停下来，他们还是会感到紧张。另一些人则会欣然同意，认为是时候停下来了，还会表达一点对结束治疗的担心（如果有的话）。

不管是否有人表示怀疑，更安全的假设是，大多数患者都会感到一些不确定性，即一旦治疗结束，治疗的成果能否持续下去，一些患者会非常明确地表明这一点。如果来访者担心结果的持久性，过于强求"让事情保持良好发展"，则更有可能发生问题。通过这种方式，他会带来一种隐含的自我实现的预言：事情可能不会进展顺利。因此，在结束治疗时，治疗师会想要阻止这种可能性，他可以帮助患者对结束治疗后情况可能恶化的预期不感到太紧张。然而，简单的安慰可能不会帮助焦虑的患者放松。更糟糕的是，来访者可能会把"你在治疗中取得了显著的进步"和"一切都会好起来的"这样的保证理解为"在黑暗中吹口哨"（指给自己壮胆——译者注），或者担心治疗师没有意识到来访者的进步是多么渺小。来访者可能会更加担心结束治疗。因此，治疗师不会只是简单地安慰，相反，他们会将病情恶化定义为一种预期性的事件，因此是"正常的"事件，甚至将其重新定义为一种积极的事件。患者可以更轻松地接受任何可能发生的恶化，而不是害怕它。

一种常用的重定义形式是使用"慢慢来"的干预模式。基本上来说，治疗师会先承认已经发生了改善，之后会补充说，尽管改变是令人满意的，但它发生得太快了。他解释说，缓慢而循序渐进的改善更有可能是实实在在的改变，这种改变也允许逐步调整。然后，患者被告知"暂时"不能做进一步的改善，即使治疗已经结束。对于明确表达了对结束治疗有担忧的来访者，治疗师可以补充说，如果来访者能找到某种方式使问题恶化，"至少是暂时的"，这甚至是有益的。尽管这一切听起来令人生畏和悲观，但有几个特点似乎隐含着让人乐观的信息。首先，来访者被含蓄地告知他在治疗中做得出乎意料的好，他的情况已经很好了，不会马上有进一步地好转。第二，既然恶化是在预料之中的，如果它发生了，那他应该可以控制。最后，这种恶化本身被定义为一种"成功的"冒险，而不是维持改善的失败。所有这一切显然是在通过帮助患者更轻松地结束治疗来减少问题的复发。在最坏的情况下，如果治疗师可以向患者保证，若病情发生恶化，他可以重新接受治疗，那么治疗师的可信度也会得到维持，而任何进一步的治疗也会在一个更好的基础上继续下去。在实际操作中，病情恶化的发生是相当罕见的，特别是当患者在接受"慢慢来"的劝告后结束治疗时。也许没有必要在所有情况下都使用这种方式结束干预，但至少，治疗师需要避免为治疗结束而欢呼："看看你完成了多少！我知道你能行，我敢肯定你会过得很好的。"

有时，治疗师很难避免公开表达其乐观的心情，特别是当来访者对治疗结果感到高兴和兴奋的时候。治疗师需要相当大的自我克制能力才能够做到不加入庆祝的气氛中而是去传达怀疑和警告的信号。然而，在这种情况下，这可能是更重要的，因为满意的来访者更容易担心恶化，更不想让他的治疗师失望。治疗师应当提醒他不要做任何进一步改善，这样做会使病情进一步恶化，这样一来可以一定程度上减轻他的忧虑。

有时，患者在对治疗结果满意的同时，也会表达对结束治疗的担忧，并明确表示，如果没有治疗师的持续指导，她觉得病情会恶化。同样地，教导她可能是不够的，她的忧虑程度可能会促使她寻找任何蛛丝马迹以证明事情确实在恶化。恐慌时她可能会打电话给治疗师要求恢复治疗。如果治疗师坚持至少再预约一次，最好是两到三周后，但会强制要求患者"即使你发现自己真的不需要回来"也必须保持预约，那么就可以避免上面这种情况（举例来说，如果有人不仅递给患者拐杖，而且坚持让患者使用拐杖而不是自己的腿，那么患者会更自信地试着用自己的腿）。在最后一次和"真正的最后一次"预约期间，来访者不太可能去寻找问题再次出现的证据，而是纠结于不得不去参加不必要的预约。然而，即使患者找到了一些"证据"，或者问题真的恶化了，治疗师对进一步治疗的可信度和影响力也会得到加强。

通常，患者可能不会说问题得到了明确的解决，但仍然表示希望结束治疗。她会对治疗的结果表示有些满意，但说只是在程度上稍有改善，而不是确实的或质的改变。这样的来访者可能会说，事情正在好转，她感觉更好，尽管问题仍然不时出现："我想自己试一试，看看情况会如何。这样行吗？"当要结束治疗时，治疗师通常更希望是问题已经得到明确解决，尤其是当他们使用的是以问题为中心的方法时。然而，这种倾向性可能会导致他们对结束进行争论。这种争论通常并不是显而易见的，而是以质疑来访者想要结束治疗的动机的形式出现："你说你想马上停止治疗，但你仍在暗示问题仍然不断出现。我想知道你是否对治疗是否真正成功感到焦虑。毕竟，就像你说的，情况一直在好转，而在这个时候你想要放弃似乎很奇怪。"在情形变得明朗时，治疗师很难不敦促患者继续治疗，但其实应避免出现这种情况。首先，问题可能已经解决到来访者满意的程度，但她不愿意承认。如果是这样，敦促进一步治疗是不合适的，相反，这很可能使治疗师的坚持不礼貌且无效。另一种可能是患者已经降低了对治疗的期望，并愿意在这个问题上做适度的改变。最后，一些患者有其他终止治疗的理由，但他们不愿明说，而是用一种礼貌的方式说："情况正在好转，我想自己试试看。"这些未说明的原因可能包括资金短缺、担心变得过于依赖治疗或改变了针对这个问题的计划，例如，不再寻求解决婚姻问题而是准备办理离婚手续。因此，敦促进一步治疗很可能是徒劳的。

另一方面，接受来访者想要终止的愿望会给告别以亲切的氛围，同样重要的是，这也使得当来访者发现"自己试一试"行不通时，会更容易重新接受治疗。治疗师的中立增强了治疗的持续性，因为患者会向治疗师承认他低估了遗留问题的重要性。相反，如果治疗师劝说患者不要停止治疗，治疗虽会继续下去，但患者会认为他是在治疗师的要求下才来的，不一定是因为自己的需要。如果治疗师认为虽然某个问题没有得到充分解决，但时间和经历会让患者明白这一点，他就可以接受患者结束治疗的愿望，还可以将其重新定义为暂时停止治疗："事实上，我认为这将是停止治疗的合适时机，或至少离开治疗室，去过一个健康的假期。"

在下面的例子中，父母带着儿子前来寻求帮助，治疗一段时间后，他们认为事情现在似乎进展得很顺利，治疗时间间隔可以拉长一些。他们建议两周后再进行治疗。治疗师怀疑他们是在礼貌地脱离治疗。他没有敦促他们在下一周会面，而是提出了一个更长的时间间隔——四到六周。这可以让家长更明确地表达他们想要结束治疗的意愿，也可以让治疗师为下一步的治疗敞开大门。

治疗师：我认为这可能是停止治疗的最佳时机，而不会进一步削弱我们现在取得的进展。嗯，我建议……不是像你们提出的那样很快就再见面……我们可以计划……哦，甚至可以放在过完假期之后……到时候再来看看情况如何。

母　亲：嗯。

父　亲：嗯。

治疗师：而不是当他看起来已经走上正轨了还一直来见我。所以，真的要放慢脚步。让我想想，今天是……我觉得四到六个星期之后再见面吧。

母　亲：好的。我们也在想怎么让他过这个假期。学校要放假了，所有这些活动都要结束了。可能会是二月，我们说的是在二月的某个时间会面。我想我们的打算是，如果他看起来在继续成长，换句话说，或者在某种程度上他没有倒退，或者我们没有观察到任何类似的事情，也许我们会打个电话让你知道。如果是那样的话，我不认为我们有见面的必要。

治疗师：那就这么做吧。我们已经完成了四次治疗……

父　亲：嗯。

治疗师：……我们还有六次心理治疗的机会。通常按照惯例，我们会在最后一次治疗的三个月后打电话进行随访。如果有问题，你可以在那之前打电话给我们。

父　亲：嗯。

治疗师：……如果那样，我们可以安排一次会面。

　　偶尔，患者会说他们来求助的问题已经得到圆满解决，但接着又说他们现在想要解决另一个问题。另一个问题可能是他们在治疗早期曾经提到过的，或者就是一个新问题。无论哪种情况，治疗师都面临着一个选择：他可以接受邀请，也可以提出异议。如果他接受邀请，风险是前面治疗成果被低估，被仅仅当作"不断地解决问题"这一可能永无止境的任务的垫脚石。治疗本身可能被视为一种活动，而不是一种解决干扰生活的问题的手段。因此，我们认为匆忙着手解决"另一个问题"不会有什么好处。这并不意味着患者只有权解决一个问题，而只是说在一次治疗和后续治疗之间有一个间隔是有好处的。例如，在此期间，来访者可能重新评估并认为它不是问题，或者至少不值得为它在进一步治疗中花费更多的时间、精力和金钱。或者，如果他继续认为这是一个问题，治疗中断的间隙将让他有机会细化治疗中解决问题所需的具体焦点。

　　关于当问题完全或部分解决时治疗终止的最后一个注意

事项是，对治疗结果满意的患者通常会将这些结果归因于治疗师的智慧、关心、体贴和才智："你帮了我这么多，我真的太感谢你了！"或换种方式来表达感激之情。这样的奉承，无论多么令人愉悦，都让治疗师处于一个占上风的位置，这对结束治疗的患者来说是一个不利的因素。它无形中否定了患者在治疗过程中取得的成就，从而将他自己定义为对生活事件缺乏控制力、与别人相比更脆弱、对问题缺乏预见的能力等。这种对自己的看法会构成新的问题。虽然治疗师不能阻止患者表达他们的感激之情，也没有必要这样做，但他可以重新定义治疗的成就，这样他就不会处于上风的位置。也许最简单的方法是接受这种感激之情，但同时指出患者自己对治疗成功的贡献，比如他愿意给治疗师清晰具体的信息、他愿意尝试新的任务和采用新的方式处理事情、允许其家庭成员参与治疗等。与此同时，治疗师也会弱化自己的贡献："这并不说明我有多聪明，只是因为我身处森林之外的有利位置，仅此而已。"

当抱怨未解决时结束治疗

当问题没有得到解决时，治疗可以主要以两种方式终止：在有时间限制的治疗中，有一个最大的疗程数（通常6到20次），即使问题没有得到解决，治疗也将在商定的疗程结束时终止；更经常的情况是，治疗是开放式的，当问题没有解决时，常常是患者选择结束治疗。因为有时间限制的治疗并不常见，所以我们首先要向患者简要介绍一下治疗的终止。在某些情况下，治疗有时间限制可以提高问题的解决率，因为来访者与治疗师合作时也会有隐含压力（治疗师也有处理事务的隐含压力）。然而，在许多情况下，时间限制也可能造成阻碍，因为如果发现原来的推力不起作用，治疗师可能没有时间重新调整策略。治疗师可能会发现，在没有任何明确的迹象表明问题已经解决的情况下，若已经到了治疗的最后一小节，她将不得不做出选择：她可以尝试借这最后一次会谈进行最后的努力来解决问题，或者她可以尝试找出策略失败的原因。我们认为，采取后一种做法的错误较少，原因主要有两个。首先，如果治疗师的策略未能解决问题，那么坚持这个策略而在最后一刻取得成果的可能性是非常小的。第二，大多数干预都需要来访者采取一些行动，治疗师需要在随后的治疗中检查这些行动：患者是否执行了建议？以什么方式执行？结果如何？如果在最后一次治疗中尝试进行一种新的干预，就没有机会进行这种基本的检查。最后，当以策略为导向的治疗进展不顺利时，很可能是治疗师工作太努力而不是不够努力。

通常情况下，最好一开场就提醒患者这是最后一次会谈："正如你所知，这是我们的最后一次会谈。据我所知，你的问题并没有真正解决，我想我也没帮上什么忙。"有时，当治疗师说话如此直截了当时，患者会试图安慰治疗师：

"哦，不，我不是这么想的，能来和你谈谈对我真的很有帮助。"与其支持这个观点，治疗师可回应说患者为人很宽厚，而且，无论如何，她觉得自己原本应能帮上更多忙。这有助于将话题转移到有用的结束语上："那么，在你看来，你觉得我们做过的和没做的哪些事情可能阻碍了你解决这个问题呢？"

在大多数情况下，如果问题没有解决，来访者会提出或坚持要结束治疗。无论是通过电话还是面对面，来访者都会表达对治疗的不满。这种表达方式可以是委婉的："我认为最近没有发生太多事情，我想现在最好还是让我看看自己的表现。所以，如果您不介意的话，我想现在就停止治疗。如果不行，我会给您打电话的。"或者更直白地说："我不认为治疗真的为我做了什么，继续在这里有些浪费时间，所以，我来这最后一次是想告诉您我想停止治疗。当然，如果您看到我必须继续下去的理由，我也可能会考虑继续治疗。"在这种情况下，治疗师应该不惜一切代价避免挑战患者位置并敦促他继续接受治疗的诱惑。这种敦促可能不是很明显；相反，治疗师会质疑来访者的决定，或者暗示这个决定是基于某种阻抗。当来访者说什么都没发生，而治疗师却相信有明显的改善发生时，要避免这种诱惑是非常困难的。治疗师很可能会试图指出这些改善，而当来访者对这些都打上折扣并固执地坚持什么都没有改变的位置时，治疗师会变得越来越沮丧。

与其陷入这种适得其反的挣扎，治疗师不如欣然接受来访者想要终止的愿望。至少，礼貌地离开可以让患者以后觉得需要治疗时更容易重新开始治疗。

来访者：我真的不认为我们有什么进展，我的麻烦和我刚来的时候一样多。所以，如果可以的话，我想把这当作我的最后一次会谈。

治疗师：是的，我想那可能是最好的。我也看不出发生了什么，若这种情况继续下去，我也会感到沮丧。这不是我喜欢的赚钱方式。

　　有时，当治疗师采取灵活的位置时，来访者可能会软化他的位置，向治疗师征求一些临别赠言或建议："虽然这是我的最后一次会谈，我还是想知道您是否有什么建议？还有什么我可以做的有帮助的事情吗？"如前所述，在最后一次会谈中做最后的努力没有什么意义。即使治疗师能提供一些新的东西，来访者也不太可能接受或采取行动。保持亲切的"占下风"的位置会更有利："这么长时间来我都没能为你做些什么，你仍然信赖我、向我征求意见，我感到很荣幸。很抱歉让你失望，因为我现在没有什么好主意。此外，我不认为我给你的任何建议会对你有帮助，因为我可能只是重复过去的错误。"如果来访者要求推荐，也可以采取类似的位置："我认为从别人那里寻求帮助可能是个好主意，但我宁愿不告诉你可以去见谁，因为我的偏见可能会影响我的判断。既然我没有帮到你，你真的应该自己选择一个人重新开始，或者至少由别人推荐，而不是我。"

当患者在治疗过程中不合作，拒绝或"忘记"按照建议行事，并制造其他障碍时，治疗师可能会偏离这种亲切的、处于下风的位置。当患者表达对治疗的不满并建议结束治疗时，治疗师可以欣然表示同意，但要构建不同的描述框架。相反，他可以声明，终止治疗是可取的，这不是因为治疗没有进展，而是因为如果继续治疗，问题有可能得到解决，这种解决可能会产生意想不到的变化（例如，在来访者的婚姻中），而这种变化可能会对来访者不利。如果需要，治疗师可以通过引用之前不合作的例子来支持这种观点，并将其定义为表明来访者的"无意识智慧"在避免改变。虽然这个建构听起来很刺耳，但它的目的是最大限度地增加一种可能性，也就是即使治疗结束了，患者仍有与自己的问题进行和解的可能性。可以通过将患者置于不得不同意或不同意治疗师严厉的结论的位置来做到这一点。如果他同意，他就是将自己的抱怨重新定义为"没问题"，或者至少问题不足以需要进一步治疗；这样定义的话，他就不太可能与他的问题斗争，因此可能会发现他的问题减轻了。如果他不同意治疗师的意见，他将接受一个隐含的挑战，这个挑战要求他解决他的问题。如果他在其他治疗师那里继续治疗，他就更有可能解决自己的问题，而不是将治疗师作为陪衬，被动地抵制有用的建议。这样，他就更有可能从他以前的"你敢说你能治好我?"的位置，转向积极利用建议的位置，从而进行有目的的治疗。

这里我们提供与一位患者结束治疗时的对话作为具体例子。这位患者在短程治疗中心进行10次治疗后没有显示出任何改善。他的抱怨最初被表述为"工作上的拖延"。在整个治疗过程中，他一直固执地试图让治疗师对他的病史和无意识因素进行抽象的讨论，他认为这些因素对他的问题很重要。当觉察到他会被动地抗拒任何任务或安排（通常是通过拖延）时，治疗师就转而采取"不改变"的策略。在最后一次会谈的最后几分钟，患者要求治疗师就进一步以洞察为导向的治疗的可能性发表评论。

治疗师：虽然我们还有9分钟，但我认为在这里结束是恰当的。

来访者：好的。我还有一个疑问是：理由是什么？是否有充足的理由支持探索？

治疗师：好吧，我想所有的理由都已经摆出来了。主要是我同事认为，依他们看来，一个有力的理由是你的问题不应该得到解决。（观察室同事打来电话）是的，我忘了一件事，从某种意义上说，你成功了。你的老板说过："你想花多少时间都行。很高兴听到你正在获得专业的帮助。"没有给你加薪，但也没给你减薪。

来访者：这不是理由。他期望，我也认为值得……你知道，有潜移默化的提高。（从观察室打来电话）是啊，我想我该

走了。（笑）

治疗师：那么，对别人说"我想让你做这个"和"我想让你试试"有什么区别呢？他们愿意看到，但并不完全期望它能真的实现。这只是措辞上的不同之处。不管怎样，祝你好运。

　　最后，有时有些患者在问题还没有解决时要求结束治疗，但令人惊讶的是，他们对结果表示满意："现在情况已经好了一点，我想知道我是否可以减少治疗，或者甚至停止。我有一些事情要处理，时间对我来说很紧张。"尽管结果可能看起来很温和，患者只是礼貌地请求退出，但无法知道患者是对治疗不满意，还是患者对结果已经足够满意。无论哪种情况，挑战他希望结束治疗的愿望都没有什么意义。如果患者对治疗不满意，治疗师只会陷入徒劳的斗争中；如果患者对结果感到满意，治疗师只是在试图延长他觉得已经结束的治疗。归根结底，由于对自己生活的严重不满会是导致其接受治疗的原因，因此停止这种程度的不满是所有个案中的普遍目标和最终目标，正如我们看到的那样。

第 9 章

个 案 研 究 ：

讨 人 嫌 的 少 年

在描述和简要说明了我们方法的基本特征之后，我们将在本章和接下来的章节中提供更广泛的案例材料，以提供一个综合体，显示这些不同的要素在实际的实践中是如何结合在一起的。每一章都由治疗师与患者对话磁带录音的逐字记录构成。在这些记录中穿插着解释性注释，主要包括对来访者提供的信息及治疗师陈述、提问和指示背后的策略原理的回顾性评论。第一个和第三个案例的治疗涉及五次访谈，每次访谈约一小时。鉴于这一卷材料本身可以轻松填满一整本书，我们选择呈现每一次访谈的摘录，以给读者一个简洁而全面的治疗概述。第二个案例"焦虑的小提琴家"只涉及一次完整的访谈和一个简短的随访访谈。这部分材料几乎是完整呈现的。这三个案例（一个是青少年的问题，一个是成年人的问题，一个是晚年生活的问题）结合起来，为我们对一系列问题的工作提供了例证。

在接下来的案例中，一个15岁女孩的父母在他们女儿的缓刑官的建议下联系了短程治疗中心。女儿离家出走了，被暂时安置在少管所里，但现在又回到了家。父母都40岁出头，女儿Suzie是四个孩子中的老大。按照我们一贯的工作方式，我们要求父母一起来参加第一次会谈但不带女儿。除了那个15岁的孩子，他们还有3个更小的孩子（12岁、10岁和8岁），他们从未露过面。Paul Watzlawick是这个案例的主要治疗师。

第一次会谈

摘录1

治疗师：你能告诉我是什么促使你来到这里吗？尽管我知道是关于你女儿和她的法律纠纷。

父　亲：嗯，我们都觉得，我想她也觉得，她做了一些事，却不知道为什么要做。你知道吗？就像，她总是说……嗯，有几个例子。她认为每个人都反对她。她总是说"家里所有人都反对我，所有人都讨厌我"，以及诸如此类的事情，而我们却不觉得我们是这样的，你知道。我们觉得我们对待所有的孩子是一样的。她有一种受迫害情结，但在我们看来并不是那样的。她所做的每一件事情都——她就要是反抗每一件事情。

母　亲：持续的战斗，不断的、永无休止的争吵。

父　亲：为每一件小事争吵。她会为此和你吵起来的。她和其他孩子吵架，也和我妻子吵架。为一切事情争吵。她的麻烦一个接一个。

母　亲：你知道，她从来没有惹过什么大麻烦。

父　亲：就像这次的法律纠纷一样。她被关在少管所是因为她离家出走。她除了离家出走没有犯罪，这是她第二次这么做了。之前有过一次。去年夏天她离家出走了。她去了海滩，我知道她在哪里，我就去了那里。有个男人过来了，是她的朋友。还有一件关于她的事：她好像就是……每次有男人接近她，她就和那个男人在一起，你知道吗？就好像她对男人上瘾了似的。

　　在这段简短的对话中，父母对问题的描述相当清晰，主要包括他们女儿在家里的粗暴行为和她的离家出走。尽管他们首先提到她不知道为什么做这些事，并评论说"她有一种受迫害情结"，这些陈述都提示她"生病了"，随后他们阐明他们的位置是认为她的行为是"坏的"："她就是要反抗每一件事情""持续的战斗，不断的、永无休止的争吵""为一切事情争吵。她的麻烦一个接一个"。

摘录2

父　亲：我有个朋友住在怀俄明州的一个镇上，他是牧师，他和他的妻子讨论过这件事，他自己有四个孩子。他和孩子们工作得很好。我是说，他和孩子们相处得很好。我们就想，好吧，也许那会……我们会让她在那里上一年学。她的父母生活在那里，我父母生活在那里——我母亲住在那里，我们有很多亲戚在那里。我们想也许这样挺好的。所以我们八月去那里度假，然后她在那里上了两个月学。我是十月去把她带回来的，因为她在那里的表现和在这里一样。你知道，她有天晚上出去喝得酩酊大醉，搞了一堆乱七八糟的事。

摘录3

父　亲：然后我就走了，我叫了警察，然后去那里把她接走了，她就径直走到门口。我说："Suzie在吗？"其中一个人说："是的，她在这里，她在看电视。"他说："Suzie，你爸爸想要见你。"她走到门口说："我不回家。我讨厌在家里。"我说："我可没说你要回家。"我说："这个警察要带你出去。"她说："去哪儿？"我说："他通常带你这样的孩子去少管所。""我不会去的。"她开始争吵，大喊大叫。最后她上了车，准备好要走。她还是去了……警察把我带回了家。她下了车，说："我能和你谈一下吗？"我说："好的"。她下了车，说："我不知道为什么……我这样做不是为了伤害你。"我说："你这么做不是为了伤害我，这是什么意思？"我说："我们信任你那么多次，但每次你都背弃信任，做自己想做的事。"她说："我只是痛恨其他人；我不是很恨你，但我恨妈妈。我不明白你为什么不跟她离婚，我可以和你一起生活。"我说："哦，那真是太好了，Suzie。"然后我说："好吧，再见。"然后我把她送上警车，她去了少管所。

这位父亲暗示了他们为处理Suzie的不当行为所做的一些事情：求助于"专家"。首先求助于他们的牧师朋友（"他和孩子们相处得很好"，也会提供一个新的环境），然后求助于政府。这个片段也说明了做短程治疗的另一个要点，即知道什么是不要碰的。女儿表示想与父亲结盟来对抗母亲："我不明白你为什么不跟她离婚，我可以和你一起生活。"提出这样一个联盟的建议可能会诱使治疗师进一步探究可能存在的婚姻问题。然而，由于这位父亲直接拒绝了女儿的建议，并坚持他的计划，让警察来处理女儿的离家出走，治疗师就没有就此继续进行探索。

摘录4

父　亲：还有一件事，我觉得她长得太快了。她长得像个25岁的姑娘。她身高5英尺7英寸，体重130磅，胸围40英寸，跟她一起的孩子都是小孩子，她这样已经2年了。从她13岁开始就这样。

母　亲：她以为自己真有这么大了。我的意思是，如果你和她交谈，她会觉得，她有能力做出重大决定，处理任何出现的问题，所以……当她问你某件事的时候——她问，你知道，她成天在问"我可以这样吗？我可以那样吗"，事实上，一半的答案是"不行"。这就是我昨晚对他说的：我们似乎对Suzie说了很多"不"，但她每天会问几万件事，你知道，而其他孩子，似乎只会问几件事。她早上起床时走进来问："可以吗？"有时候她已经在计划今晚7点要做什么了。或者在早餐的时候，她在担心我们明天晚上吃什么。诸如此类的事情。所以，这似乎是一种永无止境的"不"。

父　　亲：在我看来，她和我们一家人一点关系都没有。她回家。会在晚餐时间进来，坐下，晚餐一上桌，她就会拿起叉子，然后……她太紧张了。

母　　亲：她非常紧张。

父　　亲：还有，她的脚——她吃东西的时候会轻拍脚。而且她吃得快到你都不敢相信。我是说，其他人才刚刚开始，她就说"我要看电视"。站起身，走去客厅。

母　　亲：然后你说："哦，不，不要去。你就坐下来和我们一起吃饭吧。"就是对这一点她很生气，这已经有一段时间了。

　　这对父母详细阐述了他们与Suzie面临的问题，同时，确认了他们的位置："她是坏孩子。"即使在那些他们形容她"紧张"的地方，他们也将其定义为不耐烦，并想要坚持让她慢慢吃饭，不要匆忙离开餐桌去看电视。

　　摘录5

母　　亲："我听说你逃课了。""你怎么知道？"我说："学校打电话来了。"她说："不，我没有。"我说："不，你逃了。"我说："他们周四打电话问我你是不是病了。""好吧，我是逃课了。"我说:"好吧,Suzie,现在我想知道你从中午到六点半在哪里。""没在哪里。"我说:"你去哪儿了?"我们一直这样进行下去。她说:"我哪儿也没去过。"我说:"我想知道你在哪里、和谁在一起、做了什么。"她说:"我没去哪里,没和谁在一起,没干什么。"于是,我说:"好吧。我也不想告诉你爸这些,但我所能做的就是去告状。他会不高兴,事情就会爆发。"她说:"去告诉他好了。他会让我禁足。这有什么大不了的!禁足。""即使我不告诉他,Suzie,"我说,"我也要让你禁足。我现在就可以告诉你,因为……"

这是"做更多相同的事情"的好例子;也就是说,坚持一个"解决方案",即使它不起作用。母亲审问Suzie,得到一个不令人满意的回答,但即使只得到更多相同的反应,她仍然继续审问。此外,她试图恐吓Suzie,她的父亲将会让她"禁足"。如果这不能吓到她,她就会徒劳地说:"我要让你禁足。"这个片段也是他们尝试无效的方法的一个例子,这个方法就是面对Suzie,要求她进行自我批评,试图迫使她承认自己的错误。

摘录6

父　亲:嗯,比如感恩节。她也在。我们吃了晚饭,亲戚们也来了,她哥哥和他的家人也来了,所有人都来了。于是

Suzie说:"我需要一双尼龙袜。我没有尼龙袜。我今天要盛装打扮。"Martha（母亲）对她说:"为什么要打扮呢？所有的女孩都会过来，你们都在户外。为什么不穿牛仔裤或便裤之类的？""我不喜欢。今天是假日，起码我要有一双尼龙袜。我还没有呢。"诸如此类的事情。最后我把钱给了她，她出去买了尼龙袜。然后当天就把它弄坏了。两天后她打电话给我说:"我能买双尼龙袜上学吗？"我说:"我前几天刚给你买了一双，我不能每天都给你买一双尼龙袜。""好吧，我不知道为什么我不能有一双。我上学要用，你知道的。没有尼龙袜我没法穿裙子。我得穿去上学。"我说:"好吧。"如果我现在说:"不，就是这样。你要到下周才能买一双。""哦，天哪，"她会把电话挂掉的。你知道，她就是无法接受拒绝。我是说，你必须按照她的方式去做，否则就会有一场内战。

摘录7

母　亲：我们常说她有一种让人崩溃的本领——用纠缠的方式。认识她的人，甚至是孩子，都会告诉你这一点。她变得……她熟练掌握了这个。回首往事，我记得曾无数次地说"是的，你可以。让我清静一会儿"。一开始我会说"不，Suzie"，有时候——我是说，很多时候，我承认我说"不"是因为每天都有上千件类似的事情。

摘录8

治疗师：既然她有一种方法——很明显，是一种非常非常强大的技巧，能让你俩崩溃，很明显这不是一件合理的事情。这是一件让你们心烦的事。这不是……她不会用理性让你们崩溃；她的非理性让你们崩溃。

在这个点上，治疗师决定给予干预。这是相对较快的，就像在第一节治疗的前半部分一样。然而，他能如此迅速地进行干预的原因有很多：只经过极少的询问，父母就给出了关于问题及他们尝试解决问题的方法的简明而清晰的画面。这种清晰性一部分是由于他们语言的简练，他们使用了逐字逐句的报告、例子，以及对Suzie语气的模仿（当然，这在书面记录中是无法传达的）。其次，他们明确地将Suzie的行为定义为"不好的"，因此，如果要求他们采取父母进行控制所需的措施，虽然这可能会对Suzie不利，但他们不太可能担心"损害她的心理"。

治疗师从重述他们的抱怨和使用一些他们自己的词汇（比如"让你崩溃"）开始干预。以这种方式开始能够建立治疗师的可信度。接着他开始重新建构问题。他注意到，他们尝试无效的方法的一个核心因素是和Suzie面质，试图通过说教和规劝让她顺从。然后，他开始从给她的行为贴上"非理性"而不是"叛逆"的标签进行重构。

母　　亲：纠缠，是吧。

治疗师：纠缠。我在想，你们俩能采取类似的方式吗？可以这么说，就是以牙还牙。显然，她的承受力是有限的，其他人也能激怒她，就像她能激怒你们一样。给我点建议吧——你们能帮我吗？

父　　亲：嗯，我想就是像我们上周做的那样，告诉她"不"。

摘录9

父　　亲：她说："你什么意思？"她说："晚饭后我不能出去，现在我连晚饭前都不能出去，为什么我不直接进监狱呢？"

母　　亲："我这一天糟透了。"

父　　亲："我这一天糟透了。"然后她就开始大喊大叫。我说："我不想再讨论这个了。你就待在家里。"然后我挂了电话。

治疗师：她做了什么？

父　　亲：她待在家里。

似乎当父亲说了"不"而没有和女儿纠缠在"说理"中，Suzie就照做了。

摘录10

治疗师：假设一下，你们两个可以想像一下以牙还牙的可能情景。

母　　亲：我愿意试一试，但我不知道怎么做。

治疗师：试着用理性去反驳她似乎并没有什么效果，至少听起来是这样。

母　亲：是的。

父　亲：这是过去这一周我们努力去做的。

治疗师：好吧，是的，过去的一周你一直努力严格要求自己。

母　亲：但是我，我一直置身事外。

治疗师：但是从某种意义上说，你们还是讲理的。我只是在想，作为这次和你们初步谈话的探索……我在想，你们能想出你们俩，你们自己，会有什么不讲道理的方式吗？让事情变得对她来说非常非常难，就像她让你们为难一样。因为她所做的就是无理取闹，而你们试着去说理，却不会有什么结果。

母　亲：我想知道一些事情，因为我想……

治疗师：嗯，你一定想好了。

　　一旦将问题重新定义为Suzie的"非理性"，一个不断挫败父母努力的"非理性"，治疗师就可以在此基础上进行下一步。他现在问他们，他们可能会做些什么才能比得上她的非理性的力量。由于他们在摸索而且感到不确定，他使任务变得更有针对性："但在某种意义上，你们仍然是讲理的。你们能想出一种不讲道理的方式吗？"在处理这项任务时，他们接受"非理性"将是比他们以前直接对抗更有效的方法。在这段话中，父母给治疗师的是明确的"是"的回答——"可以"的信号。

父　亲：你可以直接对她说，比如当她说"可以给我那个钱包吗"时，只要说"不行"。而不是讲理，比如，她走近下一个东西并说"可以给我这个吗"时，我说"Suzie，你要买那个干什么"，还试着跟她解释。我觉得，如果你像她一样说话，那么，当她说了什么，你就应说"Suzie，为什么？你就不能那样做吗"或者"我不知道"。我是说，如果你像她一样，那么当她回家后问你"我能去Carol家吗"时，你就应该说"不行"；如果她问"为什么不行"，你不要说"哦，你有家庭作业，你必须打扫自己的房间"，而是说"就这样，因为我说不行"。

治疗师：或者你可以说"因为今天是星期五"（那天是星期三），或者类似的话。

父　亲：是啊，就给她一些荒谬的回答，就像她对我们那样。

治疗师：是的。

　　这位父亲终于"明白了"，并提供了一个充分的例子，说明他们现在可以变得不那么"有理性"，更加武断。治疗师通过接受它并提供它的变体来支持这种努力，这是一种暗示："对的，你现在走在正确的道路上了。"反过来，这位父亲证实了他已理解在处理Suzie问题上治疗师希望他们如何转变："是的，就把她给过我们的一些荒谬的回答返还给她。"尚不清楚母亲对这种新策略的接受程度如何，但治疗师倾向于满足于有小的收获，而不再试图让母亲进一步参与这一策略。

摘录11

治疗师：我不希望你做任何与你一直在做的不同的事情，但我确实想知道，也许，在下周三之前，你可以，至少在你的脑海中，想象在特定的情况下你可以如何以不同的方式对待她。不同的方式，我的意思是非理性的。不要做，但是试着去想——在你们斗得最激烈的时候，试着去想你怎么能做得不一样。不是真的去做。只要练习一下，或者在脑海中排练一下。

虽然治疗师最后的指令似乎对实施新方法施加了一些限制，但它实际上促进了新方法的实施。通过表现出拖延的姿态，他是在避免他们在会谈结束后拒绝这个想法的风险；如果他们执行这个想法时感到有一些压力，这种风险会更大。另外，他是在告诉他们要考虑如何实施，并且当Suzie挑衅时——这是他们最想试一试新方法的时候，去实施新方法。

第二次会谈

在治疗师的要求下，Suzie被带入治疗，这个治疗的第一部分是父母和女儿都在场的情况下进行的。

摘录12

治疗师：（对Suzie说）那么你希望你的家庭有什么变化呢？就从
　　　　非常自私的角度考虑，不用考虑什么可能对每个人都好，
　　　　或者让每个人都喜欢。如果只从对你有利的角度来考虑，
　　　　你希望这个家庭发生什么变化？

女　　儿：如果没有争吵就好了。

治疗师：如果没有争吵就好了。你能说得更具体一点吗？

女　　儿：就是这个。我们所做的就是争吵。

　　由于Suzie不愿意参与治疗，治疗师通过问她希望在家
庭中看到什么变化来吸引她参与，而不是问她"问题是什
么"。出乎意料的是，她强调了家庭的争吵。

摘录13

治疗师：你已经——我不知道你是如何做到的，随着时间的推移，
　　　　似乎你已经让自己处于一个非常强大的位置。你的父母，
　　　　即使他们在吵——你知道，他们说你很坏，你应该改变，
　　　　这是不可接受的，那是不可接受的，但总的来说，我认
　　　　为你的父母听起来很无助。现在两个成年人都这么无助，
　　　　我觉得这很不寻常。这些都显示你非常擅长让他们感到
　　　　无助。我们上次得到的印象是，让你保持你的力量——显
　　　　然,是对整个家庭的力量——最好的方法是，无论你要求

什么他们都说"不行"，如果你接下来问"为什么不行"，
这可能非常有用。

女　儿：我说"为什么不行"？

治疗师：对的。我知道你会这么做。我只是想确认一些事情。通
过说"为什么不行"，你就迫使他们给你他们的理由。

女　儿：他们没有。他们告诉我……他们只是说"因为我说就是
这样"。

治疗师：嗯，你知道，我上次的印象是，你妈妈显然不这么
看，你爸爸也是这样。显然，他们很想向你解释为什么
不。这就是你的王牌所在。如果你能让他们卷入某种争
论——"为什么不行"，然后，如果你坚持的时间足够
长，你的父母，主要是你的母亲，可能会在绝望或恼怒
中放弃，并说："去做吧。我受够了，我再也受不了了。"
所以你有能力把他们逼上绝路。他们一开始可能会说
"不行"，但那又怎样？你经历过这些，你知道怎么处理
"不行"。我认为严格地从你的角度来看，放弃这种权力
是愚蠢的。如果你坚持下去，你就会得到你想要的。这
是有代价的。没有什么是……你知道，生活中的一切都
要付出代价，这是有代价的。代价可能是你长期处于愤
怒状态，因为你必须对别人对你所做的一切表现出愤
怒。每隔一段时间你就会去少管所，你将逐渐习惯。你知道，
只有前面几次是不愉快的，但你终将习惯。而且，谁知
道呢，如果你不能找出让他们抓狂的方法会怎么样呢？

所以我现在要做的就是帮助你父母学习，学会忍受这个。做这件事情我不需要你在这里。你能在候诊室等一下吗？

（Suzie 离开；接下来只和父母进行会谈）

治疗师暂时将谈话从Suzie抱怨的"争吵"转移到她的角色是如何激发其父母进入他们特有的解释和劝告的防御姿态，并以一个家里可能发生的对话为例来说明这一点。然而，他将这种挑衅重新定义为一种特殊的"能力"，使她处于占上风的位置。然后他敦促她不要放弃这种有效的位置，并似乎对她试图保持"强势"地位可能面临的后果置之不理——尽管他提到了这些后果，包括更多的斗争。在做这一切的过程中，治疗师给了Suzie一个"症状处方"以使她的刁难行为继续下去，因此他避免了陷入那个尝试无效的方法：要求她表现得更好。与此同时，在家长们听来，他把Suzie粗鲁的行为重新定义为不仅仅是自然而然的自私，而是一种有意控制他们、"把他们逼上绝境"的努力。最后，他很快地将她从治疗中请出去，此举含蓄地肯定了他与家长们的联盟。

摘录14

治疗师：你们能在自己的头脑中想出什么，仅仅是在思维层面上，通过一种不同的方式来处理这个问题吗？

母　亲：我不知道，我什么也想不出来，我很无助。

父　　亲：当她想做什么事的时候，我只要说"不行"，不要向她解释，就像她做的那样。

母　　亲：哦，是的，就是这样。

父　　亲：如果她说"我想做某事"，你就说"不行"；如果她说"为什么不行"，你就说"因为我们下个月要去海滩"。给她一些荒谬的答案，就像……

父亲表示他已经接受了"非理性"的策略，并且能够实施。然而，母亲似乎在这个概念上挣扎着，不知道该怎么做；她说她很"无助"。

摘录15

治疗师：（对母亲说）到目前为止，你已经试着跟她讲道理了，或者如果讲道理没有用，就采取强势。你自己也承认，采取强势是没有用的，因为如果你们两个人要争斗的话，她可能是两个人中更强的一个。这可不是我们想让你做的。我想让你做的是，在结束这次访谈时假装——我用这个词是经过深思熟虑的，假装我对你们非常非常苛刻。我站在她那边。我一直责怪你是个不称职的母亲，因为你犯了各种错误，而这就是结果，这就是为什么现在这个家庭有这种不安和不幸的原因。这给了你一个方便的借口去做我想让你做的事。首先，你必须为自己的行为突然改变找个理由，这个理由就是我一直非常非常挑剔。

母　　亲：好吧。

治疗师对父亲的反应很满意，他现在转向母亲。他没有敦促她采取父亲准备采取的"非理性"的方法，而是以略微不同的方式为她重新定义了这个问题，把重点放在他所说的她尝试无效的"力量"上。

这种对母亲的重构的转变符合一个基本原则，即利用来访者的预设位置，而不是费力地让来访者改变风格或价值观。这位母亲不像她的丈夫，不愿意采取公开武断的方式；同时，她表现得茫然而被动。治疗师决定利用这些特质，因为被动的困惑也有利于避免与女儿发生挑衅性冲突。因此，他开始建议她离开她的"强势"的位置，而表现出明显的"弱势"。母亲表示她正在接受这个重构。

治疗师：然后，由于很烦恼和沮丧，你做了各种蠢事，但只是和她在一起时这样，和其他人在一起或独自一人时就不这样。当她向你要东西的时候，东西要么不在家，要么你把它弄坏了，要么你把它弄丢了。我没法说得太详细，因为我们没有太多时间，但是她要靠你得到很多东西。这里我举几个可能不恰当的例子，因为我不了解你们家里的日常生活，而这些小事情你们太了解了。我希望你，例如，当她为了出去约会而狼吞虎咽地吃晚饭时，我希望你做一些非常愚蠢的事，例如把一杯牛奶洒在她身上，然后非常愧疚。现在，这是一个困难的部分，你可能会搞砸。你不要以惩罚的方式这么做，你不要暗示："啊哈，你活该。"你要显得非常愧疚："Suzie，我非常抱歉。哦，天哪，现在该怎么办？我不知道这些天我是怎么了，我这样心烦意乱、这样沮丧，一直在做各种蠢事，你不会相信的。"我希望你继续对她提出任何合理的要求：洗碗，在某个时间回家，保持房间干净。但我要你——每当你提出这样的要求时，用这样的方式——我要你加上一句："但是如果你不做，我也不能强迫你。"所以我要求你做的是一件大事，要求你彻底改变态度，从强势到弱势，表现得无助。我想让你假装很无助；因为你很无助，所以各种各样的事情突然就行不通了，突然就不起作用了。你理解我吗？我想让你……假设问题出现了，她要出去，她有没有……如果她晚上出去，你想让她什么时候回来？

父　亲：嗯，自从她从少管所出来以后，她晚上就不出去了，除了……

治疗师：完全不出去？

父　亲：……在周末。如果她周末出去，她会去看电影或去其他地方，然后直接回家。

治疗师：直接回家。好吧，假设她不会直接回家。我们假设，她应该11点直接回到家，好吗？

父　亲：好的。

治疗师：你们俩什么时候睡觉？

父　亲：哦，她通常睡得早，而我却熬到半夜。是的，我熬夜到

12点或1点。

治疗师：好的。那个特别的星期六，或者下次她出去的时候，你介意自己早点睡觉吗？这样的话房子全黑，所有的门和窗户都锁上。能做到吗，她有钥匙吗？

父　亲：她没有钥匙。

治疗师：好的。所以，如果时间到了，比方说11点，到了她应该在家的时候，但她不在家，你就锁上门窗，上床睡觉。当她回家时，她必须按铃或敲门。现在，我要你们俩等很长时间——几分钟，然后你出去，用一种困惑的口气问"是谁"，她当然会说"是我"。然后你让她进来，不管几点了。如果1点了，也没关系。你让她进来，并向她道歉让她等了这么久。或者你——起来开门的人，回去睡觉。你甚至都不用问"你去哪儿了？你怎么回来这么晚？你知道你在缓刑期"。她还在缓刑期，对吧？

父　亲：是的。

治疗师："你应该在11点前到家"或者其他什么时间。不，不要这样做。第二天早上，一个字也别说，除非她提起。然后你再次道歉："我很抱歉，昨天可能让你在外面受冻了，但我有点不对劲。""我这几天总是做蠢事。我非常烦恼。"

治疗师进一步阐明这种方式，并通过举出一个涉及父母双方的例子进一步阐明了这种方法的潜在用途，同时他注意到更多的"是的"反应（点头）。治疗师所做的是诱使他们，尤其是母亲，从他们以前徒劳无益的对抗位置上退回来，转而采取一种我们称之为"良性破坏"的程序。虽然这一策略的"破坏"方面可能有助于给父母一些力量和控制感，并让孩子品尝其不当行为所导致的后果，但它们可能不像父母采取"弱势"位置那么重要。避免"占上风"消除了挑衅性行为和诱导叛逆的行为，而这些是Suzie的父母一直在无意中使用的。

第三次会谈

摘录16

治疗师：那么，你能告诉我最新的情况吗？

母　亲：嗯，我们只是做了你说的那些事情。我这一周都让Suzie难过——沮丧不已。举个例子，几天前，她对我说："今天穿一件毛衣去学校够吗？"我说："嗯，好冷啊，Suzie。穿件外套可能会更好。"她说："但是今天下午可能会热，这样的话那我就得把外套带回家。"于是我说："那也许一件毛衣就可以了。"于是她说："你让我恶心。"她说："我再也不跟你说话了。"然后就走了。

治疗师：这对你意味着什么？

母　亲：我不知道，这只是意味着我不会和她争论任何事，这让她很抓狂。

父　亲：她（妈妈）常说："你穿外套去上学。天气很冷，如果天

气变暖了，你就把它带回家，就这样。"然后她就会争
论："嗯，我不明白为什么我非要带着它不可。会受凉的
是我，又不是你。"但是现在，无论她说什么，我都会
说："好吧，我会考虑的，Suzie。我会看情况。"诸如此类。

母　　亲：嗯，就像封口机一样。

父　　亲：她就这样，不知道接下来该说什么，因为没人会跟她吵
架。她试着用各种方法和别人争论。当没人跟她争论的
时候，她就会很沮丧，不知道该怎么办。

治疗师首先想知道，对于治疗师给的建议，父母做了什
么。他们报告说，他们能够避免他们通常所做的"理性地"
对抗Suzie；与此相反，他们采取了一个更不切实际的位置。
虽然他们说这似乎让Suzie生气沮丧，但他们并没有因此而
烦恼（他们的语气更清楚地表明，他们不仅没有被她的沮丧
所困扰，而且觉得他们开始掌控局面了）。

治疗师：所以，在过去的一周里，你尽力了——你做得很好，没
有给Suzie提供信息。当然，如果你仅仅因为感到沮丧
和不安而不能提供信息，那就更有力量了。她想要一个
回应。而在过去的这个星期里，你说——大多数时候你
说——"我再考虑考虑"。但我猜在说"我再考虑考虑"
的时候，你还是表现出了某种力量："我有空再告诉你。
在此期间，你得等着。"这听起来仍然很强势……你知道

的，占上风，这是有力量的位置。我希望你能采取更强有力的位置。这可能听起来很荒谬，因为我希望你们采取的更有力的位置会让你们看起来很无助、很沮丧。你们可以告诉她，这次会谈中发生了一些让人很沮丧的事，而你没有意识到……不管怎样，你都不能说出来。她可以对此有她的幻想。因为Suzie到底需要什么——我同事对上次治疗一点也不满意，他们向我重点指出了Suzie需要什么，而我显然漏掉了——她需要的是一种创造性的怀疑和不安全感，年轻人需要找到自己的生活方式，找到自己在生活中的位置。Suzie现在表现得好像她知道所有的答案。而且，她也有力量；她会把你们俩逼疯的。你还记得她是怎么笑的吗……

治疗师受到鼓励，尤其是因为母亲愿意采用新方法。然而，他担心——可能比他所需要的更担心——他们可能会以一种与以往的"上风位"过于相似的方式来使用新的方法，也因此显得太有对抗性。他赞扬了他们的表现，但同时也指出，如果他们采取"下风位"的位置会更有效。为了提高他们对这一建议的接受度，他自己采取了"下风位"的非权威位置，例如，提到他的同事指出了一些他没有看到的东西。他指出Suzie的反应中最好的部分是困惑。为了让父母更容易接受，他把这种困惑贴上了"创造性的怀疑和不安全感"的标签，而且是"年轻人找到其生活方式所需要的"。

治疗师使用这一建构和指导采取"下风位"的位置来介绍非对抗性方法的另一个方面。治疗师一直记着的是,父母是在要求控制女儿,他们觉得女儿能够通过"消磨我们"来战胜他们。通过避免与她争吵,他们得以有了些许控制感。然而,治疗师预计他们会需要他们认为更强大的控制手段,他正准备向他们介绍新方法的后果。然而,他们要施加的后果也是非对抗性的。

摘录17

母　　亲：她的生日就在这个周末,她觉得——她会喋喋不休地列出她想要的东西,好像我们除了给她买生日礼物,没有其他事情好做。我很想知道……你觉得我们应该像对家里其他人一样,为她过一个愉快的、正常的生日吗?

治疗师：嗯,那你准备做什么呢?

母　　亲：好吧,我告诉你这个故事,你可能会笑死。

治疗师：我希望不会。

母　　亲：因为这真的是一件微不足道的事情,但它就是让我恼火。Suzie胸部很大,因此需要很贵的胸罩。我觉得8美元买一个胸罩太贵了。刚上学的时候,她不在家,我买了3个,我向她解释说,如果她每天晚上手洗胸罩,那么胸罩会保持清洁,而且可以用很长时间。我再一次跟她谈了为什么要仔细保养8美元的胸罩,并一直观察她是否手洗胸罩。但她把胸罩放在脏衣服中间,扔进洗衣机里洗，现在胸罩已经磨损了。所以有一天她告诉我她需要新的胸罩。我都想给她买一个作为生日礼物了。你知道，平时她让我去给她买三个我也无所谓。这么做就好像扯平了。

治疗师：为什么？给她买个胸罩怎么就能和她扯平呢？

母　　亲：嗯，她觉得这是必需品，这和礼物没有关系。

治疗师：哦，我明白了。

母　　亲：我想把它当作礼物。

治疗师：否则，你原先是怎么计划的？她最想要什么？

母　　亲：她想要一台立体声音响，或者一双35美元的靴子。不是25美元或32美元，而是35美元。（观察室有个对讲机打来电话）

治疗师：Fisch博士算了一下，得出了一个结论，4件8美元的胸罩要32美元，几乎和一双靴子一样贵。在他充满奇思妙想的头脑里，他认为这可能是一个好主意：你给她买4个胸罩，像礼物那样包装好给她，以非常真诚而没有任何讽刺的语气说："我们给你买了点东西——是有价值的礼物，我知道你需要它，也知道你因为需要它而发愁。"当她看到有4个胸罩时，你可以解释一下，现在她不用发愁每天晚上要洗一个了，而其他几个也快要坏了。但是，这个事情成功与否很大程度上取决于你说话和送礼物的态度是否真诚，不是"哈哈，这样怎样"，你知道吗？

母　亲：对的。

治疗师："我知道你真的需要这个，我知道你为此很烦恼。给你。"

我还想补充一点：然后要对她的沮丧感到非常沮丧……

母　亲：我明白了。

治疗师："我们真的希望你会喜欢这个。我们觉得你自己买不起。"

在治疗师笼统地描述了"后果"之后（这个对话没有包含在这个记录中），父母表示他们愿意实施。然后这位母亲提到了一个即将到来的事件——Suzie的生日，治疗师决定利用这个机会让他们尝试"良性破坏"。

在提出这个建议时，治疗师抱着两个希望。首先，他希望父母能感觉到他们有了一种新的、更有力的方法来控制Suzie——一种不需要言语努力就能避免"上风位"冲突的方法。事实上，他们很可能会发现，由于他们不再"煽动暴乱"，他们处于更有利的控制地位。其次，他希望Suzie也能认识到纠缠父母是徒劳的，因为跟他们没有什么好吵的。在这个特殊的生日礼物背景下，这个策略也为Suzie提供了一种强有力的提示，告诉她父母有奖励或拒绝奖励的选择权。

摘录18

治疗师：为了让她感到不那么安全且高高在上，有必要让她感到你们两个对她来说不那么容易理解。而且需要做一些事情让她纳闷究竟发生了什么:"有些事情我不明白。所以也许我并没有那么强大。什么——嗯,发生了什么事?"为了将这种非常健康的不安全感注入她的思想,我希望你(父亲)这样做:每次她以无礼或不尊重的方式和母亲说话,或不执行一些应该马上执行的合理的要求,任何时候她拒绝做,换句话说,她表现出缺乏尊重,我希望你能拿出一美分交给她,一句话也不要说。她会说:"这是为什么?你在做什么?"不需要解释你为什么要这么做、这背后的原因或者是什么让你这么做,你就直接给她。如果她拒绝接受,你就把它放在她面前。然后你一句话也别说就走。(又一个对讲机呼叫)这又是Fisch博士的观点,他说这样会更容易一点:如果她说"这是为什么",你就说"我就是喜欢这样",然后就走开。

作为最后一个建议,治疗师决定将这种非对抗性的方法延伸到另一个问题领域,即Suzie喜欢用暴虐的方式和她的母亲说话(典型的情况是,这位母亲用一种无助的、有时泪流满面、急促而激动的方式为自己辩护,这促使父亲介入来保护妻子,从而进一步削弱了母亲在Suzie眼中的权威。关于这一困难的讨论没有包含在本记录中)。通过在母亲面前做出上述指导,治疗师完成了几件事。父亲的干预被定义为一种扰乱和战胜Suzie的更有力的方式,因此可以给母亲一种间接的控制感。也就是说,她的"设置"很可能会在下一次Suzie冲她耍脾气的时候有所不同：不只是感到被攻击和无助，而是会更平静地等待丈夫提供"侧翼攻击"。与此同时，这也让父亲可以做不同的事情，他会觉得自己更有控制权。在这个策略上，父亲和母亲联合起来了，而不是受制于Suzie"分而治之"的方法。

第四次会谈

摘录19

父　　亲：所以，我第一次见到Suzie没有为每件事争斗；相反，她有点不明白发生了什么。就像那一美分——我给了她一美分。当她争论说"这是为什么"时，我说："哦，这是给你的。"我把它递给她，然后走开了。她也搞不明白这是怎么回事。这之后，Martha把她的裙子缝得一团糟。然后我们给她买了胸罩作为她的生日礼物，她打开，看着它们，然后说："4个？"她说："这和我想要的靴子价格一样！"Martha说："哦，真的很抱歉，我以为你说你也想要胸罩。"她说："我是说过，但我不想把它当作生日礼物。"她（母亲）说："嗯，我想你要是有这些就好了，这样你就不用手洗了。"她只是说："哦，非常感谢。"她并不知道……她没有……要是在两三个星期以前，她会说"我什么也不要"，然后把它们全扔掉。但是现在她没有……然后，她拿着这些礼物说："非常感谢。"然后走回了房间。还有一些小事让我很惊讶。上个星期，她星期六得到了一些零用钱，我给了她零用钱，她想去商场和圣诞商店。我们写好名字，她准备给她哥哥买礼物。她去了商店，回来后我问她："你买了什么?"她说:"哦，我没有找到喜欢的东西送给Bob。"我说:"哦，你买了一些糖果，是吗?"她说:"哦，对了，我去了'Kandy厨房'，这是妈妈最喜欢的糖果，所以我想我应该给她买一些。"她花了一美元给她买了一磅这种糖果，放在冰柜里，然后她对其他孩子说:"你们不许碰它，因为这是给妈妈的，这是我给她买的一个特别的小礼物。"我是说，她从来没做过这种事! 她做出这样的事让我很吃惊。但她就是弄不明白发生了什么。看起来她就如同你所说那样，不再那么自以为是了。

父亲报告了他们给Suzie生日礼物后的结果，并因Suzie行为举止的改变而受到鼓舞。她主动去买妈妈喜欢的糖果，这也给了他很大的鼓励。这一事件尤其重要，因为与她变得不那么无礼、苛刻相比，这件事所表明的改变更为可靠。对我们来说，质变比大多数量变要确定得多。

摘录20

治疗师：让我们简单讨论一下你俩可能重蹈覆辙的情形。事情不会像现在这样发展下去的，尤其是接下来的两周还有假期什么的，他们都放学回家了，等等。那么，你认为你们最有可能再次陷入旧模式的情况是怎样的？这最有可能如何发生？

摘录21

治疗师：这就引出了他们提到的第二点，那就是可能出现的另一种可能性，或者我应该说是另一种可能的困难，就是你们在过去七天里非常成功。我想你现在可以清楚地看到，有一种方法，一种与你们这么长时间以来所努力尝试的完全不同的方法，来应对她，是吗？

父　亲：没错。

治疗师：结果就是，如果你们继续保持上周成功的一半，Suzie就会逐渐变成一个最讨人喜欢的孩子。她已经表现出了真正的关切，她给你买了一盒糖果，我想以前从未听她做过这样的事。

母　亲：对！这很令人吃惊。

治疗师：所以如果你们继续……她很可能会做更多这样的事。这不只是你会在哪里失败的问题，而是如果你继续保持成功会发生什么的问题。就像我说的那样，很有可能她会变成一个非常非常有魅力的人。这样一来，看到她越长越大会是一件困难的事情。因为以她这个年纪，她很快就会离开，你知道，要么去上学，要么几年后她可能结婚。所以"失去她"对你们俩来说可能会更加痛苦。所以也许偶尔的复发，过去的情况短期内重新出现，并不是什么坏事，这样你就不会因为可能越来越少看到她而感到太震惊。

家长们报告说，这个问题有了重大变化。与此同时，他们也清楚地表示，他们对事情的发展感到满意。在这一点上，存在着一个风险，就是如果父母迅速获得成功，他们可能会过于努力地控制事情，并回到他们以前应对Suzie的模式。如果治疗师变得过于乐观并表示祝贺——这是新接触这种方法的治疗师会遇到的最常见的诱惑，那么这种风险会更大。治疗师希望防止这种情况发生，他用了两种方式：和他们一起预期他们会倒退；然而，为了避免暗示他是在警告他们不要倒退，他还把进一步的改善，至少是快速的改善，定义为不可取的："偶尔的复发，过去的情况短期内重新出现，并不是什么坏事。"为了让这一切可信，他使用了这样的理由：他们可以更好地为她最终离开"鸟巢"做准备。此外，敦促他们采取"慢慢来"的位置，含蓄地证实了他们正在掌控着事情——他们可以改善情况，也可以使情况变得更糟。

第五次会谈（最后一次会谈）

摘录22

父　亲：还有另一件事情让我吃惊。我们跟您说过，她对什么都不感兴趣。她一开始没做什么……我估计大概是一周前，她决定开始做缝纫。她说"如果我死前还能做最后一件事，我要学缝纫"之类的话。Martha说："那太好了。"她说："你有布料吗？"Martha有一些要给Suzie做裙子的布料，她把布料拿出来说："给，你可以用这个。"她一直在做缝纫，在一个会缝纫的朋友的帮助下，她做了一件很漂亮的裙子。她前几天晚上刚做完。她坚持了下来，完成了这件事，然后去买了个拉链装上去，做得真的非常好。这真是太棒了。

母　亲：太棒了，真的太棒了。

父　亲：她再也不……我们之前告诉您，她吃晚饭时刚一坐下来就打算走了，她会以最快的速度吃东西，然后跳起来说："我能走了吗？"我给她起了个绰号叫"奔跑的鬼魂"，因为每次只要她不吃东西，她就离开餐桌，或者去床上，她就是坐不住。现在，她坐着吃晚饭，等着吃甜点，然后起身走进去打开电视；如果有碗，她就出去洗碗，然后坐下；从来不问她是否可以去其他地方。我是说，偶尔她会说"我能去别的地方吗"，但这种情况很少，从不发生在工作日的晚上——在上学或做其他事情时。她现在就像家庭成员之一那样坐在那里。对此我真的感到很神奇。我简直不敢相信！

母　亲：很了不起。她看起来明显更快乐了。

治疗师：嗯，一定是有什么事情，就像我之前说的那样，一定是你们俩得用不同于以前的方式处理了某些事情。

正如所希望的那样，父母（在两周后）返回并报告进一步的改善。他们对女儿的变化感到惊喜。然而，治疗师注意到了他们的惊讶。他不想让他们觉得是一些他们无法控制的东西带来了这些显著的变化；简而言之，治疗的整个议题是围绕着解决父母以前缺乏控制的感觉，以及他们试图通过诱导反抗的对抗和长篇大论来建立控制的不幸"解决方案"。因此，重要的是要让他们在治疗结束时觉得，无论发生了什么，他们都不是现场的被动旁观者，而是他们能控制它。治疗师用一个非常简单的信息来传达这一点：在他们报告了Suzie显著而神奇的变化之后，他评论说："嗯，一定是有什么事情，就像我之前说的那样，一定是你们俩用不同于以前的方式处理了某些事情。"

同样重要的是要注意，父母没有变得沉迷于"破坏"或其他操纵。当女儿提出一个合理的要求——要布料缝裙子时，他们的反应也同样合理。

父　亲：看起来她确实更快乐了；在我看来，她好像完全变了个人！我几乎认不出她就是一个半月前住在这里的那个人。就像你说的，也许我们只是觉得这太好了，不像是真的。

治疗师：嗯，有可能，你知道吗？我的同事们……在上次会议之后，我的同事们对事情似乎进展得太顺利这个事实表示了一些担忧。你知道，你们可能会变得过于自信。你们可能会忘了，这不是一劳永逸的事情，而是必须一直保持下去。否则，你们会发现自己又回到了原来的模式，一切都将落空。复发的可能性非常高。当人们变得如此高兴和自信，以至于他们对这种情况坐视不管，而只是继续做他们在发现事情可以改变之前所做的事情时，复发的可能性最高。

摘录23

<u>治疗师</u>：我今天只是重新概括一下，因为我认为我们已经到了这样一个阶段，可以说现在应该考虑将剩下的五次治疗暂存起来。我认为，就目前而言，如果你们俩能依靠自己的能力来处理这种情况，就像你们过去两周一直在做的那样，这将是非常有用的。

　　治疗师通过两个干预手段终止了治疗。第一个，即"会有复发"，是对前一阶段治疗的重复。在这里他更强调了复发的威胁，这是我们今天不太倾向于使用的战术位置。我们现在更愿意强调复发的好处。第二个干预是，他提醒他们，既然我们已经准备好与他们在治疗中会面十次，但是他们只使用了五次治疗，那么剩下的治疗将被"暂存起来"，如果他们觉得有必要，可以在任何时候使用这些治疗。这种保证有双重效果。首先，它帮助人们减轻对旧病复发的担忧，这

样他们就不会惊慌失措，转而使用旧的方法来处理事情。其次，由于他们的治疗被"暂存起来"，他们将倾向于保留这些治疗以明智地使用，而不是每出现一个小事件就兴师动众。也就是说，他们会倾向于把这些治疗留给真正严重的事情，从而能够自己去克服Suzie的进步过程中的小的、暂时的失误。

在这个案例中，父母发现没有必要返回使用任何这些"暂存"的治疗。相反，在3个月后的随访中，他们报告说，事情继续进展顺利，情况好到几个月来他们第一次觉得可以很放松地一起去度假而不带着孩子们。在我们一年的随访中，情况持续改善。除了父母和Suzie之间的关系有改善，她和兄弟姐妹也相处得更好，她的学校成绩——一个在治疗中从来没有专门关注的话题，从F和D上升到C和B。

第 10 章

个案研究：
焦虑的小提琴家

以下是一个几乎完整呈现的"小案例"。治疗师J. H. W. 在一个心理健康中心举办了一个短程治疗讲习班，并在讲习班上与一名志愿患者一起演示了我们的方法。患者是一名35岁的未婚男子，当时正在该中心接受治疗。本来预计他只会参加一次演示，但结果是讲习班和患者的日程安排允许他进行一次简短的第二次面谈。因此，治疗师可以更自由地对问题进行干预，并检查其效果。下面的文稿包括第一次治疗的全部内容（除了少数的冗叙和题外话）和第二次治疗的大部分内容。Paul Watzlawick和小组成员一起通过闭路电视观察这个演示，他偶尔会通过耳机向治疗师提供建议。

第一次会谈

治疗师：感谢你今天来到这里，这样在座的人就有机会看到我们独有的工作方式，但我认为你不应该指望从中收获太多。不管怎么说，我想你的处境应该很困难。我和你在精神卫生中心的治疗师Y医生聊了一会儿，他给了我一点信息，听起来我无法轻易改变这些，那不太现实。首先，虽然我知道这会有点重复你和他谈论过的事情，但我是新来的，我只和他谈了5分钟，所以，你能告诉我，就目前而言，你来这里主要是担心什么问题呢？

这个访谈是与一个已经在治疗中的患者进行的，是作为示范的。治疗师利用这种情境以一种处于下风的姿态开始访谈，并立即抛出问题——"问题是什么"。

来访者：我是一名音乐老师，教小提琴。我是一个非常非常非常差的表演者，每当我表演的时候我的手会颤抖，会出汗，而在其他任何时候都不会这样。简单地说就是这样。

来访者陈述了自己的问题作为回应：因为紧张，他难以演奏小提琴。

治疗师：好的。你说你是个差劲的表演者，这是指你在公众面前表现不好吗？

来访者：是的。

治疗师：当你为自己演奏或给人上课时，那是什么样的呢？

来访者：这和我在一两个人面前表演时完全不一样。当我必须从头到尾演奏的时候，总是希望能演奏得很好。

治疗师：嗯。（停顿）你提到你不得不从头到尾演奏某首曲子，这种情况经常发生于你在公众场合演奏时吗？或者你有没有试过在公众场合演奏某首曲子的一部分？

来访者：我不记得曾经尝试过演奏曲子的一部分。

治疗师：嗯。

来访者：除了某些特定乐章。但我认为它本身就是一个整体。

治疗师：好的。（停顿）你是说即使是面对一两个人你也会觉得是在公众场合表演？

来访者：是的。

治疗师：嗯，面对的人越多越紧张吗？例如，面对四个人时的紧张程度是面对两个人时的两倍……

来访者：不，不是这样。

治疗师：所以如果是面对一两个人，就差不多已经开始……

来访者：（打断）嗯，应该是吧，紧张程度肯定不是以几何级数增长的。

治疗师：嗯。

来访者：毫无疑问，如果这个大厅里满满的都是人，那情况就不妙了。或者，通常情况是无论多少人在，都会这样。

　　治疗师坚持进行具体而明确的询问。也许他有点吹毛求疵，但这位患者反复使用限定性短语，可能会让问题中潜在的有重要性的元素变得模糊不清，治疗师希望事情变得非常清楚。

治疗师：嗯。（停顿）跟你说实话，我自己也有一点同样的感觉。如果礼堂里坐满了人，我会比现在更紧张；我仍然觉得人们在透过镜头审视我——但我的意思并不是说这和你说的差不多，只是有点类似。（停顿）好吧，如果人多了，情况会更糟，但不是成正比的。

治疗师利用患者关于紧张的评论来重申他占下风的位置，即他现在也很紧张，但他并没有说他的紧张等同于患者的紧张。

来访者：没错。

治疗师：嗯。还有会使情况变更糟的东西吗？

来访者：是的，如果某位我非常尊重的或者我想给他留下深刻印象的人在评价我的表现，那么情况似乎会更糟。

治疗师：嗯。

来访者：当然，我的表现就更不让人满意。

治疗师：（停顿）稍稍岔开一下，Y医生还提到你曾在这里读过建筑学院，但从未在该领域工作过。这跟你现在的问题有关系吗？

治疗师通过直接询问来核实他从患者的治疗师那里得到的信息，因为这些信息可能与问题有关。这位患者说，他的建筑学习现在已经无关紧要了。

来访者：完全没有。

治疗师：好的。那都是过去的事了吗？

来访者：是的。

治疗师：好的。我就是想了解一下，因为在我印象中你对执照考试感到紧张，我只是想知道这中间是否有关联，是否你有想要追求……

来访者：（打断）不，坦白地说，我认为我通不过考试，因为我毕业的时候太难了。我当时没有考，而且我认为现在我也通不过考试，除非参加几个速成补习班，这也是我没考的一个因素。

治疗师：好的。如果你认为可以考过，你有兴趣现在就去吗？还是说你已经不再考虑那件事情了？

来访者：嗯，如果这个问题没有随着时间的推移而缓解，我再选择做这个事情的唯一原因就是要赚点钱，但我对自己在这个方向上的前景预期并不是太好。

治疗师：好的。所以那是第二好的……

来访者：（打断）第三，第四，第五。

治疗师：好的。你真正想做的是音乐吗？

来访者：是的。我想成为一个合适的表演者，在某些合适的场合（说得有点刻意）。

　　治疗师仍然希望患者更明确地表明建筑学习和执业考试对他并不重要。患者确认了这一点，并再次确认表演方面的问题是他唯一考虑的问题。

治疗师：嗯。（停顿）那是什么场合？你能多告诉我一些情况吗？

来访者：好，在各种各样的音乐组织、赞助音乐会、小型独奏会这样的场合下。斯塔姆斯交响乐团夏天在大都会这里偶尔举办音乐会，他们请各种各样的艺术家和他们一起表演，我也愿意参加。

治疗师：嗯。

来访者：我当然希望能参与。至少，我的成败取决于我演奏小提琴的好坏，而不是我能否在某个特定的地方鼓起勇气。

治疗师：好的。你的基本能力如何？例如，当你不在公开场合表演时。

由于一个人的表现也与其有无天赋相关，治疗师也希望检验这一点。

来访者：（打断）哦，我认为我是还可以的。但不幸的是，没有我想的那么好。我自己录过音，成品从来没有像我想的那样好。

治疗师：嗯。但是如果你不把自己和自己对它的想像做比较，如果是你在听别人的录音作品，你会怎么想？或者，你认为你现在的能力或潜力怎样？

来访者：嗯，怎么说呢？

治疗师：嗯。

来访者：可能不太好（叹气）……有些人以前在音乐界有过相当高的成就。

治疗师：嗯。

来访者：我不像他们中的人那样好。

治疗师：（停顿）但是和那些以此为职业的人一样好吗？

来访者：是的。

　　既然问题已经足够清楚，治疗师现在就转而询问患者是如何尝试处理这个问题的。

治疗师：嗯。（停顿）嗯，到目前为止，你是如何解决这个问题的？包括靠你自己和别人给你的帮助。

来访者：嗯，我（清嗓子）最近并没有致力于解决这个问题。过去几年我一直在努力，但我并没有真正去解决这个问题，因为我在建筑学院和其他各种各样的事情上花了10年的时间。所以直到最近我重新表演时才真正尝试解决这个问题……

治疗师：（打断）好的。这10年你暂时停止了……

来访者：（打断）对的，那段时间我根本就没在做音乐。

治疗师：嗯。

来访者：但是现在我回来了，我尝试过好几次表演，但真是令人沮丧！我记得我在18岁的时候就放弃了，因为那太糟糕了。我从表演中得到的回报太少了，所以我一开始就放弃了。那时，音乐老师给了我一些建议，仅此而已。他们建议我多表演、多表演，但我表演得不多，而且我表演的时候非常不成功。

在回答"你或其他人是如何尝试处理这个问题的"这个问题时，患者表示他得到的建议是要多表演，实际上就是努力练习以便让自己表演得更好。

治疗师：好的。所以那个时候他们会告诉你："你要投入进去，开始做……"

来访者：（打断）"直到它对你来说变得像平常事情一样熟悉。"但对我来说，这种熟悉的感觉从未有过。如果我表演得差到没人想听，将来也不会有这种熟悉的感觉。

治疗师：（停顿）我有点好奇，如果那么久以前的情况那么糟糕……你就不会再重新开始了。

来访者：确实有点奇怪。

治疗师：这是怎么发生的？

来访者：我没有放弃。我想我没有放弃我的天赋。

治疗师：嗯。

来访者：这是一个简要的总结，还有其他原因。我对自己正在做的事情不是特别满意，我现在做的什么都不是，所以

（停下来）我必须追求一些事业。

治疗师：好的。所以你又自然而然地做回了音乐？

来访者：是的。

治疗师：嗯。（停顿）好的。所以就是说，那时候他们告诉你："你只需接受它、适应它，最终情况会有所改变。"但事实并非如此。既然你最近一直在努力解决这个问题，那么你是怎么做的？你一直在努力做什么？

来访者：我在尝试寻求治疗师的帮助。

治疗师：好的。

来访者：除了这些，就是尽可能多地表演。表演方面我做得并不成功。

治疗师：嗯。

来访者：当我有进步时——有些人会告诉我我表演得更好了，我不太确定。

治疗师：（停顿）嗯，好吧，我不知道是谁告诉你的。但总的来说，我想说的是：安全起见，你最好对你听到的积极观点持一点怀疑态度，除非你很确定你自己也听到自己表演有进步，或者说这话的那个人持有严格的标准，并非是为了鼓励你而说假话。

治疗师利用这些信息来采取悲观的位置。他建议患者对鼓励他的反馈持怀疑态度；当患者用觉得自己不合格的评论来回应治疗师时，他也坚持这种策略。

来访者：在我的领域，几乎没有人会给出这样的意见。

治疗师：好吧，我猜你能做的最好的事情至少是要持怀疑态度……

来访者：（打断）的确。

治疗师：……对于你得到的意见。

来访者：是的。

治疗师：因为你可能做的最糟糕的事情就是你认为自己做得比实际更好，这会把你引向一个糟糕的境地。它让你想过度尝试，然后你会摔个大跟头。

来访者：但是我认为在我所在的这个领域中，大多数人都得到过这种建议，这种拙劣的建议。高估了他们的才华，去追求他们的事业，但令人难以置信的是，他们获得满意的结果。

治疗师：嗯，也许他们中的一些人在得到这样的建议和批评后仍能挺过来，但我认为虽然这对他们可以，但不适合你，有以下几个原因：首先，我认为你可能……听起来他们不仅会用花言巧语蒙哄别人，还会蒙哄自己，但在我看来，你不是这样的人。你对自己所处的位置更有洞察力，也更有批判性，而且你也遇到过这个问题，你不想陷入不自量力的境地，因为这可能会让你摔得更惨；而且，如果出现了任何事情，都会让你倒退得更远。这就是为什么我说，我认为当有人鼓励你时你应持怀疑的保留态度。

来访者：嗯，当然我认为这种建议听起来似乎合理。但是我对大多数事情都持怀疑态度，我不确定我所处的领域是不是最好的。如果我非常自信，不管它在模糊的现实中是怎样的，那肯定会把它想得比它实际上的样子好。

治疗师：（停顿）我不知道你怎么才会有充分自信，因为你的……

来访者：（打断）我不会（那么自信）……

治疗师：……现实中的经历。

来访者：……我不会（那么自信）。我同意。

治疗师：好的，那很好，因为如果你会（那么自信），我会非常害怕接下来你会发生什么。（患者笑了）呃，好吧。所以，一开始你会得到这样的建议："坚持下去，事情就会成为一种习惯，然后你就不会有这种紧张的感觉了。"这种建议一点都不好，即使是在很久以前也不好，而现在你已经在接受了治疗。你在治疗中尝试了哪些方法？

当患者将他的缺乏自信定义为"错误的"时，治疗师使用之前的策略——"持怀疑态度"，并将其重新定义为"健康的怀疑态度"。治疗师接着问患者和他在精神卫生中心的治疗师是如何处理这个问题的。

来访者：嗯，我不明白您的问题。我是说，我不知道该怎么回答。

治疗师：我想问的是："为了解决这个问题，你做了什么？"前面当我问你这个问题时，你说："嗯，我已经开始接受治疗了。"那么，治疗中发生了什么？它是如何起作用的？

来访者：我们一直在讨论（叹气）我的期望和我表演时的真实感受，还有我的过去。

治疗师：嗯。

来访者：我只是不确定情况是否有所好转。我是这样一个——我也不知道怎么回事——我真的没有那种感觉——我觉得已开了一些头了。

治疗师：但并没有发生太大的变化？

来访者：没有。

治疗师：好的。你有没有在治疗之外自己做些什么来解决这个问题呢？

来访者：（打断）是的。我在努力争取表演的机会，不管是好是坏。

治疗师：好的。情况怎么样呢？

来访者：最近不太成功。

治疗师：怎样不太成功？

在整个访谈过程中，治疗师一次又一次地要求获得更明确的信息。

来访者：嗯，我只是没有机会经常表演。我有过几次这样的机会，但很少。除了抓住走进我客厅的人说"坐下"，让他们看我的表演外。

治疗师：好的。除了心理医生，有没有其他人试图帮助你解决问题？

来访者：就像以前经常的情况一样，我现在有一个小提琴老师，但在这方面他并没有努力帮助我。

治疗师：对不起，我有点迷茫了，我不能……

来访者：我有小提琴——我学小提琴……

治疗师：好的。

来访者：……从一个老师那里学习，他很清楚我有表演困难。但除了像通常那样建议我多表演外——这个建议肯定是有一点价值的（笑），他也不能再做什么。

患者提到，他的小提琴老师也在试图帮助他，但基本上是用和其他人相同的方式——建议他"多表演，多努力"。

治疗师：好的。他所做的一切和你老师多年前告诉你的差不多。

来访者：很多年前，没错。

治疗师：好吧……

来访者：（打断）我也是个老师，我也不能给出更好的建议。

治疗师：好的。

来访者：我自己就有一个学生，他在我面前表演时和我在别人面前表演时，有完全相同的特点。

治疗师：好的。有没有朋友或其他表演者给过你建议，或试图以任何方式帮助你？

来访者：除了我们讨论过的一般情况之外，没有。

治疗师正在追问患者和其他相关人员是如何试图处理这个问题的，因为这些信息是问题定义的核心，并与即将形成的干预策略有关。患者的反应证实了唯一的方法是建议"多多表演"。

治疗师：（暂停）嗯。（治疗师通过耳机接收信息）好。我同事想了解一些事情，我也不知道为什么。呃，（停顿）当你放弃建筑专业时，你说那对你来说没什么意义，但可能对别人会有一些影响。你放弃的时候谁最失望？

在这一点上，观察的同事向治疗师询问关于患者放弃建筑专业的情况。观察者不确定当前的问题是否会导致患者和他父母之间的某些冲突。治疗师转述了这个问题，但保持了自己的可操控性，他将自己与这个问题"分离"，说道："我的同事有一些他想知道的事情，我并不知道为什么。"然后他继续问这个问题。

来访者：也许是我父母。
治疗师：他们两个都一样失望，还是……？
来访者：不，这很难说。我母亲会很失望，因为很可能我的成功对她比对我父亲更重要。

治疗师：嗯。（停顿）你母亲对你的音乐也有这样的感觉吗？还是她更倾向于建筑？

来访者：她什么都喜欢。

治疗师：她只是想看你有所作为吗？

来访者：是的，父亲也是，但是……父亲确实认为音乐是浪费时间。

治疗师：嗯。

来访者：音乐不适合、不配作为一份职业。

治疗师：（停顿）但是你妈妈对音乐没意见吧？

来访者：嗯，就像我说的那样，她觉得什么都行。

治疗师：只要你继续做下去……

来访者：好吧，甚至可以说，只要我还活着，她至少会感激。

治疗师：（停顿）听起来她好像对你没有很高的期望。

来访者：哦，她有很高的期望，非常非常高的期望。

治疗师：但她并不期望这些都能实现？

来访者：嗯，她不——她很害怕在我面前说出她的观点。

治疗师：嗯。

来访者：或者，如果她说出她的观点，她也还是听我的，她——我通常都是我行我素。

治疗师：（停顿）嗯。你父母还活着吗？

来访者：是的。

治疗师：他们住在哪里？

来访者：北边离这里110英里的一个小社区。

治疗师：嗯。你和他们联系有多密切？

来访者：嗯，我每一两个星期就会收到他们的信息。

治疗师：好吧，所以他们很清楚你对这件事的想法？

来访者：（叹息）哦，他们……

治疗师：（打断）我不是指具体的细节，但是……

来访者：不，他们……是的，他们……他们知道我的情况。

治疗师：嗯。

来访者：……根据我告诉他们的。

治疗师：呃，他们对这个问题跟你说了什么？

来访者：他们不知道真正的问题是什么。我想我父亲甚至不知道
我有这个问题，除非他跟我妈谈过这件事，我无法想像
他会担心到跟她说……

治疗师：好的。但她知道你……

来访者：（打断）她知道我在表演时很紧张，是的，非常紧张。

治疗师：嗯。她怎么跟你说的？给你一些建议，还是怎样？

来访者：没有。她说"我知道你能行"。

治疗师：好的。（停顿）所以，不管你的麻烦持续多长时间，她都
知道你能行？

来访者：是的，我想她会的。

治疗师：嗯。她已经有一段时间……

来访者：（打断）是的，是的。很长一段时间。

患者对他父母的评论表明，尽管他母亲的"帮助"和其

他人的"帮助"是相似的，但他们目前并没有积极参与解决这个问题。然而，在这个讨论过程中，他确实表明了一种"位置"：他以居高临下的态度对待母亲，以敌意的态度对待父亲（后来治疗师利用了他对父亲的态度）。

治疗师：嗯。我从 Y 医生那里得知你和室友住在一起。你的室友注意到这个问题了吗？

来访者：没有。

治疗师：这么说吧，他怎么能没有关注到呢？他……

来访者：呃，（停顿）对他来说，巴赫与南希·威尔逊或埃尔顿·约翰没区别。

　　由于患者和其他人试图处理问题的方式的相关信息非常重要，因此治疗师想要确保他掌握所有的信息。患者的报告表明，他的室友与这个问题几乎没有关系。

治疗师：嗯。（停顿）好的，但是我想知道，他有没有看见你在为演出做准备时的挣扎，以及回来时由于这些努力而导致的疲惫不堪？

来访者：他认为这对我来说是一种娱乐活动，我从中得到乐趣，这是某种形式的治疗。这确实是。

治疗师：（停顿）听起来并不有趣。

来访者：呃，我并没有说那很有趣。你知道的，我觉得某种程度上我享受做这件事，并不是享受最后的成果，不论最后结果是什么样的。

治疗师：有句老话说，有时候怀着希望去旅行比到达目的地更好。你母亲可能也处于类似的位置很久了。让我换个话题，问一些不同的问题。呃，你有没有想过克服这个问题的潜在的和可能的不利之处？

　　这时治疗师开始对干预进行探索。他很清楚患者的问题是一种表演焦虑，而主要的（如果不是唯一的）尝试无效的解决方法是"多多表演"——也就是说，更加努力！他引用了一句古老的格言，通过看似随意的评论开始了干预。这句格言是：满怀希望地旅行，而不是抵达目的地。然而，这句格言的含义是，一个人不应该急于完成事情，因为可能会失望。这个信息引出治疗师的下一个干预性评论，尽管是以"转换话题"的方式。他随后提出了一个意想不到的问题，即改善可能导致的不利之处。显然，这让患者猝不及防。但它的目的不是要让患者措手不及，而是要说明改善并非完全是好事。如果患者能够接受这种观念，他就有可能在这个方向上更进一步，并把自己的问题视为不那么让人绝望的。如果他走到那一步，他很可能会在表演上放松下来。因此，治疗师将开始一种干预，会阻止患者采取"多多表演"的解决方法。

来访者：（停顿）克服这个问题的不利之处？

治疗师：是的。

来访者：事实上，想过一些，因为我觉得我可能会对自己失望，我可能会对我得到的回应感到失望，因为我实际上对自己抱着很高的期望。（叹气）我想很有可能——我不——嗯，从某种程度上说，这是一个可怕的议题。

　　患者试图回答这个问题，而这样做是在含蓄地接受这个前提：改善是会带来不利的。剩下的唯一问题就是不利有多少、是什么。

治疗师：好的。我接着你刚刚讲的部分说下去，如果你没有这个问题，你可能会察觉到……

来访者：我没有任何天赋。

治疗师：你没有任何天赋，而且……

来访者：嗯，我认为情况并非如此。

治疗师：好的。你并没有那么多……

来访者：就像我希望的那么多天赋。

治疗师：……像当这个问题存在时你希望自己有的那么多天赋。

来访者：对。

治疗师：好的，还有……好吧，既然你是——我知道你非常想要真正地克服这个问题，这对你继续职业生涯有帮助。但也许你会发现：即使你克服了这个问题，你的职业生涯仍然非常艰难。

来访者：嗯，我认为情况不会是这样，只要我仍将教师作为事业。

治疗师：好吧，或许再继续你就不……

来访者：（打断）我不能像平时那样沉迷于我的幻想了。就目前而言，我在这个城市和同事们在一起，还有目前我所拥有的一切，我认为这些对我的职业生涯很有帮助，这是毫无疑问的。

治疗师：好的。实际上这是有帮助的，但可能很难实现你的幻想……

来访者：（打断）可能是这样，但总体上说我能偶尔面对平庸，因为我经常遇到这种情况。

治疗师：嗯。好的。你还有没有想到其他不利之处？

　　患者已经回答了这个问题，并给出了一个可能的不利之处，但随后他又否认了这个问题的合理性（至少不将其作为一个严重的问题）。因此，治疗师决定通过再次提出这个问题来进一步进行干预（面对患者狡辩的反应，他本可以放弃，但他希望至少再试一次）。

来访者：没有。

治疗师：嗯。（暂停）

来访者：你知道，我还没有深入思考过这个不利之处。

治疗师：（叹气）嗯，我认为你应该这么做。（停顿）你……

来访者：我同意。

治疗师：你提议……嗯，我不知道你能走多远，也不知道需要花多长时间，但你是在提议对你生活中相当重要的一些事情做出改变，这些事情成为你生活的一部分已经至少20年了。从某种意义上说，甚至在你没有弹琴的那些年，它已经成为你生活中的一部分，因为你当时选择了去做一些可以替代这个问题的事情。所以你的提议是一个非常巨大的改变，当有人试图解决一个问题时有一种自然的倾向，那就是非常清楚什么是潜在的好处，但同样地，这意味着你没有考虑任何可能的坏处。没有一个改变是百分之百好或坏的。因此，我认为对不利之处的关注也是合理的谨慎。要考虑不利之处特别困难，因为人们的自然倾向是不思考这些不利之处，不在任何可以对抗这一内在偏见的方向上思考并自由探索，并不说"好吧，我必须冷静、沉着、精心谋划、理性地对待它，但让我尽情想像，我总能解决它，因为危险在于思考不足，而不是过度"。所以我真的认为，你应该多考虑一些潜在的不利因素，也许现在就要考虑一点，但是，当你离开这里有足够时间时，考虑一下不利之处是很有用的。

现在，患者的反应更像是开了"绿灯"。也就是说，他承认他没有充分考虑这个问题，甚至没有充分考虑解决最初提到的问题会有多困难。这种反应会鼓励治疗师更加致力于这一目标，而他只是通过告诉患者应该更多地思考这个问题来达成这个目标。然后，他将这个问题定义为在其生命中处于一个独特、战略性的关键时刻的问题，从而使问题合理化。

来访者：（叹气）这些不利之处肯定与问题本身有关。

治疗师：（停顿）呃，对这件事你得好好想想。但我想跟你说说关于这个问题我的大致想法。一种可能性是，你发现，天哪，你真的很有天赋，但即使是这种情况，解决问题也可能有不利之处，你可能没有充分考虑这个问题。如果是这样，那会发生什么呢？这将使你，或者可能使你，扩大表演领域和范围，使你面对更多观众和更严苛的评判。然而，除非你从根本上克服了这个问题，否则你不能面对。但是，虽然我肯定不是音乐专家，但我观察自己，以及在与有类似问题的人打交道时，得到这样的印象：这种问题非常现实的核心就是，一个人可能永远无法完全克服它。当你在那种人们都在用评判的眼光看着你的环境中表演时，你永远都无法完全摆脱焦虑。众所周知，运动员也备受这个问题的折磨。所以，你的问题有这样一个内核——不管你取得了什么样的进步，问题的核心都不会消失。

治疗师通过举出另一个可能的不利之处（即使患者很有

天赋），来证明改善的不利之处。另外，治疗师将会有不确定的焦虑定义为正常现象。

来访者：嗯，当然，我有时会怀疑自己是否真的有这种问题，因为我意识到每个人都很紧张，我现在也有点紧张（叹气）……但是我现在的紧张程度比不上……这让我觉得这是确实有问题（笑），但这无法与我必须表演时所经历的紧张相比。

治疗师：嗯。

来访者：紧张——我愿意有一点焦虑，愿意有一点紧张，但我担心这会使人丧失能力，荒谬地丧失能力。

治疗师：是的，是的，我想我理解你所讲述的区别之处。

来访者：事实上，即使小提琴的音色下降10%到20%也不会太不正常。

治疗师：（从耳机中收到提示）我同事提出了一个与你刚才说的有关的问题——本质上是关于如何区分正常紧张和障碍。他想知道的是：当你处于一种表演的情境中时，最大的问题是你担心不能上场表演还是担心演奏得非常糟糕？

观察室的同事再次要求澄清问题本身；也就是说，患者假设他不能表演仅仅是因为出于可能丧失能力的焦虑，还是他真的在表演中经历了这种状况。

来访者：噢，是的。

治疗师：好的，你能给我举个例子吗？这样他就能明白了。

来访者：（叹气）是的，我确实有表演过，在音乐学院的第二年我几乎不得不表演。

治疗师：嗯。

来访者：在一群学生面前，我特别挑选了一首音乐风格和技术上都很适合我的曲子。

治疗师：嗯。

来访者：如果是为自己演奏，或者为某人表演而我没有意识到他在场，那么我会非常自信。

治疗师：嗯。

来访者：但那次我忘记了很多段落，左手抖得太厉害了，一个简单的音阶也完不成。当时我非常非常苦恼。

治疗师：嗯。

来访者：那是让我放弃的决定性因素。

治疗师：嗯。你重新演奏以后，最近有没有经历类似的失败？

来访者：没有，因为我还没有在这么多观众面前表演。但我在人少的时候表演过。就像之前那样，我先在人少的时候排练，然后再逐渐在更多观众面前表演。我现在又遇到了之前经历过的困难。

治疗师：嗯。也就是说，你有了一部分体验，这种体验如此熟悉，你可以由此推断出如果你真的在大庭广众之下表演会是怎样的情形，是吗？

来访者：嗯,是的。当然，也许现在我成长了，可能更成熟了，所以也许我能更好地处理这个问题，但我还是怀疑我是否能做到。

治疗师：嗯。

来访者：呃，事实上，那场演出在我脑中挥之不去的原因，不一定是我当时无法表演，而是因为观众的规模，以及我为这场演出做了这么多努力和精心准备这个事实，这让我更加地感到失望。那次之后，在那之前也是同样，我几乎丧失了表演能力，但那一次的表演情形确实在我的脑海挥之不去，是的。

患者所有的陈述都证实了他正在抱怨一种非同寻常的焦虑——一种明显地使他丧失艺术能力的焦虑。有趣的是，他还对这个问题的早期阶段进行了更详细的描述：他之所以泄气，主要是由于在他期望能取得成功的事情上失败了。焦虑症和恐惧症发作时经常会出现这种情况：在被认为很容易的事情上的失败是问题发展的敏感因素。没有人会因为没做好被认为是艰难的事情而感到恐惧。

治疗师：好的。这一刻，你能想到，或者想像到，克服这个问题会带来的其他不利之处吗？

来访者：没有。

治疗师：嗯。（停顿）你认为克服这个问题会如何影响你和父母的关系?

治疗师继续使用"表演得更好可能并不会更好"这个策略，但在战术上有所转变，询问改善会如何影响他与父母的关系。治疗师不是在收集这些信息，而是将之作为引入另一种干预的方式。他已经想到了他将要说的话，但他更愿意让战术的转变看起来像是在之前"改善的不利之处"方向上的延续。

来访者：（叹气）嗯，我和他们的关系应该会改善。呃，从我父亲的角度来看，我经济状况的改善更有助于改善我们的关系。我不⋯⋯我想对他来说这是最重要的事。至于我母亲，我想我表演上的提高肯定会有改善我们之间的关系，因为她想让我感觉更满足。现在，如果我感到更满足——我想我会的，那么理论上她应该更快乐。

治疗师：嗯。从理论上讲是的。

来访者：我是说，我真的找不到她会不快乐的原因。

治疗师：嗯，我能想到几个原因。

来访者：是的，我也可以（笑），如果你想顺着这个方向想的话。但是，嗯，鉴于我们多年来的关系，事实上我母亲在某种程度上很保护我，是的。这或许是不相关的，但我想，我愿意在这方面相信她。

治疗师：好吧，让我们先假定你母亲不会（因为你感到满足而不开心），现在来谈谈你父亲。我根据些微不足道的证据做了些猜想,这个猜测跟你父亲有关。虽然他可能会说你应该做你自己的事情,但他的基本观点是,本质上,你不会靠自己做成什么大事,你把你做过的一切都搞砸了,因此,如果你解决了这个问题,你父亲会大吃一惊。那可能会把他吓得不轻。

来访者：但是他不知道我有这个问题。其次,我同意你说的他对我的看法,但我……从某种意义上说,他可能希望自己比我更成功……

治疗师：（打断）好的。

来访者：他有一些说得通的原因相信我会——我的意思是,如果我克服了这个问题,他有说得通的理由感到震惊。

治疗师：嗯,他会对你有一些基本的了解。我不知道他对你的问题了解多少,但他肯定知道——就是,你没有做成过什么大事。如果你解决了这个问题,他可能会发现你做得很好,不仅是你做得很好,你在一个他认为不重要的领域也做得很好,这将是非常有强有力的反驳,好像给了你父亲脸上重重的一拳！

患者起初否认改善会影响他与父母的关系,但治疗师提出了一个更令人信服的观点,即改善可能会影响其与父母的关系,尤其是与父亲的关系。他这样做不仅是为了证明克服这个问题可能存在不利之处,而且一些未考虑到的后果将对患者有利。由于患者表达了对他父亲的反感，治疗师就利用这种位置作为对患者的额外诱惑。从本质上讲，隐含的信息是"通过克服你的问题，你可以在你父亲面前占上风"。

来访者：嗯，当然，这一拳正是我想给的。

治疗师：（暂停）嗯,也许吧。

来访者：哦，但是我愿意，我……哦,是的。

治疗师：（叹气）好吧。（停顿）我没有办法——我没有办法与你争辩，不过我不知道，这可能会比你想像中的更让你父亲震撼。

来访者：嗯，在过去的几次失败和一些积极的事情中，我已经让他震惊了……

治疗师：（打断）对你父亲来说，失败对他的震撼不会像成功那么大。

患者已接受了这个提议。然而，治疗师并没有鼓励他，而是把这个提议变成了挑战。这往往会强化患者的动机，因为他现在必须向治疗师证明他所说的是真心的，而他只能通过解决这个问题来做到这一点。

来访者：（停顿）真的。但我不介意看到他被吓一跳。

治疗师：好的。（停顿）谁观察你的演奏……那我先不推进这个问题，先问个初步的问题。你担心的仅仅是被观察还是当你做得不好时会真的受到批评?

来访者：你是问我担心的是被观察还是被批评?

治疗师：是的。换句话说，我在想，哪种情况更让你发怵，是那些对你说"天哪，你失败了，你应该能继续下去"之类话的人，还是你自己——你知道自己做得不好而人们并不会说出来?

来访者：嗯，大概是第二种情况吧。

治疗师：好的。你最在意谁的意见?

来访者：（叹气）其他小提琴老师。

治疗师：嗯。

来访者：其他懂行的小提琴老师。这个城市里有一些老师，如果能在他们面前表演得很好，我会很高兴。

治疗师：嗯。（停顿）你知道如何表现糟糕吗?

来访者：嗯，我们试过了，那时候我太紧张了，我不能决定我是否要表现得很差。因为我不知道我和我的治疗师讨论了什么。

治疗师：好的。我的理解是——也许我错了——但我从他那里得到的理解有一点不同——他想让你表现得很平庸。

来访者：嗯。

治疗师：我的说法会有点不同。我是说，你知道如何表现得很差吗?

在这一刻，治疗师正在探索一种不同的干预措施，其中

之一是建议患者可以故意演奏得不好。这种战术的推进仍然
与他的总体策略保持一致，那就是让患者远离他尝试无效的
解决方案——更努力地尝试演奏好。

来访者：没有。可能不会。我想我当然可以表现得很差，但我
　　　　不……

治疗师：哦，那只是个假设。

来访者：嗯，我从来没有试过表现得很差。

治疗师：嗯。

来访者：也没试着平庸地表演过。

治疗师：（停顿）嗯，我想如果你真的愿意尝试去故意表现不好的
　　　　话，你可能会学到一些东西，但是……我……我不太愿
　　　　意多说，因为这可能进展得太快了。我觉得你还没有充
　　　　分考虑过克服这个问题可能带来的后果。我所说的"克
　　　　服这个问题"顶多是指克服格外失控的焦虑。我当然不
　　　　是指克服我们几分钟前谈到的所有焦虑。而且我们很难
　　　　区分真正的发抖和那种自然的、正常的、甚至在一定程
　　　　度上是对表演有用的焦虑之间的界限。回到我的类比上
　　　　来，我并不是说小提琴演奏达到了竞技水平；但是,正如
　　　　那些处理过这种问题的运动员会指出的那样，你必须有
　　　　一点焦虑，才能发挥出真实水平，这也许是类似的事情,
　　　　某种程度的焦虑是你在做准备时可以利用的。我想说的
　　　　主要是——我肯定不愿意看到你在完全了解潜在后果之

前去通过学习如何故意演奏得不好来学习如何更好地控制自己的焦虑，因为如果你在这件事上开始行动，那就是在滚雪球。雪球是指一个进步会带来更多的进步。从更深刻的意义上说，这也是一个雪球。当你做得更好时，你的视野就会开阔。这两者都有缺点，即被观察的压力强度会增加，而很难判断这两者如何——能否保持同步。它还有一个缺点，那就是视野的开阔意味着很多选择将进入你的生活，而这些选择现在还不存在，因此，你需要在很多方面都做出决定。

这位治疗师已经决定不再进一步使用这种策略，至少不明显地这样做。他并没有放弃，而是把它"搁置"起来，把它作为一种含蓄的邀请，让患者自己去主动接受。治疗师通过解释他正在"搁置"这个邀请来加强这个邀请，因为它可能非常有效，甚至在患者有机会仔细考虑改善的所有缺点之前，它就会带来改善（有时治疗师可能会选择提出含蓄的建议，而不是明确的任务。关于这一点，没有硬性规定。这在一定程度上取决于时机。例如，在这个访谈中，治疗师已经开始了一种策略路径——改善的缺点，如果他要引入一个额外的任务，就可能会稀释这种主旨。这在一定程度上也取决于患者，即他是一个愿意接受明确建议的人，还是会退缩等待被告知该做什么）。治疗师最终决定通过提供另一个改善的不利之处来阐述他最初的策略；他还进一步谈到了将来出现紧张是正常的，甚至还谈到了紧张的积极价值。

来访者：这就需要经纪人了，当像你说的视野这么开阔的时候。

治疗师：好吧，他们可以帮你做一些决定，但至少你会决定"我
想让谁做我的经纪人"及"他做得够好吗"。你知道，随
着事情的发展，你要做的决定越来越大，越来越艰难，
而且……我们（治疗）很快就得停下来了。趁我们还在
这里，让我向你提几点建议。首先，什么对你来说是最
小的但看得见的改善？我的意思是，让我再定义一下，
发生了什么会让你说"看，我还没有走出困境，但我确
实已经迈出了第一步"？

来访者：（停顿）呃……

治疗师现在转向了另一个议程，即询问患者治疗目标。
他已经获得了关于这个问题及患者和其他人试图如何处理这
个问题的充分信息。因为这是一个演示性访谈，问题是离散
的，他已经做了很多干预，但现在又回到了最初访谈的资料
收集的形式中。议程中的最后一项是患者的既定目标。

治疗师：再仔细想想，因为这件事可能很难判断，尤其是要找到
并非自欺欺人的目标。

来访者：嗯，我考虑过了。可能第一步不是表演的成功，第一步
可能是除了我之外有人对这场表演的成功感兴趣。就是

说我在这个问题上得到了帮助，我在这个问题上得到了专业的帮助。

患者对那个问题的回答表明他混淆了手段和目的。治疗师问他希望在治疗中达到什么目标，至少是一个最小的目标。然而，患者正在谈论克服这个问题需要什么。还有一些与之相伴的明显的困惑，在接下来的交流中，治疗师试图让患者弄清他的目标。

治疗师：呃，你能多说一点吗？我不太明白你的意思。

来访者：我是说，第一步，或者说是最基本的疗效，我想会体现在表演中，那就是让我觉得我并不孤单。

治疗师：哦。好的。

来访者：但在某种程度上，我觉得，如果有除我以外的某人，我能弹得比平时好——在感到紧张的情况下——对他来说是重要的，他对我感兴趣，我是说，或者他会对我感兴趣，那么也许会是件很重要的事。这样的话他就能评判发生了什么。

治疗师：（停顿）好吧。假设那是你妈妈，会是这样吗？

来访者：绝不可能，这不现实。那可能永远也不会是她。

治疗师：哦，但既然我们只是假设，呃……

来访者：哦。是的，是的，这很合理。

治疗师：嗯。（停顿）回到实际的层面，为什么你说那永远不可能？

来访者：埃尔顿·约翰和巴赫对她来说完全一样。

治疗师：（停顿）嗯，好吧，但我不确定这是否合适，因为她可能不会区分这两者，但可能仍然关心你是否做得更好。

来访者：但她对这一点并没有判断力。

治疗师：好吧，你的意思是……

来访者：（打断）她没有——她……

治疗师：……她的意见，她的意见根本一文不值？

来访者：对，不值一提。

治疗师：嗯。所以必须是既关心此事又有见识的人？

来访者：希望是这样。

治疗师：那么，根据什么？我想看看我是否理解了你的定义……

来访者：（打断）嗯，我的意思是，不仅要了解音乐，还要了解我的特殊问题及缓解问题的方法。

治疗师：嗯。

来访者：就是说，要有这样一个或几个人，他们要求严苛，其中有人要关心我。不用说，这些条件很难满足的，在专业上很难满足……

治疗师：我看到了这个标准的潜在难点。举个例子，假设魔法时代还没有过去——从某种意义上说它还没有过去，因为问题最有趣的一点是，它们并不总是但常常是莫名其妙地出现又莫名其妙地消失。如果你的小提琴演奏问题也莫名其妙地消失了，而你真的是一个很好的小提琴手，你可能会演奏得很好，很受欢迎，但仍然没法符合前面的标准，因为观众很有见地，他们会听、会欣赏你的演奏，但他们不会按照你描述的那种方式来欣赏，因为他们可能永远不会知道你曾经遇到了问题。可能没有任何迹象表明你遇到过问题。他们只会欣赏你的表现，他们不知道你为此所克服的问题。

在阐明患者目标的过程中，治疗师迅速地介入另一种干预，即不经意地暗示，他的问题可能会像出现时一样神秘地消失。同样，这种干预仍然与整体策略保持一致，因为问题可以自行消失的想法可能有助于阻止患者努力实施为了克服问题而反复采用的"（尝试无效的）解决方案"。治疗师并不详述这种干预手段，而是通过询问有见地的听众如何知道这样的奇迹已经发生，使其隐而不露。

来访者：可能会是这样。我认为这不是我身上发生的最糟糕的事。

治疗师：（从耳机接收指令）我同事 Ali 有一个解决办法。

来访者：那么请让他进来吧。

治疗师：当你在音乐会开始、你在台上时，你可以站起来告诉观众你曾有过的问题，然后再开始演奏。

在这里，治疗师"播种"了另一种干预手段。由于原计划的面谈时间快结束了，他不可能展开讲这种策略，但他仍然想介绍这个想法，以便患者可以自己采用，或者如果合适的话，由他平日的治疗师在随后的治疗中重新引入。这种干预基于这样一种想法：如果不试图掩饰自己的紧张情绪，那么他在表演时可能会更加放松，因为自己和观众的期望值都降低了。

来访者：我也想过。

治疗师：很好。那么，如果迈出了第一步，有没有迹象可以表明这一点？你能想出看得见的或者听得见的信号吗？或者说，观察到什么可以说明很小但明显的第一步改变已经发生了呢？

治疗师现在将他的问题细化到目标上，强调他是在寻求可见的或有形的措施。他意识到，患者最初的反应表明他混淆了可识别的目标和实现这些目标所需的手段或相关的感受。

来访者：我在表演中完成了一整首曲子，没有任何遗漏。

治疗师：（暂停）好的。这第一步和最后一步几乎一样。

来访者：哦，不，不，不……

治疗师：没有？

来访者：……不，不，不。

治疗师：最后一步是什么？

来访者：最后一步是在没有任何遗漏的情况下很好地完成。

治疗师：哦。好的。让我看看有没有区别。如果你没有记错曲子，但不一定需要完成得很好，那将是第一步？

来访者：是的。

治疗师：嗯。

来访者："很好"涉及了太多方面。

治疗师：可惜你不能有不同形式的遗漏。

来访者：（停顿）怎么说？

治疗师：这么说吧：你所要做的，不是忘记音乐，而是忘记观众。

在这里，治疗师再次进行了"探究性"干预。他没有详述这一点，但暗示说，患者可以使用和他的"遗漏"问题同样的机制来克服对观众的焦虑。在某种意义上，我们认为这种干预是一种非强制性的"催眠"暗示。至少，它还以一种更乐观的方式含蓄地重新定义了问题；也就是说，它意味着患者的"遗漏"不仅仅是一个问题，而是一种能力，而且，一个人可以通过改变被遗忘的东西来改变问题。

来访者：是的（温和地）。

治疗师：但是，我认为在所有这些之前，最重要的是花时间认真思考改善会带来的潜在不利之处。我想问，如果我们安排日程，你能在未来几天中找个时间再来一次吗？

现在，治疗师即将结束治疗，他再次强调了"改善的危险"这个干预策略。虽然他在整场治疗中用了不少干预和战术，但他决定将"改善的危险"这个策略作为自己的主要战略目标，至少在这一场治疗中是这样。他还为患者给出了再次见治疗师之前这段有限的时间内要完成的任务。在本次治疗开始时，并没有确定是否要进行第二次会谈，但是，考虑到问题的性质和为患者布置的任务，现在治疗师决定再见他一次，看看是否治疗能否产生影响。

来访者：当然可以。

治疗师：好的。我得去看看日程后确定。如果能安排的话，我会和你再确认一下，或者Y医生会打电话给你。同时，你能不能花点时间——至少半个小时，把其他事情放在一边，坐下来想想并记下克服这个问题可能带来的任何不利之处。重申一下，我说"任何不利之处"，是指不要局限于那些看起来可能的、合乎逻辑的东西，那些即使你觉得它似乎很遥远的东西也是可以的。因为有意地去想那些遥远的事物，会让视野和想像力得到解放。我之前试着跟你描述过，人会有一种内置阻碍。你会这么做吗？

来访者：当然会。

治疗师：好的。我现在所想的就是这些了。再次感谢你的到来，因为这次会谈主要是为了帮助我们演示。

治疗师以一个"下风位"的方式结束治疗。感谢患者的到来，患者在本次会谈中所获的只是帮助专业人员，这对患者来说是一个"占上风"的位置。治疗师暗示他，他是他向其寻求帮助的那些人的老师；他这样做是一种牺牲，没有人要求他承认有位专家帮助过他——他的尊严得以保留。

第 二 次 会 谈

治疗师：首先我想说，非常感谢你一接到通知就不辞辛苦地赶回来，更重要的是，由于他们日程安排的原因，这次访谈将会非常短暂。他们差不多是把这次会面见缝插针地安排进来的，但我认为这次治疗值得做，特别是因为我确实想有机会再和你讨论一下我让你考虑的那个问题。也就是说，做出改变和改善可能带来的潜在不利之处。

在这里，治疗师也以一种低姿态开始，通过让患者处于"占上风"的位置来完成——他感谢患者"不辞辛苦"地回来。然后，治疗师立即开始处理患者在最后一次治疗中被分配的任务。一般的规则是，治疗师会专门检查"家庭作业"的完成情况，通常是在治疗最开始的时候。我们不仅想知道作业的结果是什么，而且我们还想向患者传达，当布置作业时，我们非常希望他们能去做。因此，家庭作业在治疗中被列为优先事项。

来访者：好的。我想过了。事实上，我列了个清单。

治疗师：嗯。

来访者：但是……

治疗师：你带清单了吗？

来访者：（叹气）我承认，没有。

治疗师：好的。但我希望你已经记在脑子里了。

来访者：是的。你想让我大致告诉你——就像这样，让你从上往下浏览一下清单吗（笑）？要想像有什么缺点，我觉得有些困难。我没办法给你大致讲讲这个清单，换句话说，我可以从非常具体的细节开始说说如果我是一个优秀的表演者会发生什么。

治疗师：好的。

来访者：我会去想我是否还要带更多的学生，我不喜欢这样。

治疗师：嗯。

来访者：更多的坏学生，以及……

治疗师：是的，我想坏学生比好学生更可能来你这里上课，对吧？

来访者：是的。所以我不得不偶尔伤害别人的感情，我真的不喜欢让他们难堪，不想把好学生和坏学生区分出来，告诉坏学生他们应该回去织毛衣或做其他事情——虽然他们大部分确实应该这样。

治疗师：嗯。

来访者：（叹气）大部分时间，我都在审视自己，我必须面对自己作为一个表演者的不足之处，但我不知道自己到底有哪些不足之处。我知道……

治疗师：（打断）你将面对你所发现的东西，而你甚至不知道你……

来访者：（打断）嗯，我可能会感到惊喜。我可能会很惊喜……

治疗师：（打断）是的，但这可能意味着会让你接触到你迄今未知的东西？

来访者：是的。

治疗师：嗯。

来访者：可以。更有可能是正视已知的东西。

治疗师：是的。

来访者：或者说，我所怀疑的是我的天赋有限，而且可能比我所想像的还要有限。（停顿）好。这在某种程度上是我的现实主义幻想。现在我可以幻想得很广，但那样会面临找经纪人之类的问题。（叹气）这是我们上次讨论过的事情。

治疗师：嗯。

来访者：好的。嗯，不管怎样，这无论这些让我做什么（清嗓子）……事实上，我演奏得更好了。我私下演奏表现比以前好多了。

治疗师：（在上述过程中发出几次感到惊讶的"哦！"）好，但那只是私下里的（表演）。

当患者报告他演奏的变化时，治疗师承认了这一点，但只是隐晦地说"哦"。他明确地提出了保留意见——"好，但那只是私下里的"。治疗师这个极其简短的回应，放大来看，清晰地展示了一种常用策略：在隐性层面传达乐观的同时，通过明确的悲观声明来加强这种乐观情绪。这种"悲观主义"也与治疗师之前的"慢慢来"位置一致。

来访者：那确实是在私下的事。

治疗师：嗯。

来访者：但是，我思考了我们讨论过的所有那些事情，我们讨论的另一些事情是，什么是我认为的克服困难的最细微的第一步？或者至少是有价值的一步？在某种程度上，我已经做到了，因为我表演得稍好了一些。我演奏的时候稍微放松了一些，昨天我演奏了几首曲子，我觉得比我16岁以来所有的表演得更有热情。而我一开始没有认为这件事是克服困难的第一步。

这是患者第一次提到"更有热情"，显示了对他演奏的一些个人兴趣。

治疗师：嗯，我也没有把这件事考虑进来。

来访者：并且那是在私下的（表演）。

治疗师：这听起来不错，我也不想剥夺当刻那种感觉，但不要……

来访者：好的。最终……

治疗师：……过度重视……

来访者：好的。所以我稍微整理了一下思路。但这是……这是我的幻想驱使我做的事。

治疗师：嗯。

来访者：这让我把我的问题看作是问题另一面的自我存在……它们是同一个东西。我的问题自我存在的优点和缺点都是同一个东西。因此，你知道，我并不是要在瓦尔哈拉殿堂里进行精彩表演。若不想要达到那样的水平，而只是要演奏好，那么似乎是一件非常容易的事情。因此，我实际上所要做的是考虑不利之处，我已经考虑了所有不利之处，我曾经想过要尽可能解决这个问题，现在我已经把自己拉回现实层面，到了另外一端。

治疗师：嗯。

来访者：所以，在做了这些后，现在我会幻想所有美好事物的缺点。

治疗师：好的。让我看看我是否明白了你的意思。我明白，通过这种思考方式，你从一种认为目前的情况可能是非常"黑的"而解决你的问题是非常"白的"的想法，变成了"这两者之间没有太多对立，没有明显的区别。每件事都有好的和坏的一面，因此和之前的情况并没有太大的不同"？

来访者：是的。

患者激动地阐述了他所经历的改善，但治疗师克制了一同激动的冲动，至少表面上如此。他肯定了进步，但通过以"让我看看我是否明白你的意思"作为开场白，他避免了说"太好了"，而只是说"无论是这种方法还是另一种，现在看来似乎没有什么大的区别"。由于治疗师采取了一种"悲观"的位置——至少在表面上，而这种位置有助于产生有益的改变，他不打算在治疗结束之前摒弃这种位置："你不要改动一场胜券在握的比赛。"

这次访谈之几年后，从这位患者治疗师那里获得的一些非正式的随访信息显示，虽然没有正式的终止性会谈，但小提琴手已经逐渐停止了治疗；他与他的房东合伙从事房地产生意，在这个行业中他取得了成功；他放弃了音乐的职业生涯，但仍继续演奏以自娱自乐。

第11章

案例研究：
卒中患者的家庭

该案例中确认的患者是一名58岁的男性，曾两次卒中，中间大约间隔了6个月。在他第二次卒中发生6个月之后，我们第一次接触了这个个案。此时患者已经从卒中的影响中部分恢复，他的内科医生和神经科医生都认为适当的体力活动会促进进一步的恢复。但患者"不依从"，也就是说，他拒绝了医生和家人要求他进行这种治疗的要求；相反，他大部分时间不是躺在床上就是坐在安乐椅上看电视。

　　在这种情况下，Eldon Evans——短程治疗中心的内科医生和精神科医生（Dr），与患者（H）及其家庭成员进行了评估性访谈，访谈对象包括患者的妻子（W；56岁）及三个儿子（S1、S2、S3；33岁、29岁和27岁），他们都住在当地，并与父母保持着联系。

　　以下是Evans博士的评估访谈的前三段摘录。

评估性访谈

摘录1

Dr：　　第二个问题是："说说你最想让你的家庭发生什么变化。"

H： 你是想让我们按顺序来，还是直接说？

W： 亲爱的，为什么不从你开始呢？

H： 你们来这里又不是因为我。

W： 我们不是吗？

H： 不是。

W： 我们在这里是为了谁？

H： 因为你。（笑声）

W： 好吧，Don 你先说。

S2： 我想看到父亲康复。如果他康复就太好了，那样的话我自己就可以自由来去了。

S3： 好吧，我也希望父亲能过得好一些，这样他就能做一些他想做的事情，比现在更好地享受他的生活。

W： 毫无疑问，我希望看到他像曾经那样，能够在车库做木工、打理家务、滑雪，再次成为一个正常人，有一些生活的爱好，而不只是坐在椅子上或躺在床上一整天。

S1： 我同意他们三个说的。我也要强调，我希望看到父亲回到他卒中前的健康状态，能行走，更独立，不依赖家庭——尤其是我母亲，能够做他想做的事情，包括去斯阔谷（Squaw Valley，美国加利福尼亚州的滑雪度假胜地——译者注）的小屋之类的事情，虽然我不认为这是对这个问题的真正回应，但我会说，我对这些事情可能会发生持乐观态度，而且可能已经开始发生，因为我觉得他在进步。

W： 好的，亲爱的。

S2： 那你呢？

W： 你想看到什么改变……

H： 嗯……

W： ……除了我？

H： 嗯，困扰我的是行动不便、身体僵硬等，这更多的是一个医疗问题，而不是心理问题。如果这条腿像另一条腿一样可以抬起来和运动，我甚至可以跑。现在我很难行走。如果——实际上连走路都不行——好吧，有时候我还能走得好好的；大多数时候我甚至——甚至抬不起来那条腿。

摘录2

W： 如果你想改善身体健康，你就得更努力，我认为……

S2： 只有改善身体状况，你才能改善精神状况，我认为你可以做到。我不知道你的手和脚是什么感觉。

W： 嗯，你知道，我意识到我不像你一样受到躯体上的限制，但是你在电视上看到有人用牙齿咬着油画刷画油画，你可能无法做像你曾经在车库做的那样的非常细致的手工，但我真的认为，如果你想，你现在还是可以做很多事情。我认为事情的关键是你要有这样的想法："该死，我要自己做这件事，因为我想做。"

摘录3

H： 嗯，问题是从我，以及我和所有人、所有事之间的麻烦开始的。我仍然认为我身体上有很多问题，而家人却不相信——他们没有意识到……

W： 你在看着我。

H： 哦，我——我是说你。

W： 好吧……

H： 在我看来，每个人——我走路的样子……

W： 嗯……

H： 我不是因为感觉这样很好才拖着腿走路的。拖着那该死的腿就像在地狱里一样，这一点也不好。我试着……（哭）

W： 嗯，当我告诉你抬起腿、不要拖着腿，亲爱的，我这么做是为了你好，因为我认为如果你十分努力地抬右腿，你就能做到。直到最近三周你才开始拖着腿，我想这不仅仅是身体上的原因，我认为是有点懒惰。

H： 不是。情况就是发生了，那条腿就是抬不起来。

W： 嗯，如果你试着抬它，就能抬起来。

H： 你绕到我后面，把那该死的东西抬起来看看。

W： 嗯，那我们给你买双轻一点的鞋。你那鞋有一吨重。

这些摘录清楚地表明，家庭成员——主要是妻子，其次是儿子——认为患者的问题很大程度上是心理问题：他没有努力使自己更活跃；不够努力。与此同时，患者同样坚持认为这是身体上的问题，是肌肉无力的问题。他以一种既恼怒又沮丧的心情回应他们的催促。

这个问题随后被转介到短程治疗中心。由于患者明显反对用任何"心理"的方法来处理他的情况，而且我们认为互动的方法提供了改变其他家庭成员行为的可能性，所以我们选择不见被认定的患者，而是与关心这个问题的其他家庭成员（尤其是妻子）合作。Paul Watzlawick是这个案例的主要治疗师。

第一次会谈

这一次，妻子和三个儿子都在场。

摘录1

治疗师：嗯，我想我们现在应该先说说你是如何看待这个问题的。

W：　嗯，这也是Evans医生曾问过一个问题，我当时无法回过神来回答它，所以那天晚上我回到家时，我写了一封信，即"卒中对我有什么影响"，来回答这个问题。我想这已经涵盖了所有的内容。如果你愿意花时间，我把这封信读给你听。

治疗师：好的。

W：　　（读）"在最初的六到九个月里，我大部分时间都把Sam
　　　　抱在怀里，安慰他，和他一起哭，也为他哭。我想我比
　　　　一般人一辈子哭得都多。他的抑郁深深困扰着我俩，没
　　　　有什么能减轻他的痛苦。在这几个月里，我每周带Sam
　　　　去Lakes医疗中心三次，接受语言和躯体治疗。我在语
　　　　言治疗中帮助他完成家庭作业，用录音机重复句子，阅
　　　　读并重新学习单词的发音。我们也在尽可能地劝说他接
　　　　受躯体治疗。他对此毫无兴趣，所以我不断地给他打气，
　　　　并向他保证，我们会克服这个毁了我们生活的可怕的东
　　　　西，他会恢复原来的样子。我们一起散步，我鼓励他；
　　　　但一天的大部分时间，他不是坐在椅子上看电视，就是
　　　　躺在床上睡觉。在短短的几个小时内，我的丈夫从一个
　　　　健康、强壮、聪明、有能力的男人变成了一个困惑和体
　　　　力透支的人。多年来，我没有打理过财务或税收等事务，
　　　　但突然我陷入了所有这些琐事中。我花了几个小时做账
　　　　本，还弄明白了错综复杂的住院表格、保险表格等，还
　　　　要为他的残疾退休做必要的安排。我生活在真空中，一
　　　　片寂静。他有时会说六个字，有时甚至会时不时地说一
　　　　句话。我因为吃饭时看电视而受到批评，但若不看电视
　　　　就是一片寂静。我们的朋友不再来了，甚至他的朋友也
　　　　不再来了，因为当他什么都不说时，情况就变得很尴尬，
　　　　而我只能试着和每个人交谈。我的儿子们因此说我话太
　　　　多了。"

妻子的信清楚地表明，她是丈夫困难时的"帮手"，这种帮助包括，一方面为他做事，另一方面敦促他进行康复工作。这里也有迹象表明（经评估性访谈证实），她已经受够了——她对丈夫面对她的努力帮助时的不作为感到沮丧和愤怒。

摘录2

W： 例如，圣诞节时公司为他举办了一个退休派对，他们当着150人的面请他到站到麦克风前。他毫不犹豫地发表了一个小型的演讲，没有口齿不清，然后就到处和人们握手，几乎又恢复了原来的样子。

这个报告表明，至少在某些时候和某些情况下，患者的功能可以更好，他强调的残疾并不是一成不变的。

摘录3

治疗师：我们在这里见面，就是为了弄清楚你和他最亲近的人对他会有多大的帮助。你们都已经提到了你们试图帮助他的方式，尤其是你的。你一开始非常支持他，然后你觉得也许你不应该这么做，所以你改变了对待他的方法。所以就像我说的那样，如果从这几次治疗中能有什么收获的话，那应该是，让我们希望它是，关于如何对待他——以一种还没尝试过的方式帮助他。

治疗师谨慎地避免以公开的乐观态度来定义工作的性质。任何成功都取决于他们是否以一个帮助者的位置来帮助患者——但是要用一种新的方式。

第 二 次 会 谈

他的妻子和两个儿子参加了这次治疗。

摘录4

治疗师：如果能让他改变态度就好了……

W：　　是的……

治疗师：……这样他就会开始做他现在没有做的事情，做那些必要的、每天例行的而现在没有做的事情。你怎么才能最清楚地注意到他的态度已经改变了？他会从哪些每天都要做的、显而易见的个人行动开始呢？（三个人同时说话）

S1：　　……就是那些以一种客观的方式向我们发出的信号——这个信号表明他现在正在做他以前做过的事情，这意味着他在向以前的精神状态改变？

治疗师：没错，他的态度改变了，这就是证据。是吗？

妻子在初始访谈和评估性访谈中已经明确表示（例如，在她提到"懒惰"和"努力"时），她觉得丈夫对他的困难没有正确的态度。治疗师肯定了这一观点，然后把它作为一个垫脚石，使问题转向行为改变：发生什么就表明态度在朝期望的方向改变？他从其中一个儿子那里立即得到了对这个策略的肯定。与妻子相比，儿子在某种程度上没有过度卷入，对新观点的反应更积极，但在影响患者的变化方面也相应地不那么重要。

W：　嗯，现在有一件事——我下午4点左右煮咖啡，因为那是我想喝咖啡的时候，也是我给自己倒一杯咖啡的时候，他总是在家庭娱乐室看电视，我总是倒一杯咖啡给他。所以有一天我很生气，因为我在做一件他本可以帮我的事，但他没有帮我，他也不愿意帮我。于是我在心里说："我给你端了最后一杯咖啡。现在如果你想要咖啡，你自己到厨房去拿。"我这样告诉了他。从那以后，他就一直进来自己取咖啡。

S1：　我认为这种反应不是对……

治疗师：嗯，是的也不是，因为我想知道的是，如果你什么都没说，但你没有给他端咖啡，会发生什么？

妻子也回答了，但没儿子回答的那么清楚。她举了一个丈夫不寻常的主动行为的例子。她儿子开始认为这无关紧要，但他还是被治疗师打住了——即使妻子的部分默许也是值得接受的，并值得在可能的情况下进一步发展。

W：　他以往是不会来拿的。

治疗师：他以往是不会的。

S1：　你是说即使他知道你做了咖啡，也不会来拿？

W：　是的，他在晚饭前都可以不喝咖啡。

S1：　你确定他也不会说："能给我来杯咖啡吗？"

W：　不，他不会说什么，他也不会来找我。昨天晚上……

S1：　为什么不呢？他会不会想过"看，咖啡煮好后我总是会拿到咖啡"？

W：　不，他根本不会想这个。昨天晚饭后，这个时候我们总是喝第二杯咖啡，他起身去拿，而不是像往常那样问我要。这使我很吃惊。

S1：　嗯，这不就是一个非常小的……

治疗师：在我们结束这个问题之前我想了解一下，是什么让他站起来给自己倒了第二杯咖啡？

W：　昨晚吗？我不知道。

治疗师：他一定感觉有些不同。

W：　我可能一整天都在骂他。

治疗师：我不确定。我是说，你当时肯定做了或者没做什么……

W：　嗯，他知道我……

治疗师：……改变了他的态度，使自己起身去拿咖啡。

W：　嗯，他知道我累了。我工作了一整天，到了6点做晚饭的时候，我说："我很累了，我今晚不想做太多食物。"我说："你想要什么样的三明治？"所以他知道我很累，因为我从不把三明治给他当晚餐。我总是给他准备一顿丰盛的晚餐。所以也许这就是他起身的原因——因为他知道我累了，所以他去拿了咖啡，而不是让我起身。

S1： 他可能也在关心你的健康。妈妈周六发生过昏倒之类的事。

治疗师强调丈夫自己去喝咖啡的行为是不寻常的，并提出假设说这一定是对妻子某些不同行为的反应，并且追问"你做了什么不同的事"。他的不断询问终于得到了一些回应。妻子承认她很累，并公开表示她照顾丈夫的能力受到了一定的限制。

儿子随后加入了她的"无力"主题，以及丈夫对此可能的反应，他提到前一天他的母亲昏倒了：她误服了一些药物，结果昏倒了。这个事件和患者对它的反应将在下一段摘录中继续。

摘录5

W： 相信我，我再也不会吃那些东西了。我甚至不知道它作用有多强，刚开始时也不知道它是什么。你不该给我那样的东西！

治疗师：但是看看这个意想不到的结果。好吧，你可以说这和它有关，也可以说和它无关。在我看来，它带来了意想不到的结果：你丈夫晚饭后起身，给自己准备了第二杯咖啡。

W： 是的，也许那确实对他有影响——事实是他知道……

治疗师：Don说他今天早上进来坐在你床边跟你说话，因为你太累了。

W： 是的。今天早上，在洗澡穿衣服之前，我正在床上休息，他进来坐在床尾和我说话，这很不寻常，他通常不这么做。

S1： 邻居打电话到我办公室，我打电话回家和父亲谈了谈。邻居对她所看到的症状非常担心，并确实说到Don正在路上，这将……我想这是你之前说的，她没有和你说过，但不管怎样，我和爸爸谈过了。

W： 我告诉Carol（邻居），Don正在路上，我会没事的。

S1： 嗯，我和我父亲谈过这件事，我说："她看起来怎么样？她看起来不像是卒中。"我知道引发所有这些担忧的原因是，所得税申报表已经完成，而应缴的额外税款远远超过预期，这引起了很多恐慌，现在仍然如此。我父亲非常清醒，非常冷静，我说："你不会认为她是卒中了吧？"他说："不，她会好的。"总之，我认为他的反应很恰当。

　　简而言之，对妻子服药不当的反应的描述证实了咖啡事件。当她表现出无助时，患者的反应积极而恰当。这意味着她行为上的改变只有是朝着"无助"方向的——离开她以前的照顾和劝导的位置，才能对患者起到作用。

摘录6

治疗师：现在让我——因为我已经对一小步或两步可能是什么有了一定的想法，让我再提一下我认为非常重要的另一件事。我有机会看了你们四个人在大学里的录像，在那段互动中发生了一些非常惊人的事情。事实上，在你接受访谈的不到1小时的时间内发生了11次。有人知道发生了11次什么吗？

S1：我可以建议——我会说可能有11次他开始说什么，我们四个人中的一个替他完成了陈述，或者给了他一个词。

S2：可能是我们提示了他。

治疗师：这也是真的，但不是我刚才想的。

S2：被打断？

治疗师：不，不。

S2：是什么——他崩溃了，开始哭？

治疗师：我想那只是一两次。

S2：一两次。

S1：我也要强调这一点。我想告诉你的是，他——他显得——他的情绪实际上是在表面上的，在那个场合，他处于一种更不稳定的状态。摄像机在那里，我们所有人在那里，在这种正式的环境中，他比平时更不稳定。

治疗师：尽管如此，我认为这可能是一种互动模式，它无论如何都会发生。

W： 嗯，那么，是不是他搓手？

治疗师：不，不。

S2： 在我们作为一个群体的互动中？

治疗师：是的。

W： 我无法想像那是什么。

治疗师：我数过的这件小事有着相同的结构，我来告诉你们是什么。每一次，你，或者你们所有的人，开始说"你能做到""只要你这样做那样做，你就可以改善""如果你不再什么都不做，如果你开始前进,你会发现事情在改善"——这个发生了很多次，在这很多次中，有11次他做出了反应。你们觉得他的反应是什么？

S2： 转过去背对说话的人。

治疗师：是的，但还有更多。

S2： 他说了什么吗？

治疗师：噢，是的，非常具体。

S2： 我们不知道。

治疗师：他的反应——在重复了三四次之后就可以预测了。我就知道会发生五次、六次……

W： 不是手的事？

治疗师：不，不。用更一般的方式。

W： 他可能只是说："我不行。"

治疗师：没错。我印象很深刻，因为我看到你们四个很努力地试图鼓励他，给他自信，向他指出事情不一定总像现在这

样，情况会改善的，可以预见的是，每一次他都会转身说："你不明白。"

W： 是的。"我做不到。"

治疗师："你不知道腿不好是什么感觉。你不知道像我的手这样的感觉意味着什么。"这样局外人看这段录像会得到这样的印象，即四个人在非常非常努力，非常诚恳地想带来积极的改变，但就像施了负面魔法，得到了完全相反的结果。你想要实现的，不仅没有实现，还适得其反：你让他更加坚持他做不到，他感觉非常糟糕，你——你们四个——都不理解。这促使他——当然，我猜，我不能读懂他的心思——给你更多的证据，更多的证据，证明他的无能。

回顾上一次的评估访谈，治疗师陈述，以他客观而专业的眼光，看到了一个清晰、明确的家庭成员行为和患者反应的模式。这种情况发生了11次。这种情况是什么？当他们试图回答这个问题时，他们会越来越多地参与其中，直到他们对治疗师的答案翘首以盼。最后，妻子的答案非常接近了："当我们敦促他采取行动时，他说'我做不到'。"治疗师肯定这个答案，并以此为基础来工作。他完全相信他们的良好意图，但同时指出，"就像有负面魔法一样"，他们的行为会适得其反。没有责备，只有是陈述了他们的努力所引起的奇怪而不幸的反应。

S2: 这周我在修栅栏的时候，我说的第一件事就是我受够了，并开始无视他。当他出来的时候，我正在院子里，我没有转身对他说话。我只是无视他，做我的事情。他站在我旁边提关于修栅栏的建议——应该这样那样，他做过很多不错的木匠活，他知道他在说什么，他仍然知道。但是他指出——我在栅栏的一端工作，他指出下面这些木板需要修理，说："你去拿一把斧头，拿一个撬杆，然后这样做。"我说："我在修这头。你想做，那你就去做，等我做到那头了再操心这些。"他去拿了斧头和撬棒，然后给我示范——他开始撬起这些木板，说："现在就这样做。这是你需要做的，然后在底部做这个。"我最后也这么做了，即便他不说我最后也会这么做，我自己会做到的。但是我当时正在用柱子支撑栅栏，剩下的事情我想以后再操心。他关心的是木板从栅栏上掉下来这个眼前问题，而不是栅栏会整个倒下的事实。所以我就说："好吧，你想怎么做就怎么做吧，但我这里还有木板呢。"我不理他，他就上前，他拿了斧头和撬棒，伸进木板的底部，撬起来，撬开，说："现在把钉子从上面钉进来。"我说："从上面钉没有任何好处，但之后我们会这样做。我还是先把栅栏弄好吧，免得它先倒了。"但重点是，他主动上前接管，并且做出来展示给我看，因为他无法解释。这和我们之前做的正好相反。我无视他，而不是说"好吧，我该怎么做"。然后他便上前接管，做给我看，还说我是自作聪明，好几次差点打我。

一个儿子表示他听见了治疗师的话，也表示同意，并讲述了一桩轶事，间接印证了这一点：当他按照自己的方式做家务事，没有主动让父亲参与时，父亲反而主动提出建议并参与。

摘录7

治疗师：我认为做出牺牲的主要责任落在你身上，不管你喜欢与否，因为，你看，到目前为止，你一直在努力做一些符合常识的事情——有爱心、有理智、有逻辑的事情。鼓励丈夫出去做一些事情，去克服自己的能力缺陷——或者说在神经科医生看来不算太糟的功能障碍，还有什么比这更有爱心、更理智、更符合逻辑的呢？我认为你几乎不可能改弦易辙，对他说"到目前为止，我一直试图以一种愉快的方式做事。也许我有必要做出比以前更大的牺牲，采取一种完全违背我的本性、完全违背理性的态度"，正如我所说，我对这种可能性不太持乐观态度。

S1： 当你描述第二种可能性的时候，你是说我妈妈采取了一种行动，一种充满爱的方式……

治疗师：充满爱的方式或者是乐观的、振奋人心的方式。

S1： ……另一种方法，相反的方法是什么？让他一个人待着？

治疗师：不仅如此……

S1：　对抗？

治疗师：每个人都要超越这一点。这是你们给我的两个很棒的例子，我想不出比这更好的例子了。你只是无意失误，让自己陷入了一种短暂的无能状态。他不是惊慌失措，认为天要塌下来了，而是突然开始以某种方式运作，这种方式的目的性、合理性、适当性让你惊讶。你（儿子）在修篱笆，他决定在这里修，而你在那边，你采取了不同的位置，正如你向我指出的那样。这和你几天前会做的不一样。你说"好吧，没关系。我在这里用我的方式来做"，这迫使他开始拿起那些工具，并开始纠正，把篱笆修理好。这就是我说的。这种态度可能会带来改变。

　　治疗师先对这种"你能行"的方式如何适得其反加以"标记"，然后在此基础上开始了主要干预，即建议可能需要一个非常不同的方法来帮助患者。为了让人们接受这样的改变，他把它定义为不是简单和容易的，而是非常困难的一步，需要更大的牺牲——以与妻子帮助和努力的位置联系起来。此外，他避免具体说明他所提议的改变。他最初只是做了一个概括性的说明。然后，当一个儿子再次带头询问相反的方法是什么时，治疗师指出，他们自己已经证明了什么是有效的。

摘录8

W：　　他会照顾自己的个人需求，比如起床、刷牙、穿衣服。他早上会睡到我允许他睡的时间为止，但我起得很早，我在8点做好早餐，那时我会进去说："早餐已经在桌子上了，快起床吧。"

治疗师：他会起来吗？

W：　　他会起床刷牙，穿上衣服，然后就来了。

治疗师：好的。你明天能忘记吗？

W：　　叫他起床？

治疗师：是的。

W：　　好的，我会的。我会把早餐放在桌子上，让它冷掉。

治疗师：如果他问"你为什么不叫我"，你会怎么做？

W：　　我会说："你知道早餐什么时候开始，你应该在这里的。"

治疗师：我就怕你会这么做。

W：　　（笑）我该怎么办？

治疗师：说你忘记了。

W：　　我忘记叫他了？

S2：　　"我被脱口秀迷住了。"

治疗师：说你非常抱歉："我不知道是怎么发生的。我就是忘记叫你了。""我不知道这是怎么发生的。我很抱歉。"

S1：　　你是说要准备好培根和鸡蛋并放在他的桌子上，直到他11点起床吗？

治疗师：也许。

S2：　等着瞧吧。我们看看他几点起床。

S1：　他可能认为她出于某种原因决定不给他吃早餐。

治疗师：不，不，不。它应该在那里。它应该在那里，而你只是抱歉——你忘记了。

S1：　她为什么不能在起床后到厨房去的时候告诉他一下："早餐5分钟后就好了。"

治疗师：是的，因为我们假设他知道，这是多年来的惯例。

W：　他知道，当我离开卧室时，他知道我要去厨房准备早餐，早餐会在10分钟内做好。

S1：　10分钟后早餐就会在那里了。

W：　它会在桌子上。

治疗师：所以这次你忘了，半小时后，鸡蛋和培根都凉了，你就可以非常抱歉地告诉他："我不知道怎么回事，我忘记叫你了。"

S2：　她应该等着，让它待在那里吗？

S1：　让我们做麦片吧。（笑声）

W：　我只是忘了。

治疗师：是的。

S2：　嗯，我告诉你吧，那会让他大吃一惊的。

　　妻子描述了家庭早餐的常规，治疗师建议她"忘记"叫丈夫吃早餐。也就是说，这是这样一个机会：在一个有限的日常情景中，开始从"照顾他"——包括叫他起床，转变到等着他行动；如果需要的话，就把这种转变解释为是由于她的错误或无能。

治疗师：你或许也可以说自己不舒服。但我只是在想，间接地，我的同事也在想，我们是不是太——是不是被治疗的热情冲昏了头脑？我们要求的东西会不会与你对如何帮助你可怜的丈夫的看法反差太大，以至于你虽然在这里愿意听我们的，一走出这栋楼就……

W： 不，我……

治疗师：……就会改变主意的。

W： 不，听着，我很乐意尝试你的任何建议。

治疗师：嗯，我经常听到这种说法："医生，不论您说什么我都愿意去做……

W： 我是认真的。

治疗师：……除了我们说的那一件事。"

W： 不，我是认真的。你告诉我的任何事情，只要有一点点可能，哪怕是最微小的可能，能让他摆脱困境……

治疗师：想一下，这对你来说有多困难。

妻子同意遵循"忘记"叫丈夫的建议，但治疗师通过暗示她可能无法在实践中完成这项困难的任务来强化她的动机。作为一个热心的助手，她的回应是坚持她会这么做。

摘录9

S1：　　所以你的意思是，第二天早上他就会按时起床了。

治疗师：不，我不是这个意思。我们想知道会发生什么。

S1：　　那么，她是否应该在接下来的早上忘记同样的事情？

治疗师：我想我们不能每天早上都重复忘记叫他吃早餐，这有点
　　　　可疑。那晚餐呢？肯定还有其他类似的小事情。假设你
　　　　说："Sam，有一件事男人通常没有意识到，这听起来很
　　　　傻、很不重要、很琐碎，但对一个女人来说每天晚上想
　　　　出一个新菜单是非常困难的。我不知道该做什么菜。看
　　　　在老天的份上，告诉我吧。"你将再次扮演无助的角色，
　　　　你将再次做相反的事情。"Sam，如果你能决定晚餐吃什
　　　　么，对你有好处。"不，现在你不想说这个，但从现在开
　　　　始你要说的是："我发现设计一份菜单、设计一顿晚餐是
　　　　越来越难的一件事。"

S1：　　顺便说一句，这就是你刚刚说的。

治疗师：是的，但是在"我不知道，我想不起来，我已经山穷水
　　　　尽了"这个框架下再做一次。你明白吗？这和以教育的
　　　　方式来做是有很大区别的，后者会让他觉得有点不对劲，
　　　　并认为"这是另一种让我继续下去的尝试，他们没有意
　　　　识到我有多糟糕"。不，不，不！是你的情况更糟了，所
　　　　以你不知道明天的晚餐该做什么。"告诉我。"如果他不
　　　　告诉你，你就做出点他讨厌的东西。

W： 肝（一片笑声）。这是昨晚让他厌恶的东西。

治疗师：然后说："你也没说你想吃什么，那就吃肝吧。""哦,不!"
然后你要说："哦，对不起。"

由于来访者接受了任务并问"然后呢"，治疗师就提出了一个更进一步的但相似的任务。

第三次会谈

儿子们不能出席，所以在这次会谈中治疗师仅和妻子见面。

摘录10

治疗师：告诉我，事情进展如何？

W： 嗯，事情还是老样子。我照你说的做了，把饭放在桌上，不叫他，我估计放了45分钟后，他出来了，他真的没有任何反应，这就是麻烦——没有什么让他烦恼。

治疗师：嗯，第二天早上发生了什么？

W： 嗯，现在，每隔一天早上，他就自己起床，这很不寻常。我猜是狗把他吵醒了，所以他起床了，正好赶上吃早饭。

治疗师询问作业的情况。妻子回答说，她做了，但"一切都差不多"。然而，治疗师根据经验知道，宽泛的回答可能会误导或是不准确的，所以他进一步询问，发现患者的行为实际上已经明显改变。妻子仍然试图解释这是狗引起的，而不是她影响了丈夫的行为，但这已经迈出了一步。

摘录11

治疗师：让我回到另一件事。那晚餐呢？还记得我们的第二个协议吗？你会问他晚餐具体想吃什么。

W：　嗯，我做了我知道他不喜欢的东西，我把它端给他，他确实抱怨了一下，说："你知道我不喜欢这个。"

治疗师：是的，你说过……

W：　我说："哦，我购物的时候没有想到。你知道，每天晚上计划一顿不同的饭真的很难。我购物的时候没有想到，所以你只能吃我做的这些食物。"因为我每晚都为他做一顿丰盛的晚餐。

治疗师：是的。你是否对自己所犯的错误表示歉意？

W：　是的，我道了歉，说："对不起，我以后不会再给你做这道菜了，因为我知道你不喜欢。"他什么也没说。今天早上他出来了，最近他出来的时候，总是过来亲我的脸，说声"早上好"，这是一种进步，因为他以前从来不跟我说"早上好"之类的话，他只是拿着报纸坐在桌边。但今天早上他说了。他说"早上好"，然后坐到桌边开始看报纸，一句话也没说。最后，我看着他，尽我所能地大声尖叫"闭嘴"，这只是为了让他吃惊，以让他意识到他什么也没说。

治疗师：好吧，别太难过。没有人是完美的。我们都会犯错误。

治疗师继续他的具体询问，询问晚餐任务。妻子也完成了这个任务，并报告了一个额外的变化——她的丈夫现在说"早上好"，尽管她没有明确地把这个和她发起的变化联系起来。

她还报道了一个自发的变化，虽然令人吃惊，但也可能是积极的：她没有抱怨丈夫埋头读报纸，而是大喊"闭嘴"。

摘录12

［这时，Weakland先生（JW）进入治疗室并待了一会儿］

JW：　你刚才说的和我进来时的想法有关。你几次提到你丈夫话不多，考虑到这一点，我很想知道，你怎么能确定，你上周做的两件事的影响是什么。因为你丈夫就是这样的人，我估计他最不可能做的事就是直接承认你影响了他。

W：　嗯。

JW：　同时，我认为你很有可能……我想说的是，你真的不知道自己的力量——你对他的影响比你意识到的要大得多。

治疗师：当然，我们对此的看法非常不同。

JW：　我可以肯定的一件事是，你不会听到你丈夫说："我收到你关于早餐的信息，所以我要起床。"你永远不会听到的。

W：　　不会的。

治疗师：那，你可能要等到世界末日才能听到。

JW：　　所以你不能据此判断。

W：　　是的。

JW：　　你必须根据其他迹象来判断。

治疗师：主要是观察。

W：　　嗯，你知道……

　　Weakland关心的是妻子拒绝承认或者是没有意识到她丈夫对她的行为已经有所反应。作为一个用以反驳或解除这种位置的干预，他指出，她丈夫最不愿意做的事情当然就是公开承认她影响了他。

治疗师：问题在于——这么说吧，你对那种情形的反应。在我们的前两次会谈中，尤其是上周的会谈中，我有一种不舒服的印象，那就是你对简单、直接、合理规劝的力量有点过于乐观了。我认为你在试图——这可能会伤害你，伤害你的感情，但我仍然认为你试图过于简化你的任务。如果你只需坐下来和他讲道理，他就会说"我想你是对的。从现在开始，我要改变我的日常生活；我会做这个、那个，还有那个"，那就太美妙了。你难道不希望有这样的结果吗？你会，不是吗？

W：　　是的。

治疗师：正如John指出的，这是非常非常不可能的。

W：　　我知道。

治疗师：那么你帮助……

JW：　　我不想提这个，但我觉得你丈夫是一个相当固执的人。

W：　　你说到点子上了。他的医生有一天问我："N太太，我感觉Sam一生都很固执，不仅仅是卒中之后。是吗？"我说："这是毫无疑问的，在我和他结婚的35年里，以及结婚前5年我和他在一起的时候，他一直是我所认识的最固执的人。"

治疗师：哦，所以这不只是脑损伤导致的。

W：　　他很固执。

JW：　　嗯，我唯一能想到的相关事情是，我不知道什么是有可能的、有多大可能，但只要有可能，你似乎面临着以某种方式——不见得是直接的方式——战胜他的顽固的任务，而这都是为了他好。但即使你能做到这一点，也不要指望他会公开承认，因为那不是他的天性。

W：　　不，我想他不会。

JW：　　他可能会过来亲你一下，如果你问他"这是为什么"，他不会说"因为你帮了我"，他可能只会说"我就是喜欢这样"。（JW离开）

　　Weakland接着讲了一个更笼统的观点，强调了妻子需要帮助丈夫，而丈夫需要特殊的帮助。因为他是一个固执的人（她非常同意这个观点），直接的建议不能影响他。丈夫拒绝承认帮助被用来证明他的固执，提示她必须通过间接的影响来帮助他。

摘录13

W： 但是太难了。当我想起，你知道，他曾经是……

治疗师：尽管很固执，是吧？

W： 尽管很固执……

治疗师：是的。

W： ……他以前总是那么雄心勃勃、精力充沛、能干。在短短的几分钟内，你知道，这一切发生就在他身上。事实上，他卒中后的第一周在医院里时情况比现在好多了。

治疗师：是的，因为现在他开始意识到卒中的影响了。但你看，这又引出了我的同事们在我们最后一次会谈后提出的另一个观点，那就是，正是因为你丈夫看起来是——或者说确实是——一个非常固执的人，我想可以肯定地说，除了固执之外，他也是一个骄傲的人。

W： 嗯。

治疗师：他可能会非常非常沮丧，或者伤心，因为现在很多事情他不能做，或者不能像他过去做的那样好。所以在某种程度上，我认为你的帮助，你公开照顾他，可能无意中伤害了他的自尊。

W： 嗯。

治疗师：你的看法当然不一样，你把这看作是你给他的一种善良、无私的帮助。因此，你可能会非常沮丧地发现你得到了某种奇怪的、相反的结果。

W：　　嗯。

治疗师：但是如果你有这样的结果，那一定是因为他是一个骄傲的人，他以不同的方式看待它。

W：　　嗯。

治疗师：他认为这是对他自身缺陷的一个相当明显的提醒，他可能会对此不满。

W：　　可能吧。我从没想过这一点。

治疗师：所以，不管是哪种情况，我认为你有必要重新考虑一下你能给他什么样的帮助、他需要你提供什么样的帮助。

W：　　嗯。

治疗师：为了做到这一点，我认为你提出了一个很好的建议。告诉他——如果他抱怨自己的疼痛，告诉他早点睡觉："你为什么不现在就上床睡觉呢？"假设现在是5点左右。

W：　　好的。

治疗师：或者，如果是在白天，如果他抱怨，就说："你今天为什么不早点睡觉呢？"然后稍微推他一下。

W：　　嗯。

治疗师：你认为结果会是什么？

W：　　嗯，这很难说。我想他可能会继续听我的建议，然后去睡觉，然后，这……

治疗师：但这不是一个固执的人的行为……

W：　　嗯，这倒是真的。他可能会抗拒，说……

治疗师：……或者说，不是一个会告诉医生"我希望她不要再推
　　　　我"的人的行为。

W：　　他可能会说："不，我要等到晚饭后再去睡觉。"

治疗师选择了"固执的男人"这个主题，加入了与之相关的"骄傲的男人"的概念，并以此来重申不同的帮助的必要性——她应该督促丈夫多休息，而不是让他去活动。

第四次会谈

在这个会谈中，只有妻子在场。

摘录14

W：　　好吧，不管怎样，也许我们可以继续下去，也许他们
　　　　（儿子们）下周可以来，那将是我们最后一次会谈。

治疗师：是的，我们的最后一次会谈，所以我需要你详细地描述
　　　　一下过去十天的情况。

W：　　嗯，首先，我按照你的建议起床，把早餐后的盘子留在
　　　　桌子上，告诉他我要出去办一两件事。我回来的时候盘
　　　　子还在。我什么也没说，我只是继续做家务。那天午饭
　　　　后，我跟他说我得去办点事，然后我就出去了，又把盘

子留下了。当我5点或5点半左右回到家时，碗碟已经清理干净了，他已经把它们放进了洗碗机……

治疗师：是的。

W：……我很惊讶，所以我感谢他这么做，并告诉他我今天很忙。从那以后的每一天，我起身离开厨房的时候都会把盘子留在桌子上，而他会站起来把盘子摆好，我觉得这很鼓舞人心。有一天我对他说我已经厌倦了跟在他后面收拾东西，所以他一直在清理他的午餐残渣、把他的东西从院子里搬进来，我觉得他好像好多了。现在，让我告诉你周日发生了什么。自从他卒中后，现在我比以前更为热情一些。他妹妹过来了，嗯，首先要说的是，在公司，如果你向建议委员会提了一个建议被采纳了，他们会奖励你某种东西——这取决于这将为公司节省多少钱。你可能会得到一辆车、一台电视机，或者一台日本制造的收音机，至少你会得到一些认可。他工作的时候——他已经工作了5年——他提出了一个建议，在人力方面为公司节省了60 000美元（但从未收到任何奖励）。所以他昨天拿出了他的录音机，开始口述他想要写的信，他要我为他打字并寄信。所以我对他的状况感到非常鼓舞。这个星期里，这件事让他很激动。

妻子报告了进一步的进展，现在的陈述和她的行为相关，加上一个进一步的自发变化：丈夫已经采取措施从他的老雇主那里争取他应得的东西。

摘录15

W： 我确实认为他好些了。我听从了你的建议。我没叫他吃早饭。他有三四个早晨很晚才出来，但他从来没有说过我没有叫他这件事。

治疗师：那晚餐呢？

W： 他会抱怨晚餐——他抱怨说"你知道我不喜欢肝"。

治疗师：我们上周已经讨论过了。你这周做什么了吗？

W： 是的，我这周做了同样的事情，他又抱怨了。他从来不是一个会抱怨的人，我给他的任何食物他都会吃。但自从他生病以来，什么都不能让他高兴，尤其是午餐。思考什么是可以让他满意的午餐真是让人痛苦。事实上，我告诉医生我嫁给他不论是为了什么，都不是为了午餐。（笑）

妻子进一步报告了她忠实地完成了分配给她的任务，并取得了一些积极的结果。

第五次会谈

妻子和两个儿子出席了这次会谈。

摘录16

治疗师：你能告诉我最新的情况吗？这是我们最后一次会谈了，
你知道。

W：　　嗯，我可以诚实地说，我认为他第一次表现出了进步。
他表现出了更多的兴趣，对生活有了更好的看法，他对
做事更有兴趣了。我刚才告诉Jim，他昨天在车库里用
工具干活，今天早上他出去浇水了，还清理了后面的走
道之类的东西，而且似乎有更多……

摘录17

W：　　……他每天早上都起得很早。今天早上是他第一次比我
先到厨房，他在我之前就出现在厨房了，这很不寻常。

S1：　　太棒了。上一次是什么时候？

W：　　我的意思是，他卒中之后就没有过了。他一向是个早起
的人，但自从生病以来，他一直躺在床上。

S2：　　他躺在床上的时间和以前一样多吗？

W：　　不是。有时他甚至不午睡。

摘录18

治疗师：那么，跟我说说，什么是显然他一个人能做的？

W：　　嗯，我继续按你的建议做——自从我们来这里以后，我
们和其他像我们这样的人都得出结论，他是一个非常固

执的人。

治疗师：他不仅固执，而且很骄傲。

W：　是的。

治疗师：命运让他很痛苦……

W：　是的，确实是。我一直在劝阻他。就像我现在要说的那
　　　样，有时候他会想要绕着街区走4圈，而我确实一直在
　　　劝阻他。

治疗师：为什么？

S1：　太多了吗？

W：　因为这是Watzlawick医生告诉我的处理方法——说
　　　"不，我真的认为这对你来说太多了，Sam，我认为你不
　　　应该走这么多圈。每走一趟就是半英里，你应该坐下来
　　　放松一下"。通过这样劝阻他，实际上让他更有决心去做
　　　事情。

S1：　看起来真的是这样吗？

W：　是的。

　　妻子向治疗师和她的儿子们报告了进一步的进展例子。
她向儿子们解释了她现在做的事情有什么不同、为什么，以
及她的行为的积极影响，这进一步巩固了她帮助丈夫的新
方式。

　　4个月后，我们打了随访电话给N太太。她报告说，她
丈夫的态度持续改善，他的活动增加，但他在治疗结束后1

个月左右又一次卒中。这第三次卒中很严重，他身体虚弱，说话和行动明显有障碍，需要住院几周。N太太说，她很感激这段时间的改善，现在只是尽量让她丈夫在这种情况下过得轻松舒适。

过了一段时间，N先生的医生告诉我们，他第四次也是最后一次卒中了。这是一个令人悲伤的结果，然而，如果让这对夫妇在他们在一起的最后几周里苦苦挣扎，一个感到沮丧，而另一个愤怒但无能为力，那就更糟糕了。

第 12 章

不 止 于 心 理 治 疗

这本书的重点是心理治疗的临床实践，即如何通过语言沟通来处理各种困难，这些困难通常被标记为精神或心理问题，精神、心理领域或婚姻和家庭咨询与临床社会工作等相关领域的从业人员常遇到这些问题。不管是对每一个案例还是整个专业领域来说，来访者和治疗师感知到这种问题的存在是心理治疗的基础和起点，因此本书一开头就详细描述了"问题"在临床使用中的含义。我们认为，一个问题（或更准确地说，一个抱怨）常有以下特征：① 来访者担心自己或与其有重要关系的另一个人的某些行为；② 因为该行为被认为明显偏离了某些明确或隐含的正常状态；③ 因为该行为会对行动者或他人有直接的或者潜在的干扰、危害；④ 为改变这种行为来访者进行过努力，但没有成功；⑤ 因此，来访者正在寻求专业帮助。

与这一看待问题本质直接相关的，并需要明确强调的是，此处及贯穿本书中的一般性的表述，我们只是从有用的角度来提出的，而不是将之作为真理或现实来提出的。我们提出了一种关于问题如何产生和如何持续存在的总体性的理论。对我们来说，虽然问题的过程都是相似的，但问题如何持续存在的是至关重要的。这一位置与通常的看待问题的方式有很大不同，通常的方式是把遇到的问题根据其特殊性质贴上标签（"诊断"），然后寻求其根本来源（"病因"）。我们重视"问题如何持续"，这与我们基本观点的两个方面密切相关：① 我们认为问题本质上是行为性的，因此，只有连续、反复地表现出来，才能称之为问题；一个问题是由所发生的事情组成的，而不是其本身（非实体概念）。② 尽管做了很多努力来消除这种表现，往往包括来访者自己的努力，但这种表现却一直持续。这就是为什么我们认为无论一个问题是如何开始的，其持续存在才是理解问题和处理问题的重点。

我们关于问题持续存在的基本理论很简单。我们提出，除了有清楚、明确的生理缺陷的情况外，所有的行为，包括被认为是问题的行为，主要是由其周围的其他行为塑造和维持的（一般意义上说是"强化"），也就是说通过持续存在的重要关系中的在此时此地的互动塑造和维持的。在这一点上，我们同意过去25年家庭治疗运动中产生和发展的普遍观点。但我们进一步提出了，来访者和其他相关的人试图控制或解决问题时所表现的那些行为，正是维持问题的行为所在。也就是说，我们提出了，问题的持续（并因此有效存在）基于问题行为与尝试无效的"解决方案"所涉及的行为之间互相强化的恶性循环。

但是，为什么有人会坚持尝试不起作用并且实际上往往使情况逐渐恶化的解决方案呢？即便是对那些明确强调问题起源和病因的理论，解释徒然性或自我挫败性行为的持续出现都是一个关键性的议题。"精神疾病"这个概念本身提出了一个最常见、影响广泛的答案：人们坚持非功能性的行为，是因为他们的思想扭曲，他们的思维不合逻辑。但这不过是创造了一个解释性的术语，留下了需要被解释的假定的精神疾病。

与之相反，我们基于一些朴实的、很少涉及推理和理论构想的观察，解释了非功能性行为为什么持续存在：① 从生命早期开始，我们都学会了基于文化标准的解决方案，以解决文化定义的问题。这些标准的解决方案通常有用，但有时也会不起作用。由于在很大程度上我们是在无意识或内隐层面上学习这些的，因此质疑或改变这种解决方案非常困难。② 当人们与问题斗争时，他们处于紧张状态，其行为通常变得更加受限、更加僵化。③ 广泛传播的观点是人们是非逻辑性的，而我们的观点相反，我们认为人们过于有逻辑；也就是说，他们依据基本的、不容置疑的前提合乎逻辑地行事，当出现不理想的结果时，他们进一步地采用逻辑操作来解释落差，而不是修改那些前提。

这种观点的某些方面会让许多人感到不快，这些方面包括：对真理和理性的怀疑态度，对传统上被认为是深刻和复杂的人类困境的事物的极端简化，以及对许多善意努力的讽刺性的看法。然而，正是由于其聚焦集中，这种观点有很大的潜在优势。如果认为治疗师的基本任务是有效、高效地解决问题，那么相较于传统的精神疾病概念，上述观点重新定义了这个任务，使它更为简单、更为聚焦。来访者不再有需要修复或补偿的缺陷，不再有需要激发并改变的和他人相关的"无意识的敌意"，不再有普遍的家庭稳态，也不再有作为改变的主要障碍的人际权力中特定的补偿性症状。此外，不再有一系列单独的困难需要一个个处理，也不再有所谓的除非通过大量治疗努力以某种方式加以克服，否则其病态影响将永远持续下去的精神创伤史。相反，在我们看来，只有恶性循环的问题行为和不适当的解决方法，这些解决方法使这种行为在当下持续存在。相应地，任何问题都有可能通过阻止维持问题的解决方案来解决。此外，总有一种可能性是，如果维持问题的循环可以被打断，并对问题行为作出更适当的反应，那么就可能开始一个积极或"良性"的循环。治疗师可能只需要启动积极的改变，而不是继续积极参与，直到所有最初的困难都得到解决。

然而，我们提出这种简单的问题模型及问题解决方法，并不是说在实际处理具体案例时很容易应用之或可以不假思索地应用之。由于许多原因，情况并非如此。正如我们所讨论的那样，来访者陈述其问题及其尝试无效的解决方法时常常含糊不清；他们设想的目标可能是宏伟的、无法实现的；他们不仅自己抓住其认为必不可少的解决方法不放，而且会施加强大影响让治疗师也采取类似的手段。正是由于存在这些障碍，所以本书大量篇幅用于介绍实践中经常出现的困难的种类，以及对如何有效处理这些困难给予建议，我们先是对典型的治疗过程中可能出现的问题进行逐步分析，然后较为详细地介绍并评析了三个不同的案例，从而更全面地展示处理这些困难的方法。

我们认为，在此进一步总结本书前面对实践的介绍没有意义，而且很可能有害，因为这样做会导致过度简化。相反，我们要再次强调的是，要想有效，必须根据某一特定个案的具体特点，以及该个案不同阶段的不同具体情况，来对原则进行调整。原则可以是笼统的，但实践总是具体的，因此也是多变的，不会那么符合预先的定义。因此，即使是本书中对实践的大量的具体讨论也不应被视为最终版或是不能修改的。我们煞费苦心地提炼出将我们的基本原则应用于实践的方法（包括替代手段），从自己的经验中发现这些方法是有用的，我们认为不应该随随便便地背弃这些从我们经验中提炼出来精华。然而，肯定还有其他能有效地将这些原则应用于实践的方法，我们期待着其他治疗师对此进行探索和发展。

最后要明确指出的是，我们认为，我们的方法并非只能用于传统上圈定的精神疾病领域。我们关注的是最广泛的人类互动问题，本书中只讨论了其中一个子类别，这个子类别通常被定义为临床、精神或心理的问题。我们的基本概念不涉及特定的综合征、疾病或非理性思维，甚至也不涉及家庭本身，而是非常笼统的：它们关注行为如何在社会互动系统得以保持或改变。因此，我们主要将临床问题看作人类日常互动问题的变体，同时也认识到，这些问题通常被认为与"正常的"人类困难不一样，是特殊问题。因此，我们认为，对持续存在的涉及人类行为的任何类型的问题，无论发生在哪种类型或大小的社会、组织情境中，我们的方法都适用——理论上直接可用，实践中存在实施可能。

在这里提出这一点有两个原因。首先，它明确提醒临床医生——这个提醒尽管已经暗含于本书前面的所有章节，但还需再次强调：我们把问题看作是行为性的，认为精神问题所涉及的行为与其他任何类型的行为没有本质的不同——它们都是行为，当在互动环境中看待它们时，这些行为都是可以理解的。这与精神疾病和"病理与正常"之类的术语所反映的专业人士和非专业人士的传统观点形成了鲜明对比。传统观点认为，问题存在于个体内部，而不是人际互动中，其原因是个体的缺陷或不足，它涉及超越一般经验和理解的思维与行为。我们认为，坚持这种传统的分裂主义的问题观点，会使理解和治疗变得更加复杂、困难和不确定。事实上，这种观点将普通行为表征为个体化的、理性的，且到了不切实际的程度，使普通行为变得更难被理解。

第二，我们认为，将我们关于问题形成和问题解决的总体观点应用于各种非精神问题上，可能也是有益的，至少在概念上是这样的，当然我们也希望最终在实践中也是如此。

由于缺乏一个总的框架，到目前为止，这些问题一直被视作单独的、离散的，其处理方法也是零零散散的，而且往往不恰当。我们初步尝试了对这些领域进行划分，将把它们划分为：① 困难行为；② 心身临床问题；③ 组织问题。下文将更全面地定义这些术语。此外，一些非临床问题也已经叠加于或直接影响了很多治疗师和咨询师的工作范围。因此，我们想指出其中一些问题，并根据我们的方法提出可能与它们相关的更普遍的建议，但不打算面面俱到、详尽无遗。这一提议似乎包含了一种对我们的想法和做法的乐观推断，但我们请求读者对此容忍，暂不作评判。毕竟，仅仅在20年前，对明显的临床问题采用互动式的处理方法还被认为是激进观点。我们认为，从那时起，它就已经显示出相当大的价值和力量，尤其是推动了对许多以前被当作分散的临床实体的问题采取一种更为整合的观点和治疗方法。因此，现在值得考虑将这种办法推广至更广泛的领域的可能性。

这里所说的"困难行为"将包括所有那些发生于困难或"不合理"行为中的互动，这些行为虽然不算是被贴上了某种程度的精神病性标签，但会严重妨碍完成某些共同任务。虽然这种情况可能发生在几乎所有的所谓的合作性互动中，但在下面这种情况下的互动中最为明显：一个参与者被认定为专家或提供帮助者，而另一个参与者则是寻求专家意见或帮助者。例如，当一个律师的客户主动或被动地拒绝律师给出的建议，同时继续聘用该律师时，就会出现这种不太紧迫的社会问题。另一个更严重的问题是通常被称为"患者不依从"的问题，它涉及患者不遵守医生的建议而损害他自己的健康。如果所涉及的医疗状况很严重——例如患者心脏病发作后的自我照护，那么这显然就是一个会有严重后果的问题，相应地，医生对患者不依从这个问题很关注并出现了很多关于该问题的文章。然而，除了少数例外，解决这个问题的医疗手段受到了"不依从的患者"这个词语所隐含的观点的限制。也就是说，这个问题被看作患者个人的问题，而不是医生和患者之间的互动问题。此外，试图采用的解决方法在很大程度上局限于直接的逻辑方法上，如向患者解释，敦促其节食、锻炼及服用药物，但这些都没有起到效果。在我们看来，解决这一问题需要着眼于互动，尤其要注意抛开那些明显已经失败的方法。事实上，我们的一位同事已经在预实验规模上尝试了解决这个问题的方法（Hoebel， 1976），并取得了令人鼓舞的结果。然而，这里要说的是，可能存在大量这样的问题，例如，涉及帮助老年人、公共援助和福利、成人和青少年司法系统的管理等的问题，可能我们的临床方法稍作修改就可以有效应用于这些问题。

第二类问题则涉及某些不常被视为心理疾病和障碍的问题。关于心身疾病患者们已经做了大量工作，但是，正如这个词语暗示的那样，这些工作主要是以个体和内部为导向的，它处理的是心灵与身体，而不是行为、互动与身体。我们认为，一种明确关注互动及疾病问题尝试无效的方法的路径，可能是现有的心身疾病学方面工作的有益补充。除此之外，这种方法可能有助于理解和治疗明显的器质性疾病。毕竟，即使这些都发生在某些环境背景中，至少对于它们的识别和处理受到行为互动的很大影响。然而，这个领域如此重要、新颖和复杂，在此我们只能确定它是一个未来工作的潜在领域。（Weakland在1977年发表的作品中作了更为扩展的介绍。）

最后一类问题是"元临床"问题，包括涉及家庭之外更广泛的社会系统的困难行为。这类问题相当普遍，而且由于组织规模和权力往往具有倍增效应，其实际后果可能十分严重。

这一大类中的问题可能涉及单一社会组织内部的互动或社会组织之间的互动。举一个直接与治疗师临床工作相关的第一类的例子，我们只需要回忆一下，许多治疗师不是私人执业，而是在助人机构内工作。这种治疗师可能会发现，机构的组织或政策可能会导致或加剧与来访者合作的困难性，特别是当治疗师对什么治疗是合适的有新的或不寻常的想法时。在这种情况下，治疗师可能会采取的位置，要么是"管理员X只是一个卑鄙、僵化的可怜虫"，要么是"这真是迂腐至极"。这些观点可能会带来冷漠、沮丧，或者无效的争论和抗议。虽然我们不能在这里专门讨论如何处理这些问题，因为这需要另写一本书来讨论，但是，如果把这种情况看作与本书中讨论的临床情况类似，也就是将之作为一个系统内相互作用的问题，那么我们可以给出一些可能化解问题或改善问题的建议。这一位置使得我们能对问题和尝试无效的方法的细节进行观察，并考虑可能的替代行动。这种问题，基本上涉及个人在其所处的某些组织中的"处于下风"和无能为力之感；也可能在通常的临床实践中遇到，当来访者有工作问题时，甚至当来访者认为自己在"家庭"里无能为力时。

而与上述问题几乎相反的问题发生在管理人员身上，当他们遇到持续的困难，阻碍了他本该领导的组织的有效运作时——这并不一定是发生在组织的高层。这种情况可能发生在任何规模或类型的组织，不管是私人的或公共的。有一个涉及一种近年来越来越常见的组织问题的例子：某位高层经理对于其组织或部门应该如何运作有一些相当清楚的想法，但他认为采取行动实施这些想法会是对其下属的"强迫"，因此用了所谓的"参与性决策"的程序，这种程序下，决定被认为是经小组平等讨论和自愿协商后达成一致而作出的。可能会出现这样几个困难之一：因缺乏明确的方向，讨论可能无休无止而陷入困境；或者下属可能提出的意见与经理心中的想法背道而驰，因此，经理必须显得接受了一个与他不同意的意见；或者为了最终达成协议而对下属的观点进行缩减，也就是说加以搁置；或执行他自己的决定，但声称它代表了群体的观点。其中任何一种都将妨碍组织的工作，并使成员产生不良情绪。往往（虽然并不总是）最终的结果是认为组织内存在"性格冲突",因此会引入一个外部机构,帮助每个人检查这些假定的冲突,常常是通过小组讨论的形式。我们认为,这样做可能是没有用的,而且很可能会使问题恶化;但如果能使经理只是要求下属按经理认为正确的方法行动,尽管下属的观点可能不同,那么问题就会得到解决。在不同的、更高层次的组织中,这一问题可能与家庭系统中父母的领导力(或缺乏领导力)问题视作相似的。

第二大类型的组织问题涉及有组织的群体之间的观点和利益冲突,这些冲突可能发生在任何级别或规模的组织之间。因此,学校辅导员可能会遇到家庭与学校之间或教师与辅导员之间的冲突,关于谁对课堂行为负责,以及应该如何看待和处理困难的行为。当组织规模的层次更高时,涉及同一案例的社会机构之间,如提供咨询服务的机构和提供儿童保护服务的法律机构之间,往往存在类似的冲突。与父母对孩子持有不同观点的情况相似,这一问题的典型形式是关于谁对谁错的争论,而这通常只会导致相互指责、各自固守立场和僵局。我们再次建议,如果一方能够放弃试图指责另一方的错误这一尝试无效的办法,并将局势视为互动关系引起的,并寻着新的办法,那么打破这种僵局的可能性就会增加。这一步并不容易,而且随着发生冲突的系统的规模上升到国家间关系的终极水平,有关各方会越来越难以改变位置或找到有效的外部机构来帮助这样做。我们只是说,在许多这种情况下,对抗显然不起作用,反而维持或加重了问题,而我们的办法可能有助于找出可能有用的替代办法。

　　最后，我们要明确指出，在提出这些相当笼统的观点时，我们并不支持近年来似乎愈演愈烈的将所有人类问题"精神病化"的运动。我们的位置与之基本上是完全相反的：我们笼统地看待人类的问题，包括那些经常被标为精神疾病的问题，将其看作普通的人类互动，这种互动所产生的效果可能是好的也可能是坏的。

参 考 文 献

[1] Haley, J. Uncommon Therapy: The Psychiatric Techniques of Milton H. Erickson, M.D. New York: Norton, 1973.

[2] Haley, J. Problem-Solving Therapy: New Strategies for Effective Family Therapy. San Francisco: Jossey-Bass, 1976.

[3] Haley, J. "Ideas Which Handicap Therapists." In M. M. Berger (Ed.), Beyond the Double Bind: Communication and Family Systems, Theories, and Techniques with Schizophrenics. New York: Brunner/Mazel, 1978.

[4] Herr, and Weakland, Counseling Elders and Their Families: Practical Techniques for Applied Gerontology. New York: Springer, 1979.

[5] Hoebel, "Brief Family-Interactional Therapy in the Management of Cardiac-Related High-Risk Behaviors." Journal of Family Practice, 1976, 3 (6), 613–618.

[6] Maruyama, M. "The Second Cybernetics: Deviation-Amplifying Mutual Causative Processes." American Scientist, 1963, 51, 164–179.

[7] Segal, L. "Focused Problem Resolution." In E. Tolson and W. J. Reid (Eds.), Models of Family Treatment. New York: Columbia University Press, 1981.

[8] Segal, L., and Watzlawick, P. "The 'D' Family: A Failure to Assess Customership." In S. B. Coleman (Ed.), Failures in Family Therapy. New York: Guilford Publications, in press.

[9] Spiegel, H. "A Single Treatment Method to Stop Smoking Using Ancillary Self-Hypnosis." International Journal of Clinical and Experimental Hypnosis, 1970, 18, 235–250.

[10] Watzlawick, P., Weakland, J. H., and Fisch, R. Change: Principles of Problem Formation and Problem Resolution. New York: Norton, 1974.

[11] Weakland, J. H. " 'Family Somatics' — A Neglected Edge." Family Process, 1977, 16(3), 263–272.

[12] Weakland, J. H. "Pursuing the Evident into Schizophrenia and Beyond." In M. M. Berger (Ed.), Beyond the Double Bind: Communication and Family

Systems, Theories, and Techniques with Schizophrenics. New York: Brunner/Mazel, 1978.

[13] Weakland, J. H., and others. "Brief Therapy: Focused Problem Resolution." Family Process, 1974, 13(2), 141–168.

[14] Wender, P. H. "Vicious and Virtuous Circles: The Role of Deviation Amplifying Feedback in the Origin and Perpetuation of Behavior." Psychiatry: Journal for the Study of Interpersonal Processes, 1968, 31(4), 309–324.

[15] Whitaker, C. "The Hindrance of Theory in Clinical Work." In P. J. Guerin, Jr. (Ed.), Family Therapy: Theory and Practice. New York: Gardner Press, 1976.